国家卫生健康委员会"十四五"规划教材

全国高等学校配套教材

供本科护理学类专业用

U0592016

病理学与病理生理学
学习指导

主　审　步　宏

主　编　韩安家　王小川

编　者　(以姓氏笔画为序)

王　雯　(首都医科大学)	吴　穹　(青海大学医学院)
王小川　(华中科技大学同济医学院)	陈振文　(山西医科大学汾阳学院)
王进京　(遵义医科大学附属医院)	胡忠良　(中南大学)
王娅兰　(重庆医科大学)	姚树桐　(山东第一医科大学)
石　磊　(滨州医学院)	贺慧颖　(北京大学医学部)
石慧娟　(中山大学附属第一医院)	董雅洁　(承德医学院)
刘淑霞　(河北医科大学)	韩安家　(中山大学附属第一医院)
杜　江　(中国医科大学)	曾翔俊　(首都医科大学)
李道明　(郑州大学第一附属医院)	魏　伟　(暨南大学基础医学与公共卫生学院)
杨力明　(哈尔滨医科大学大庆校区)	

秘　书　石慧娟　(中山大学附属第一医院)
　　　　魏　伟　(暨南大学基础医学与公共卫生学院)

人民卫生出版社
·北京·

图书在版编目（CIP）数据

病理学与病理生理学学习指导 / 韩安家，王小川主编 . —北京：人民卫生出版社，2023.7

ISBN 978-7-117-35013-6

Ⅰ. ①病… Ⅱ. ①韩…②王… Ⅲ. ①病理学–高等学校 – 教学参考资料②病理生理学– 高等学校 – 教学参考资料 Ⅳ. ①R36

中国国家版本馆 CIP 数据核字（2023）第 122887 号

人卫智网	www.ipmph.com	医学教育、学术、考试、健康，购书智慧智能综合服务平台
人卫官网	www.pmph.com	人卫官方资讯发布平台

病理学与病理生理学学习指导

Binglixue yu Bingli Shenglixue Xuexi Zhidao

主　　编：韩安家　王小川
出版发行：人民卫生出版社（中继线 010-59780011）
地　　址：北京市朝阳区潘家园南里 19 号
邮　　编：100021
E - mail：pmph @ pmph.com
购书热线：010-59787592　010-59787584　010-65264830
印　　刷：河北环京美印刷有限公司
经　　销：新华书店
开　　本：850×1168　1/16　　印张：14
字　　数：433 千字
版　　次：2023 年 7 月第 1 版
印　　次：2023 年 8 月第 1 次印刷
标准书号：ISBN 978-7-117-35013-6
定　　价：49.00 元

打击盗版举报电话：010-59787491　E-mail：WQ @ pmph.com
质量问题联系电话：010-59787234　E-mail：zhiliang @ pmph.com
数字融合服务电话：4001118166　E-mail：zengzhi @ pmph.com

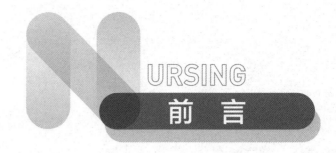
本书是国家卫生健康委员会"十四五"规划教材、全国高等学校教材《病理学与病理生理学》(第 5 版)的配套教材。本教材以主教材为依据,共分绪论及二十六章,绪论和每章均包括四部分内容:学习目标,重点、难点纲要,复习思考题及复习思考题参考答案。

本教材积极探索本门课程和护理学专业人才培养的专业特色,具有以下特点:

1. 强调"学"字,针对性强。倡导学会学习、终身自学的理念。本教材努力编写成为一本既适合教学,又适合自学的学习指导用书。知识如浩瀚的海洋,学无止境。所以,必须明确学习目标,抓住知识的重点难点纲要,并带着问题去学,掌握精髓、勤于思考,才能纲举目张、举一反三。既体现了针对性,同时也具有专业特性。

2. 强化"用"字,应用性强。提倡学以致用的理念。编者力图通过各种复习思考题加强学生的实际应用能力的培养和锻炼。本教材不仅适用于本科护理学类专业用,也适用于本科临床医学类等有关专业用;能基本满足执业护士、执业医师考试及研究生入学考试对本学科的需要。

3. 着力"精"字,再创精品。《病理学与病理生理学》及其配套教材曾荣获教育部精品教材。为贯彻落实党的二十大精神,适应"健康中国战略"健康中国对高水平护理人才的需求,本教材进一步对内容和文字进行了较大篇幅的更新和精简,在主教材增加了病例分析的基础上,删减了有关重复的内容,更新了陈旧的知识点,适当增加了复习思考题题量,旨在给学生提供更加广阔的学习和思考的空间,以增强其分析问题、解决问题的能力以及培养其批判性思维和创新能力。

4. 明确目标,强化规律。进一步明确、细化了学习目标,以更加符合教学大纲和适应教学规律;进一步凝练重点、难点,突出学习纲要;强调主教材与复习思考题、重点难点纲要的一致性,以更好地起到学习指南的作用。

在主审的悉心指导下,在各位编者及编写秘书的积极努力和团结协作下,我们力求打造精品,但由于时间仓促、限于水平,不当或错误之处在所难免,恳请广大学生、教师和同仁批评赐教。

韩安家　王小川
2023 年 4 月

目 录

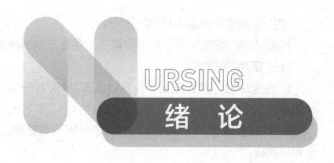

一、学 习 目 标

掌握:健康、疾病、脑死亡的概念。

熟悉:疾病发生的原因、条件;疾病发生的一般规律;疾病发生的基本机制;疾病的转归。

了解:病理学与病理生理学的任务、地位与内容;病理学与病理生理学的研究方法。

二、重点、难点纲要

(一) 健康与疾病的概念

1. **健康** 健康不仅是没有疾病或虚弱现象,而且是一种躯体上、精神上和社会适应上的完好状态。

2. **疾病** 指机体在内外环境中一定的致病因素的作用下,因稳态破坏而发生的一系列异常生命活动。包括生理功能、代谢和形态结构的改变,临床上表现出相应的症状和体征。

3. **亚健康** 是指介于健康与疾病之间的健康低质量状态。

(二) 疾病发生的原因和条件

1. **疾病发生的原因** 简称病因,又称致病因素。是指引起疾病必不可少的、并决定疾病特异性的体内、外因素。包括生物因素、理化因素、遗传因素、营养因素、免疫因素、先天因素及精神、心理和社会因素等。

2. **疾病发生的条件** 包括影响疾病发生发展的外界环境因素和机体内部因素。其中能加强病因作用或促进疾病发生的因素称为疾病的诱因。这些因素本身虽然不能直接引起疾病,但可以影响疾病的发生发展。

疾病发生发展中原因与条件是相对的,同一个因素可以是某一个疾病发生的原因,也可以是另一个疾病发生的条件。当某些疾病的原因和条件还分不清楚时,可笼统地将促发该疾病的因素称为危险因素。

(三) 疾病发生发展的一般规律

1. **损伤与抗损伤** 病因导致的机体损伤与机体的抗损伤反应存在于疾病全过程,其力量对比决定疾病的发展和转归。

2. **因果交替** 因果转化可以形成一条反应链,甚至形成恶性循环,使病情不断加重。

3. **局部和整体** 局部反应和整体反应可互相影响,互相制约。

（四）疾病发生的基本机制

神经、体液、细胞和分子水平的调节是存在于所有疾病发生发展过程中的共同的基本机制。

（五）疾病的转归

1. 完全康复　又称痊愈。指病因去除，疾病时的损伤性变化完全消失，机体自稳调节恢复正常，临床症状和体征完全消失。

2. 不完全康复　指病因及其引起的损害得到控制，主要症状已经消失，但仍留下了某些不可恢复的病变和后遗症。

3. 死亡　指生命活动的终止。

脑死亡是一个重要的生物学和社会伦理学概念，指全脑功能（包括大脑、间脑和脑干）不可逆地永久性丧失，使得机体作为一个整体的功能永久性停止。脑死亡的患者自主呼吸停止；出现不可逆性深度昏迷；脑干神经反射消失；脑电波消失；脑血液循环停止。脑死亡需与植物状态或植物人鉴别。后者是指大脑皮质功能严重受损导致主观意识丧失，但患者仍保留皮质下中枢功能的一种状态。不同于脑死亡，植物状态患者仍保持自主呼吸功能。

（六）病理学与病理生理学及其研究方法

1. 病理学与病理生理学是联系基础医学与临床医学的桥梁学科。是以自然科学方法，研究疾病发生、发展和转归的规律和机制的科学。病理学（曾经也被称为病理解剖学）较多从形态学改变来认识疾病的规律和发病机制；病理生理学则较多从生理功能和代谢改变来认识疾病。

2. 病理学与病理生理学的研究方法主要包括形态学研究、动物实验、组织和细胞培养、分子生物学技术和临床观察等。

三、复习思考题

（一）名词解释

1. 健康　　　　　　2. 疾病　　　　　　3. 亚健康

4. 病因　　　　　　5. 诱因　　　　　　6. 完全康复

7. 不完全康复　　　8. 脑死亡

（二）选择题（A 型题及 X 型题）

A 型题（单选题，每题仅有一个正确答案）

1. 下列有关健康的提法，叙述正确的是

　A. 不生病

　B. 体格健康

　C. 不仅是没有疾病或虚弱现象，而且是一种躯体上、精神上和社会适应上的完好状态

　D. 社会适应上的完好状态

　E. 精神上的完好状态

2. 疾病是指

　A. 机体有不适感

　B. 细胞受损的表现

　C. 机体对内外环境的协调功能异常

　D. 劳动力下降和丧失

　E. 机体在内外环境中一定的致病因素的作用下，因稳态破坏而发生的一系列异常生命活动

3. 下列关于健康与疾病的叙述，**错误**的是

　A. 健康就是指健壮的体魄

B. 健康不仅包含健壮的体魄,也包括健全的心理精神状态

C. 疾病是相对健康而言

D. 亚健康指介于健康与疾病之间的健康低质量状态

E. 亚健康表现形式包括躯体性亚健康状态、心理性亚健康状态、社会性亚健康状态

4. 下列关于疾病发生原因的叙述,正确的是

A. 疾病发生的影响因素　　　　　　B. 疾病发生的促进因素

C. 疾病发生的决定因素　　　　　　D. 疾病发生的内部因素

E. 疾病发生的外部因素

5. 下列关于疾病条件的叙述,**错误**的是

A. 本身不能引起疾病　　　　　　　B. 能影响疾病的发生发展

C. 诱因属于条件　　　　　　　　　D. 疾病发生的原因与条件是相对的

E. 疾病发生中条件是必不可少的

6. 能够促进疾病发生发展的因素被称为疾病的

A. 原因　　　B. 条件　　　C. 诱因　　　D. 危险因素　　　E. 外因

7. 下列关于理化致病因素的叙述,**错误**的是

A. 物理性致病因素的致病性主要取决于其作用强度、作用部位、持续时间等

B. 化学性致病因素的致病作用有急性和慢性之分

C. 不少化学性因素对组织、器官有一定的选择性毒性作用

D. 引起的疾病没有潜伏期

E. 汞中毒属于化学性致病因素所致

8. 引起过敏性休克的致病因素——破伤风抗毒素属于

A. 生物因素　　　　　B. 免疫因素　　　　　C. 先天因素

D. 营养因素　　　　　E. 遗传因素

9. 下列关于脑死亡的叙述,正确的是

A. 心脏停搏

B. 呼吸停止

C. 昏迷

D. 全脑功能不可逆的永久性丧失

E. 脑死亡分为三个阶段:濒死期、临床死亡期、生物学死亡期

10. 下列关于病理学和病理生理学的叙述,正确的是

A. 研究疾病发生、发展和转归的规律和机制　　B. 病理学较多从功能和代谢改变来认识疾病

C. 病理生理学较多从形态学改变来认识疾病　　D. 研究疾病的临床表现

E. 研究疾病的转归和结局

X 型题(多选题,每题可有一至五个答案)

11. 下列符合对病因描述的是

A. 引起疾病必不可少的因素

B. 所有疾病的病因目前都十分明确

C. 决定疾病特异性的体内、外因素

D. 能够影响胎儿在母体子宫中发育的有害因素属于遗传因素

E. 其中一种称为诱因

12. 下列属于物理因素致病的是

A. 地震引起骨折　　　　B. 烧伤　　　　C. 高山病

D. 汞中毒　　　　　　　E. 青霉素过敏

13. 关于遗传因素,叙述正确的是
    A. 指遗传物质的改变如染色体畸变、基因突变等
    B. 孕妇感染风疹病毒,作用于胎儿引起缺陷或畸形,属于遗传因素
    C. 遗传物质的改变可直接引起疾病或使机体获得遗传易感性
    D. 遗传因素就是先天因素
    E. 要彻底明确疾病的原因和根治疾病,需要从基因入手去寻找解决的办法
14. 关于疾病的转归,叙述正确的是
    A. 指疾病的发展走向和结局
    B. 包括完全康复和不完全康复
    C. 转归取决于致病原因、发生条件和机体状况
    D. 疾病转归取决于是否得到有效的治疗
    E. 疾病转归与护理无关
15. 可以用于病理学与病理生理学研究的方法包括
    A. 形态学研究   B. 动物实验   C. 组织和细胞培养
    D. 分子生物学技术   E. 临床观察

(三) 问答题
1. 什么是病因?病因分为哪几类?
2. 免疫因素所致疾病包括什么?护理工作中常见的有哪些?请举例。
3. 举例说明疾病发展过程中的因果交替规律。

四、复习思考题参考答案

(一) 名词解释(略)
(二) 选择题
A 型题
1. C   2. E   3. A   4. C   5. E   6. C   7. D   8. B   9. D   10. A
X 型题
11. AC   12. ABC   13. ACE   14. ABCD   15. ABCDE
(三) 问答题
1. 病因又称致病因素,是指引起疾病并决定疾病特异性的体内、外因素。可分为以下几类:①生物因素;②理化因素;③遗传因素;④营养因素;⑤免疫因素;⑥先天因素;⑦精神、心理和社会因素。
2. 免疫因素所致疾病包括机体免疫力缺陷或低下导致的感染性疾病和恶性肿瘤;机体超敏反应或变态反应引起的组织损伤(如支气管哮喘、过敏性鼻炎)和自身免疫性疾病(如系统性红斑狼疮、类风湿关节炎)等。
护理工作中常见的青霉素过敏、破伤风抗毒素注射过敏就属于此类原因。
3. 致病的原始病因作用于机体后导致一定的后果,后者又可作为下一级致病原因引起一系列新的后果。这种因果转化可以形成一条反应链,甚至形成恶性循环,使病情不断加重。临床治疗中必须有效阻断这种因果交替和恶性循环,使疾病向有利于康复的良性循环方向发展。
例如:机体大出血时,动脉血压下降→血管收缩→组织缺氧→微循环淤血→回心血量减少→动脉血压进一步下降。以上几个环节互为因果,形成一条反应链,发展为恶性循环,使病情不断加重。

(王　雯)

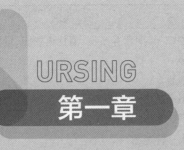

第一章

细胞、组织的适应和损伤

一、学 习 目 标

掌握:细胞、组织的适应和损伤的概念及病变特点。
熟悉:细胞、组织的适应和损伤的原因与发生机制。
了解:细胞、组织损伤的护理原则;老化的概念及发生机制。

二、重点、难点纲要

(一) 细胞和组织的适应

细胞和组织对内、外环境中有害因子的持续作用作出的非损伤性应答反应称为适应(adaptation)。适应在形态上表现为增生(hyperplasia)、肥大(hypertrophy)、萎缩(atrophy)和化生(metaplasia)(图1-1)。

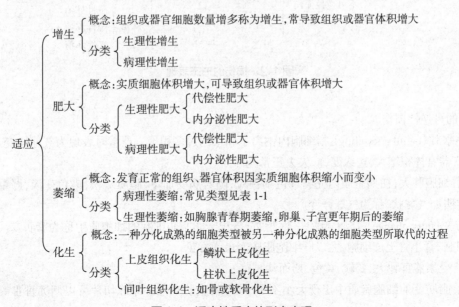

图1-1 适应性反应的形态表现

表1-1 病理性萎缩的常见类型

类型	原因	实例
营养不良性萎缩	全身营养不良	全身性萎缩:长期营养不良、消化道梗阻、慢性消耗性疾病、恶性肿瘤晚期
	局部缺血	局部性萎缩: 脑动脉粥样硬化→脑萎缩 肾动脉粥样硬化→肾萎缩
压迫性萎缩	组织或器官长期受压	肾盂积水→肾萎缩 脑积水→脑萎缩
失用性萎缩	组织或器官工作负荷长期减少	长骨骨折固定后肢体长期不活动→肌肉萎缩
去神经性萎缩	运动神经元或轴突损伤	脊髓灰质炎→下肢萎缩
内分泌性萎缩	激素水平长期低下	垂体功能低下→甲状腺、肾上腺、性腺萎缩

（二）细胞和组织的损伤

组织和细胞遭受不能耐受的有害因子刺激后,出现形态学异常改变及代谢和功能改变,称为损伤。损伤可以分为可逆性损伤(reversible cell injury)和不可逆性损伤(irreversible injury)。可逆性损伤在形态学上表现为变性(degeneration)。变性是细胞内或细胞间质中出现异常物质或正常物质异常增多的现象,常伴有代谢和功能障碍,去除病因后多数尚可复原(图1-2)。

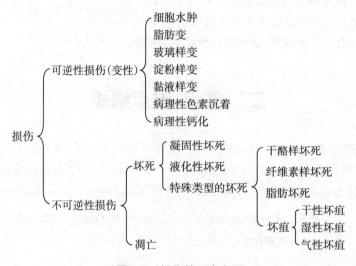

图1-2 损伤的形态表现

1. 常见的可逆性损伤

(1) 细胞水肿(cellular swelling):指细胞内钠离子和水的过多积聚。严重时表现为气球样变。

1) 肉眼:器官体积增大,边缘变钝,失去正常光泽。

2) 光镜:细胞肿大,初期胞质内充满红色细颗粒,随着病变加重,胞质疏松,染色变淡,严重时整个细胞胀大、胞质透明如气球状,称为气球样变。

(2) 脂肪变(fatty change):甘油三酯(中性脂肪)蓄积于非脂肪细胞的细胞质中称为脂肪变。多发生于肝细胞、心肌细胞、肾小管上皮细胞,尤以肝细胞脂肪变最为常见。

1) 肉眼:受累器官肿大、变软、黄色,切面油腻感。

2) 光镜:脂肪变的细胞胞质中出现大小不等、圆形的脂肪空泡。冰冻切片可以用苏丹Ⅲ等特殊染色显示脂滴。

(3) 玻璃样变(hyaline change):也称透明变。细胞内或间质中出现 HE 染色为均质嗜伊红半透明状的蛋白质蓄积。可分为:①细胞内玻璃样变,在细胞质内见均质红染的圆形小体。②结缔组织玻璃样变,病变处呈灰白色、半透明、质坚韧、缺乏弹性;镜下见纤维细胞明显减少,胶原纤维粗大、融合,形成均匀一致的玻璃样物质。③血管壁玻璃样变,血浆蛋白渗入管壁内,常见于原发性高血压时。

(4) 淀粉样变(amyloid change):是指在细胞间质内(包括小血管基底膜下)出现蛋白糖胺聚糖蓄积,显示淀粉样呈色反应。HE 染色呈淡红色均质状物,刚果红染色偏光显微镜下观察呈苹果绿色。

(5) 黏液样变(mucoid change):是指细胞间质内糖胺聚糖(透明质酸等)和蛋白质的蓄积。镜下见间质疏松,充以淡蓝色胶样物,其中散在星芒状细胞。

(6) 病理性色素沉着(pathologic pigmentation):是指细胞或组织内有色物质过多聚集,如黑色素、含铁血黄素、胆红素、脂褐素等。

(7) 病理性钙化(pathologic calcification):是指骨和牙以外的组织有固态钙盐沉积,其成分主要是磷酸钙和碳酸钙两种。镜下为蓝色颗粒或片块状。无全身钙磷代谢障碍,钙盐沉积于坏死组织中或异物内者,称营养不良性钙化,血钙不高。由于钙磷代谢障碍导致血钙升高,钙盐在正常组织上沉积者,称转移性钙化。

2. 不可逆性损伤　当损伤严重或持续存在时,可逆性细胞损伤可以发展为不可逆性细胞损伤,即表现为细胞死亡。细胞死亡可分为坏死和凋亡两种类型,各自具有不同的发生机制、形态学和生化特点。

(1) 坏死(necrosis):是以酶溶性变化为特点的活体内局部组织、细胞的死亡。细胞坏死的标志性改变为核固缩、核碎裂、核溶解。

坏死的分类:坏死可分为凝固性坏死、液化性坏死和特殊类型的坏死。特殊类型坏死包括纤维素样坏死、干酪样坏死、脂肪坏死和坏疽等。

1) 凝固性坏死(coagulative necrosis):以坏死组织呈灰白色、干燥的凝固状,镜下尚保留原有组织的轮廓为特征。多见于心、肝、脾、肾等实质器官。

2) 液化性坏死(liquefactive necrosis):由于坏死组织中可凝固的蛋白质少,或坏死细胞自身及浸润的中性粒细胞等释放大量水解酶,或组织富含水分和磷脂,坏死组织很快发生酶性分解成液态,称为液化性坏死。常见于化脓性炎症和脑、脊髓组织坏死等。

3) 特殊类型的坏死

A. 干酪样坏死(caseous necrosis):常见于结核病。坏死组织呈白色或微黄,细腻,形似奶酪。组织形态学表现为原有结构轮廓消失,只见一些无定形的红染颗粒状物质。属于凝固性坏死的特殊类型。

B. 脂肪坏死(fat necrosis):有酶解性脂肪坏死和创伤性脂肪坏死两种。前者见于急性胰腺炎,后者好发于皮下脂肪组织。属于液化性坏死的特殊类型。

C. 纤维素样坏死(fibrinoid necrosis):多发生于结缔组织和小动脉壁。坏死组织结构消失,呈细丝状、颗粒状、小块状、红染的无结构物质。常见于结缔组织病和急进型原发性高血压。

D. 坏疽(gangrene):局部组织大块坏死并继发腐败菌感染,呈发黑污秽的特殊形态特征。坏疽可分为干性坏疽、湿性坏疽、气性坏疽三种,见表1-2。

E. 坏死的结局:包括溶解吸收、分离排出、机化、包裹、钙化。

表1-2　干性坏疽、湿性坏疽和气性坏疽的比较

	好发部位	原因	病变特点	全身中毒症状
干性坏疽	四肢末端	动脉阻塞、静脉通畅	干缩、黑褐色、分界清楚	轻或无
湿性坏疽	肺、肠、阑尾、胆囊、子宫、四肢末端	动脉、静脉均阻塞	湿润、肿胀、黑色或灰绿色、边缘分界不清,恶臭	重,明显
气性坏疽(属湿性坏疽)	深部肌组织(开放性创伤)	伴厌氧产气荚膜杆菌感染	肿胀、污秽、蜂窝状、捻发音、分界不清	重,明显,病变进展迅速

（2）凋亡（apoptosis）：是指活体内单个细胞或小团细胞的死亡，死亡细胞形成凋亡小体，不引发死亡细胞自溶，不引发急性炎症反应，是依赖能量的细胞内死亡程序活化所致的细胞死亡，与基因调节有关。可发生于生理或病理状态下。镜下：①细胞核固缩或染色质聚在核膜下；②胞质浓缩红染；③凋亡小体形成。

（三）细胞老化

老化是机体各系统、器官和组织生长发育成熟过程中，随年龄增长逐渐发生的代谢、功能和结构进行性衰退性改变。细胞老化是生物个体老化的基础，形态学上表现为细胞体积缩小，细胞核变形，线粒体、高尔基体等细胞器数量减少或变形，脂褐素和黑色素等色素沉着增多；细胞间质增生硬化。

三、复习思考题

（一）名词解释

1. 适应	2. 萎缩	3. 肥大
4. 增生	5. 化生	6. 变性
7. 气球样变	8. 透明变	9. 淀粉样变
10. 坏死	11. 干酪样坏死	12. 坏疽
13. 纤维素样坏死	14. 机化	15. 凋亡

（二）选择题（A 型题及 X 型题）

A 型题（单选题，每题仅有一个正确答案）

1. 某患者一侧输尿管结石致肾盂积水，可能引起的病变是
   A. 营养不良性萎缩　　　　B. 失用性萎缩　　　　C. 生理性萎缩
   D. 压迫性萎缩　　　　　　E. 内分泌性萎缩

2. 下列描述**不正确**的是
   A. 萎缩是指组织或器官细胞的体积缩小
   B. 轻度细胞水肿不属于适应性反应
   C. 凋亡可以发生在生理情况下
   D. 一种分化成熟的细胞被另一种分化成熟的细胞取代的过程称为化生
   E. 萎缩、肥大、增生、化生是适应的主要形式

3. 萎缩的心脏颜色变深，是因萎缩的心肌细胞内含有
   A. 黑色素　　　　　　　B. 脂褐素　　　　　　　C. 含铁血黄素
   D. 胆红素　　　　　　　E. 炭尘

4. 心肌细胞内出现透亮空泡，苏丹Ⅲ染色阳性，应诊断为
   A. 心肌脂肪变　　　　　　B. 心肌脂肪浸润　　　　C. 心肌坏死
   D. 心肌炎　　　　　　　　E. 心肌纤维化

5. 下列**不符合**纤维结缔组织玻璃样变的是
   A. 肉眼呈灰白色、半透明
   B. 是十分常见的变性，见于瘢痕组织、动脉粥样硬化斑块等
   C. 系胶原纤维老化的表现
   D. 是增生的胶原纤维增粗，胶原蛋白交联、变性、融合的结果
   E. 光镜下见细丝状或小条块状不均质深红染物质

6. 下列描述**错误**的是
   A. 坏死可直接发生，但多数是由变性发展而来
   B. 坏死的出现即意味着整个机体的死亡

C. 坏死是不可逆性改变

D. 组织坏死后应及时清除

E. 酶活性的变化有助于某些细胞坏死的早期诊断

7. 关于凝固性坏死,正确的是

A. 多见于心、脑、肝、肾等脏器

B. 肉眼干燥、质实,界限不清

C. 光镜下组织轮廓保存,细胞结构消失

D. 坏死发生后,肉眼上即可与正常组织相鉴别

E. 脂肪坏死是凝固性坏死的特殊类型

8. 下列改变**不属于**液化性坏死的是

A. 急性坏死性胰腺炎　　　　B. 脑脓肿　　　　C. 干酪样坏死

D. 脑软化　　　　E. 乳腺脂肪组织外伤

9. 有关凋亡的说法,**不正确**的是

A. 凋亡的发生与基因调控的程序化有关

B. 凋亡只发生在肿瘤组织中,是细胞损伤的产物

C. 凋亡有别于坏死

D. 凋亡发生在单个细胞

E. 凋亡不引起炎症反应

10. 关于化生正确的说法是

A. 化生是分化成熟的细胞直接转变为另一种分化成熟细胞的过程

B. 化生对人体有害无益

C. 通常上皮细胞只能化生为上皮细胞,间叶细胞只能化生为间叶细胞

D. 化生可直接导致肿瘤的发生

E. 化生是损伤的一种

11. 关于淀粉样变,**错误**的说法是

A. 组织内有淀粉物质沉积

B. HE 染色呈淡红色均质状

C. 刚果红染色偏光显微镜下呈苹果绿色

D. 可见于甲状腺髓样癌

E. 可发生于结缔组织

12. 动脉粥样硬化时粥样斑块内可出现钙化,以下描述正确的是

A. 转移性钙化　　　　B. 营养不良性钙化

C. Ca^{2+} 排出减少　　　　D. 补 Ca^{2+} 过多

E. 维生素 D 摄入过多

13. **不易**发生湿性坏疽的器官是

A. 肠　　　　B. 子宫　　　　C. 肺

D. 肾　　　　E. 胆囊

14. 急性病毒性肝炎时出现的肝细胞溶解性坏死属于

A. 干酪样坏死　　　　B. 凝固性坏死　　　　C. 凋亡

D. 坏疽　　　　E. 液化性坏死

15. 细胞水肿时,正确的描述是

A. H_2O 多、Na^+ 多　　　　B. H_2O 多、K^+ 多　　　　C. H_2O 多、Ca^{2+} 多

D. H_2O 多、Mg^{2+} 多　　　　E. H_2O 多、Zn^{2+} 多

16. 关于细胞水肿发生机制,正确的是
    A. 溶酶体膜受损　　　　　B. 核膜受损　　　　　C. 过氧体受损
    D. 线粒体受损　　　　　　E. 高尔基体受损

17. 下列均属于玻璃样变性,但需要**除外**的是
    A. 浆细胞胞质中的 Russell 小体　　　　B. 肝细胞胞质中的 Mallory 小体
    C. 原发性高血压时细动脉硬化　　　　　D. 蛋白尿时肾小管上皮细胞内的红色小滴
    E. 风湿病时风湿小结内的红染颗粒状、块状物

18. 关于凝固性坏死,下列**错误**的是
    A. 坏死组织富含蛋白质　　　　　B. 贫血性梗死属于凝固性坏死
    C. 坏死区湿润、质地松软　　　　　D. 多见于心、肝、肾等实质器官
    E. 坏死组织与健康组织间界限较明显

19. 脑组织易发生液化性坏死,是因为
    A. 脑组织富含脂质　　　　B. 脑组织富含蛋白质　　　　C. 脑组织富含糖原
    D. 脑组织富含核酸　　　　E. 脑组织富含胶质

20. 以下描述**不正确**的是
    A. 黏膜表浅的组织缺损称为糜烂
    B. 皮肤较深的组织缺损称为溃疡
    C. 只有一个开口,另一端为盲端的缺损称为瘘管
    D. 与外界相通的内脏,坏死物排出后残留的空腔称为空洞
    E. 黏膜较深的组织缺损称为溃疡

21. 以下描述正确的是
    A. 肉芽组织将坏死组织取代称为化生
    B. 干酪样坏死在显微镜下可见组织轮廓
    C. 坏死是不可逆性改变
    D. 陈旧的坏死与机化组织可发生转移性钙化
    E. 凋亡一般不会发生于生理状态

22. 下列描述,**错误**的是
    A. 肝细胞水肿,如果原因持续存在,可转化为肝细胞脂肪变
    B. 肝细胞脂肪变通常情况下不引起肝功能障碍
    C. 有肝细胞脂肪变的肝脏即可称为脂肪肝
    D. 重度肝脂肪变可继发肝硬化
    E. 肝脂肪变与中毒、缺氧及营养障碍等有关

23. 下列疾病的病变中**不见**纤维素样坏死的是
    A. 恶性高血压的肾脏　　　　　B. 风湿病
    C. 结节性多动脉炎　　　　　　D. 典型硅结节
    E. 弥漫性新月体性肾小球肾炎

24. 最能代表细胞坏死的三种改变是
    A. 核固缩、胞质固缩、细胞膜皱缩　　　　B. 核膜破裂、核碎裂、胞质浓缩
    C. 核溶解、胞质浓缩和胞膜破裂　　　　　D. 核溶解、胞质少和胞膜破裂
    E. 核固缩、核碎裂、核溶解

25. 下列疾病中,干酪样坏死是其特征性病变的是
    A. 麻风　　　　　　B. 伤寒　　　　　　C. 结核
    D. 阿米巴病　　　　E. 风湿病

26. 干酪样坏死的本质是
    A. 彻底的纤维素样坏死 B. 彻底的脂肪坏死 C. 彻底的液化性坏死
    D. 彻底的凝固性坏死 E. 干性坏疽

27. 关于干性坏疽的描述,下列**不正确**的是
    A. 与周围组织分界清楚 B. 常呈黑褐色 C. 常见于四肢末端
    D. 病变处皮肤皱缩 E. 全身中毒症状明显

28. 关于气性坏疽的叙述,下列正确的是
    A. 深在性开放性创伤合并厌氧产气荚膜杆菌感染所致
    B. 液化性坏死合并腐败菌感染所致
    C. 表皮擦伤合并腐败菌感染所致
    D. 干性坏疽合并厌氧菌感染所致
    E. 气胸合并感染所致

29. 足趾严重缺血引起组织坏死并伴腐败菌感染,属于
    A. 纤维素样坏死 B. 干酪样坏死 C. 出血性梗死
    D. 干性坏疽 E. 气性坏疽

30. 关于化生的叙述,下列**错误**的是
    A. 鳞状上皮化生和肠上皮化生较常见
    B. 通常发生在同源细胞之间
    C. 是干细胞向另一种细胞方向分化的结果
    D. 是细胞、组织的适应性反应
    E. 上皮化生后极易癌变

31. 下述细胞死亡方式中,可以发生在生理状况下的是
    A. 凋亡 B. 酶解性坏死 C. 溶解性坏死
    D. 凝固性坏死 E. 变态反应所致坏死

X 型题(多选题,每题可有一至五个答案)

32. 属于病理性萎缩的是
    A. 肢体骨折后所致的萎缩 B. 老年妇女的卵巢萎缩
    C. 青春期后的胸腺萎缩 D. 脑动脉粥样硬化时的脑萎缩
    E. 输尿管结石所致的肾萎缩

33. 肝细胞脂肪变的原因是
    A. 中性脂肪合成过多 B. 载脂蛋白合成减少 C. 脂肪酸氧化障碍
    D. 腺苷三磷酸增多 E. 肝细胞糖酵解增强

34. 关于湿性坏疽的叙述,下列正确的是
    A. 可伴发全身中毒症状 B. 感染的腐败菌都是厌氧菌
    C. 坏死组织继发腐败菌的感染 D. 组织多呈黑色或污秽
    E. 病变部位主要为四肢和与外界相通的内脏

35. 细胞损伤后的可逆性变化可见于
    A. 脂肪变性 B. 坏死早期 C. 肝细胞内胆红素蓄积
    D. 凋亡 E. 细胞内透明变性

36. 下列器官体积增大,与内分泌有关的是
    A. 双侧甲状腺对称性增大 B. 前列腺增生症
    C. 高血压的心脏肥大 D. 妊娠期子宫增大
    E. 与运动有关的肌肉肥大

37. 凋亡的病理特点有
    A. 细胞自溶
    B. 细胞膜破裂
    C. 凋亡小体形成
    D. 凋亡小体被巨噬细胞吞噬、降解
    E. 无炎症反应

38. 关于化生的叙述,下列正确的是
    A. 鳞状上皮化生比较常见
    B. 化生属于适应性反应
    C. 化生一般只发生在同源细胞之间
    D. 化生是分化细胞变为另一种分化细胞
    E. 化生是去分化

39. 关于细胞水肿,下列叙述正确的是
    A. 主要原因是缺氧、感染、中毒
    B. 发生机制是钠-钾泵功能障碍
    C. 是细胞轻度损伤后的早期病变
    D. 好发于心、肝、肾的实质细胞
    E. 光镜下的特点是细胞肿胀,胞质淡染

40. 关于干酪样坏死,下列描述**错误**的是
    A. 不发生液化
    B. 光镜下可见原组织轮廓
    C. 多由结核杆菌感染引起
    D. 肉眼观察坏死区呈微黄、细腻
    E. 可发生机化、钙化

41. 关于细胞死亡,下列叙述正确的是
    A. 细胞结构破坏
    B. 损伤累及细胞核
    C. 受损细胞代谢停止
    D. 属于不可逆性变化
    E. 坏死和凋亡都是细胞死亡

42. 下述器官体积增大,同时具有增生又有肥大的是
    A. 哺乳期乳腺
    B. 功能亢进的甲状腺
    C. 运动员与运动有关的骨骼肌
    D. 妊娠期子宫
    E. 老年男性的前列腺体积增大

43. 下列描述,属于化生的是
    A. 柱状上皮被鳞状上皮取代
    B. 移行上皮被鳞状上皮取代
    C. 胃黏膜上皮被肠上皮取代
    D. 成纤维细胞被成骨细胞取代
    E. 成纤维细胞被纤维细胞取代

44. 下列病变,可发生营养不良性钙化的是
    A. 维生素 D 摄入过多后的胃黏膜
    B. 结核病时的干酪样坏死
    C. 结缔组织的透明变性
    D. 血吸虫病时的虫卵结节
    E. 胰腺炎时的脂肪坏死

45. 下列可引起肝细胞脂肪变的是
    A. 高脂饮食
    B. 大量饮酒
    C. 中毒
    D. 营养不良
    E. 缺氧

46. 黏液样变常见于
    A. 风湿病
    B. 急性肾小球肾炎
    C. 甲状腺功能低下
    D. 原发性高血压
    E. 间叶组织肿瘤

47. 关于干酪样坏死,以下正确的是
    A. 是结核病较为特征性的病变
    B. 干酪样坏死物容易液化
    C. 干酪样坏死灶较大时,不易完全机化
    D. 坏死物中多含有结核杆菌
    E. 干酪样坏死灶内富含脂肪组织,因此肉眼呈淡黄色

48. 下列描述,属于萎缩的是
    A. 老年妇女子宫缩小
    B. 正常发育儿童的心脏小于成人
    C. 脑动脉粥样硬化引起的脑回变窄
    D. 青春期后胸腺退变缩小
    E. 不孕妇女的幼稚子宫

49. 下列描述,正确的是
    A. 凋亡处有炎症细胞浸润,坏死没有
    B. 凋亡和坏死都可引起修复反应
    C. 凋亡是自身基因调控的结果,多数发生在生理状态下
    D. 坏死多是细胞损伤的结果,主要见于病理状态下
    E. 针对肿瘤的治疗,一方面可通过抑制肿瘤细胞增殖,另一方面可通过促进肿瘤细胞凋亡来实现

50. 常见的化生现象是
    A. 软骨组织化生为骨组织
    B. 骨骼肌化生为骨组织
    C. 间叶组织化生为软骨组织
    D. 胆囊柱状上皮化生为鳞状上皮
    E. 间叶组织化生为上皮组织

(三) 问答题
1. 试述细胞和组织的适应反应的类型及其生物学意义。
2. 请描述萎缩的基本病理变化。
3. 简述坏死的过程及其基本病理变化。
4. 请比较干、湿性坏疽的异同。
5. 请比较坏死与凋亡的形态学差异。
6. 请用所学的病理学知识,解释严重肾盂积水时,肉眼观肾脏体积明显增大,但肾脏功能却下降的原因。
7. 请解释细胞水肿和肥大时,细胞体积都增大,临床却表现为一个功能降低,一个功能增强的原因。
8. 细胞水肿和细胞内玻璃样变时,细胞质内均出现红染颗粒,两者如何鉴别?
9. 简述坏死的结局及对机体的影响。
10. 试述肝细胞脂肪变的发生机制。

(四) 拓展题
1. 支气管镜检查发现某患者右支气管黏膜发白、增厚,其可能的适应性变化有哪些? 其有何特点和联系? 进而还可能引起怎样的病变及严重后果?
2. 什么叫坏死? 坏死有哪些类型及其病变特点? 据此,护理工作中应注意哪些问题?

四、复习思考题参考答案

(一) 名词解释(略)
(二) 选择题
A 型题

1. D　2. A　3. B　4. A　5. E　6. B　7. C　8. C　9. B　10. C
11. A　12. B　13. D　14. E　15. A　16. D　17. E　18. C　19. A　20. C
21. C　22. C　23. D　24. E　25. C　26. D　27. E　28. A　29. D　30. E
31. A

X 型题

32. ADE　33. ABCE　34. ACDE　35. ACE　36. ABD

37. CDE 38. ABC 39. ABCDE 40. AB 41. ABCDE

42. ABDE 43. ABCD 44. BCDE 45. ABCDE 46. ACE

47. ACD 48. ACD 49. CDE 50. ABCD

(三) 问答题

1. 细胞和组织的适应反应分为萎缩、肥大、增生和化生。萎缩是常见的适应性改变,可分为生理性和病理性,两者都能使受累组织和器官功能降低,及时去除病因,可恢复正常。增生常和肥大同时出现,肥大、增生的组织、器官功能增强,一定程度的肥大、增生对机体有利,过度则有害;它们受机体调控,原因去除,肥大、增生停止。化生有利于强化局部抗御环境因子刺激的能力,但常削弱原组织本身功能,同时上皮化生可癌变。

2. 萎缩的基本病理变化,肉眼可见:①体积或实质缩小;②重量减轻;③颜色变深;④质地变硬。光镜观察:①实质细胞体积缩小、数量减少;②间质不同程度增生;③细胞质内可见脂褐素沉着。

3. 坏死的过程:细胞受损→细胞器退变,胞核受损→代谢停止→结构破坏→急性炎症反应→坏死加重。基本病变:①细胞核固缩、核碎裂和核溶解;②细胞质红染,细胞膜破裂,细胞解体;③间质胶原纤维肿胀、崩解、液化,基质解聚;④坏死周围或坏死内有急性炎症反应。

4. 干、湿性坏疽的异同见表1-3。

表1-3　干、湿性坏疽的异同

	干性坏疽	湿性坏疽
好发部位	四肢末端	多发于与外界相通的内脏,有淤血水肿的四肢末端
发病原因	动脉阻塞,静脉回流通畅	动脉阻塞,静脉回流受阻
全身中毒症状	轻	重
病变特点	干固皱缩,呈黑褐色,边界清楚	明显肿胀,呈污黑色,恶臭,边界不清

5. 坏死与凋亡的形态学差异见表1-4。

表1-4　坏死与凋亡的形态学差异

	坏死	凋亡
受损细胞数	多个,多少不一	单个
细胞膜	常破裂	不破裂,保持完整
细胞核	固缩、碎裂、溶解	裂解
细胞质	红染或透亮(空泡化)	致密
间质变化	胶原肿胀、崩解、液化,基质解聚	无变化
凋亡小体	无	有
细胞自溶	有	无
局部急性炎症反应	有	无

6. 肾盂积水时压迫肾实质,导致肾压迫性萎缩,此时尽管肾脏外观上体积可能增大,但肾实质已受压萎缩,故肾功能下降。

7. 细胞肥大的基础是细胞内功能物质和细胞器数量增多,因此肥大的细胞功能增强。细胞水肿时体积增大是钠、水潴留的结果,同时细胞器如线粒体和内质网也肿胀,因此功能降低。

8. 细胞玻璃样变时细胞质内的红色颗粒大小不一,细胞水肿的颗粒大小较均匀。此外,可使用一些化学方法或电子显微镜鉴别,因为前者是由蛋白质构成,后者是肿胀的线粒体和内质网等细胞器。

9. 坏死的结局有以下四种:

（1）溶解吸收。

（2）分离排出：可形成糜烂、溃疡、空洞、窦道和瘘管等。

（3）机化、包裹：坏死组织不能完全被溶解吸收或分离排出时，由周围新生肉芽组织长入取代，称为机化。不能完全机化，则由周围增生的肉芽组织将其包围，称为包裹。

（4）钙化：为营养不良性钙化。

坏死对机体的影响，取决于下列因素：

（1）坏死细胞的重要性：心、脑等重要脏器坏死后果严重。

（2）坏死细胞的数量。

（3）坏死细胞的再生能力。

（4）坏死器官的储备代偿能力：肾、肺等成对的器官，代偿能力强，坏死后对功能影响较小。

10. 肝脂肪变的发生机制可能有：①肝细胞内脂肪酸增多。高脂饮食或饥饿使周围脂肪库中的脂肪大量分解，均可致血液中和肝细胞内脂肪酸增多；缺氧时肝细胞内糖酵解过程增强，脂肪酸增多；肝细胞氧化功能下降也可致脂肪酸相对增多。②甘油三酯的合成增多。酗酒引起 α-磷酸甘油增多从而促进甘油三酯合成。③载脂蛋白减少。营养不良（蛋白缺乏、饥饿、糖尿病）或中毒致载脂蛋白减少，使脂蛋白合成减少，甘油三酯蓄积于肝细胞质内。

（四）拓展题（略）

（王娅兰）

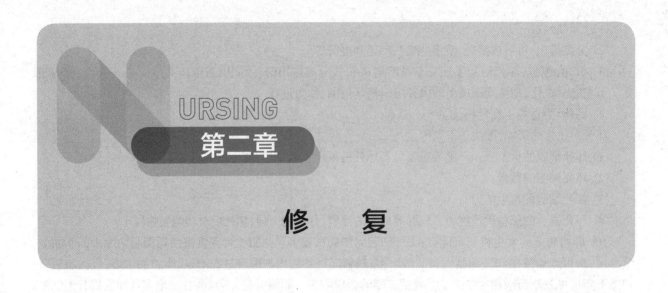

第二章

修　复

一、学 习 目 标

掌握:再生和纤维性修复。

熟悉:创伤愈合。

了解:细胞生长与调控;损伤修复过程与护理的联系。

二、重点、难点纲要

(一) 再生概念

局部组织和细胞损伤后,通过周围存活的同种细胞的分裂增殖以实现修复的过程称再生(regeneration)。

(二) 纤维性修复概念

当组织损伤范围较大,不能由周围同种细胞再生完全修复时,则由纤维结缔组织增生替代修复,称为纤维性修复,最后形成瘢痕。

(三) 不同类型细胞的再生能力

人体细胞的再生能力强弱因细胞周期不同可分为以下 3 种类型:

1. 不稳定细胞(labile cell) 又称持续分裂细胞,再生能力很强。在生理情况下,它们不断分裂增殖,更新替代衰老死亡的同种细胞。包括呼吸道、消化道和泌尿生殖道的被覆上皮细胞、表皮细胞以及淋巴造血细胞。

2. 稳定细胞(stable cell) 又称静止细胞。它们在生理情况下很少增殖,处于 G_0 期,但具有较强的潜在再生能力。一旦同种细胞受损死亡,它们则可进入 G_1 期并转入 S 期进行再生修复。包括各种腺体和腺样器官的实质细胞如肝、胰、内分泌腺、肾小管上皮及皮脂腺、汗腺上皮等,以及成纤维细胞、血管内皮细胞、骨、软骨、脂肪细胞等间叶组织成分。

3. 永久性细胞(permanent cell) 又称非分裂细胞。此类细胞在组织中成熟后即脱离细胞周期,不再进行有丝分裂。如神经元和心肌细胞,另外,骨骼肌细胞再生能力也极弱。这些细胞一旦损伤,几乎不能通过同种细胞再生而修复,一般由纤维组织增生取代,进行纤维性修复。

（四）各种组织的再生

1. 上皮组织的再生

（1）被覆上皮再生：①鳞状上皮缺损时，由损伤边缘的基底层细胞分裂增生，先形成单层上皮，以后再分化为复层；②单层柱状上皮缺损后，由邻近的基底层细胞分裂增生来修复。

（2）腺上皮再生：如腺体基底膜未被破坏，周围残存细胞分裂增生可完全再生；如腺体结构（包括基底膜）完全破坏，则由纤维组织增生修复，形成不完全再生。

2. 血管的再生

（1）毛细血管和小血管的再生见图2-1。

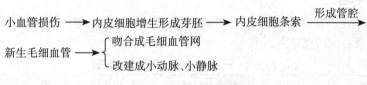

图2-1 毛细血管和小血管的再生

（2）大血管的修复：大血管离断后需手术吻合，除内皮细胞可完全再生外，管壁则由纤维结缔组织增生修复。

3. 纤维组织的再生 见图2-2。

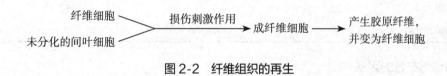

图2-2 纤维组织的再生

成纤维细胞形态特点：胞体大，有突起，可呈星状，细胞质嗜碱性；电镜下，有丰富的粗面内质网及核蛋白体。

4. 软骨组织及骨组织的再生 软骨组织再生能力较弱，小范围可由软骨膜细胞分裂增生形成软骨母细胞，后者产生软骨基质并转化成软骨细胞。骨组织再生能力强（详见骨折愈合相关内容）。

5. 肌组织的再生 肌组织的再生能力很弱，若骨骼肌细胞损伤未破坏肌膜，仅部分肌纤维坏死时，可完全修复；如完全断离，则由纤维结缔组织填补于两断端间。

小血管的再生中可见平滑肌细胞再生。肠道或大血管断裂后经手术吻合，断端处的平滑肌细胞及心肌细胞损伤后形成瘢痕修复。

6. 神经组织的再生 脑及脊髓内的神经细胞损伤后不能再生，由神经胶质细胞增生修复，形成胶质瘢痕。

外周神经受损时，如与其相连的神经细胞仍存活，则可完全再生。若断离的两端相隔太远，或两端被阻隔，或失去远端，再生的轴突与增生的结缔组织混杂在一起，卷曲成团，形成创伤性神经瘤。

（五）肉芽组织的概念及其作用

肉芽组织（granulation tissue）是由大量新生的毛细血管以及增生的成纤维细胞构成，并伴有炎症细胞浸润。大体表现为鲜红色、颗粒状、柔软湿润，形似鲜嫩的肉芽故称为肉芽组织。

肉芽组织由三种成分构成：①新生的毛细血管；②成纤维细胞；③炎症细胞。

肉芽组织的主要作用是：①抗感染、保护创面；②填补创口及其他组织缺损；③机化或包裹坏死组织、血凝块、炎性渗出物及其他异物。其结局为：肉芽组织长出后1周逐渐成熟，最终转变为瘢痕组织，此时毛细血管管腔闭塞、数目减少，胶原纤维增多，成纤维细胞转变为纤维细胞。

（六）瘢痕组织的概念及其对机体的影响

瘢痕（scar）组织是指肉芽组织经改建成熟形成的纤维结缔组织，由大量平行或交错排列的胶原纤维束组成。大体观察局部呈收缩状态，颜色苍白或灰白半透明，质坚韧并缺乏弹性。光镜下呈均质红染玻璃样变性。

瘢痕组织对机体的影响:①对机体有利的一面是填补并连接伤口或缺损使组织器官保持完整性;保持器官的坚固性。②对机体不利的一面是瘢痕收缩,尤其发生在关节附近时常引起关节挛缩或活动受限;瘢痕性粘连;瘢痕组织增生过度,可形成瘢痕疙瘩(keloid)。

(七) 创伤愈合概念及皮肤创伤愈合的基本过程

创伤愈合(wound healing)是指机体局部组织出现离断或缺损后的愈合过程,它的基础包括细胞再生和纤维性修复。

创伤愈合的基本过程为:①伤口早期变化;②伤口收缩;③肉芽组织增生和瘢痕形成;④表皮及其他组织再生。

(八) 创伤愈合的类型

根据组织损伤的程度及局部有无感染,创伤愈合可分为3种类型:①一期愈合;②二期愈合;③痂下愈合。一期愈合和二期愈合的区别见表2-1。

表2-1 一期愈合和二期愈合的区别

	一期愈合	二期愈合
伤口特点	组织缺损小	组织缺损较大
	创缘整齐	创缘不齐,哆开
	无感染	或伴有感染
	经黏合或缝合后创面对合严密	无法整齐对合
愈合时间	短	长
形成瘢痕	少	大

(九) 影响创伤愈合的因素

包括全身和局部两个方面:

1. 全身因素　年龄;营养。
2. 局部因素　感染与异物;局部血液循环;神经支配。

(十) 骨折愈合过程及其影响因素

骨折愈合过程包括以下几个阶段:①血肿形成。②纤维性骨痂形成,肉芽组织机化血肿,继而发生纤维化形成纤维性骨痂。③骨性骨痂形成,骨母细胞出现,并形成类骨组织,钙盐沉积。④骨痂改建,在破骨细胞吸收骨质及骨母细胞形成新骨质的协调作用下恢复皮质骨、骨髓腔及正常的骨小梁排列。

影响骨折愈合的因素:①骨折断端及时、正确的复位;②骨折断端及时、牢靠的固定;③早期进行全身和局部功能锻炼,保持局部良好的血液供应。

三、复习思考题

(一) 名词解释

1. 修复　　　　　　　　　2. 再生　　　　　　　　　3. 不稳定细胞

4. 纤维性修复　　　　　　5. 肉芽组织　　　　　　　6. 瘢痕组织

7. 瘢痕疙瘩　　　　　　　8. 一期愈合　　　　　　　9. 二期愈合

(二) 选择题(A型题及X型题)

A型题(单选题,每题仅有一个正确答案)

1. 最易于完全再生的组织是

　A. 上皮组织　　　　　　B. 结缔组织　　　　　　C. 骨组织

　D. 神经组织　　　　　　E. 肌肉组织

2. 下列属于病理性再生的是
   A. 子宫内膜的周期性脱落、增生、修复　　　　B. 血细胞的更新
   C. 消化道黏膜上皮的更新　　　　　　　　　　D. 皮肤缺损后由周围的被覆上皮增生修复
   E. 鼻黏膜上皮的更新

3. 下列细胞的再生能力最强的是
   A. 神经细胞　　　　　　　B. 唾液腺上皮细胞　　　　C. 消化道黏膜上皮细胞
   D. 肝细胞　　　　　　　　E. 心肌细胞

4. 下列**没有**再生能力的细胞是
   A. 腺上皮细胞　　　　　　B. 神经细胞　　　　　　　C. 平滑肌细胞
   D. 内皮细胞　　　　　　　E. 骨细胞

5. 由周围存活的同种细胞分裂增生来完成修补的过程称为
   A. 机化　　　　　　　　　B. 增生　　　　　　　　　C. 化生
   D. 再生　　　　　　　　　E. 重生

6. 下列细胞是稳定细胞的是
   A. 表皮细胞　　　　　　　B. 呼吸道黏膜上皮细胞　　C. 淋巴造血细胞
   D. 尿路上皮细胞　　　　　E. 肝细胞

7. 关于永久性细胞的描述,下列正确的是
   A. 损伤后细胞变化小
   B. 损伤后几乎不能通过同种细胞再生而修复
   C. 损伤后可以完全再生的细胞
   D. 容易受损的细胞
   E. 在生理状态下,不断衰亡、更新的细胞

8. 关于肌组织的再生,下列描述正确的是
   A. 心肌细胞几乎无再生能力,损伤后多由瘢痕修复
   B. 骨骼肌组织损伤后可以完全再生
   C. 肌组织均有很强的再生能力
   D. 儿童的肌细胞再生能力较强
   E. 平滑肌细胞有很强的再生能力

9. 下列在瘢痕修复过程中最重要的细胞是
   A. 血管内皮细胞　　　　　B. 中性粒细胞　　　　　　C. 成纤维细胞
   D. 上皮细胞　　　　　　　E. 巨噬细胞

10. 肉芽组织内能产生基质和胶原并具有收缩功能的细胞是
    A. 中性粒细胞　　　　　　B. 肌成纤维细胞　　　　　C. 纤维细胞
    D. 血管内皮细胞　　　　　E. 肥大细胞

11. 肉芽组织抗感染的主要成分是
    A. 炎症细胞　　　　　　　B. 肌成纤维细胞　　　　　C. 成纤维细胞
    D. 细胞外基质　　　　　　E. 毛细血管

12. 下列选项中一般**不会**出现肉芽组织的是
    A. 心肌梗死　　　　　　　B. 脓肿壁　　　　　　　　C. 血肿
    D. 化生病灶　　　　　　　E. 结核空洞

13. 下列**不是**瘢痕组织特点的是
    A. 炎症细胞稀少　　　　　B. 纤维束常常已透明变性　　C. 含大量纤维细胞
    D. 组织内血管稀少　　　　E. 大量胶原纤维束

14. 肉眼观察肉芽组织呈颗粒状的主要原因是
   A. 新生的毛细血管网呈袢状弯曲
   B. 新生的毛细血管灶性集聚
   C. 成纤维细胞灶性集聚
   D. 大量炎症细胞灶性集聚
   E. 感染、炎性水肿

15. 创伤愈合过程中,2~3d 后伤口边缘的皮肤及皮下组织向中心移动的主要原因是
   A. 炎症细胞作用
   B. 纤维细胞的作用
   C. 胶原纤维的作用
   D. 肌成纤维细胞的作用
   E. 伤口愈合的自然规律

16. 手术切口一般 5~7d 拆线的原因是
   A. 伤口两侧出现胶原纤维连接
   B. 伤口内肌成纤维细胞开始形成
   C. 伤口内已长满肉芽组织
   D. 伤口内成纤维细胞增生达到顶峰
   E. 此时炎症细胞基本消失

17. 一期愈合的瘢痕抗拉力强度达到顶峰的时间大约是
   A. 5~7d
   B. 30d
   C. 60d
   D. 90d
   E. 180d

18. 维生素 C 缺乏的伤口难以愈合的主要原因是
   A. 肉芽组织形成不良
   B. 胶原纤维不能交联
   C. 前胶原分子难以形成
   D. 原胶原蛋白难以形成
   E. 氧化酶不能活化

19. 下列选项中肉芽组织中一般**没有**的是
   A. 单核巨噬细胞
   B. 中性粒细胞
   C. 神经纤维
   D. 胶原纤维
   E. 毛细血管

20. 下列**不是**影响创伤愈合的局部因素的是
   A. 年龄
   B. 异物
   C. 感染
   D. 神经支配情况
   E. 局部血液循环状况

21. 不良肉芽组织肉眼观察的特点是
   A. 鲜红色
   B. 苍白色并高出创面
   C. 颗粒状
   D. 表面无脓性渗出
   E. 表面湿润

22. 创伤性神经瘤的形成是由于
   A. 神经纤维断端变性
   B. 施万细胞与增生的结缔组织混合在一起弯曲成团
   C. 再生轴突与增生的施万细胞和神经束衣的成纤维细胞混合在一起弯曲成团
   D. 神经纤维断端的施万细胞坏死
   E. 施万细胞的过度增生

23. 在创伤愈合中,胶原的形成需要
   A. 维生素 A
   B. 维生素 B
   C. 维生素 C
   D. 维生素 E
   E. 维生素 K

24. 下列病变常由瘢痕修复的是
   A. 心肌梗死
   B. 胃黏膜糜烂
   C. 肝细胞点状坏死
   D. 月经期子宫内膜脱落
   E. 支气管、气管的假膜性炎

25. 下列是伤口二期愈合的特点的是
   A. 创面小
   B. 手术切口
   C. 形成瘢痕小
   D. 肉芽组织少
   E. 创面不洁、伴感染

26. 创伤一期和二期愈合的差异主要是
   A. 是否为手术切口
   B. 是否经过扩创术
   C. 是否有大量肉芽组织形成
   D. 创面是否有出血
   E. 创面是否有炎症反应

27. 关于骨折愈合,下列**错误**的是
    A. 血肿形成后由肉芽组织取代并机化,形成纤维性骨痂
    B. 骨痂改建和重塑包括板层骨的形成、重建皮质层与髓腔的关系
    C. 纤维性骨痂可分化形成透明软骨
    D. 骨性骨痂系纤维性骨痂演变形成的编织骨
    E. 软骨组织经膜性成骨过程演变为骨组织

X 型题(多选题,每题可有一至五个答案)

28. 下列**不属于**稳定细胞的是
    A. 汗腺上皮细胞
    B. 淋巴造血细胞
    C. 支气管黏膜上皮细胞
    D. 肠黏膜上皮细胞
    E. 表皮细胞

29. 关于稳定细胞,下列正确的是
    A. 受到刺激时,该类细胞仍不能分裂增生
    B. 生理状态下,该类细胞有活跃的增生能力
    C. 受到刺激时,该类细胞表现出较强的再生能力
    D. 神经细胞属此类
    E. 生理情况下,该类细胞增生不明显

30. 纤维组织再生时,成纤维细胞来源于
    A. 结缔组织化生
    B. 肉芽组织
    C. 静止状态的纤维细胞转变
    D. 血管内皮细胞转化
    E. 未分化的间叶细胞转化

31. 下列选项导致新生毛细血管通透性较高的是
    A. 新生毛细血管腔小
    B. 毛细血管彼此吻合形成袢状
    C. 内皮细胞间隙较大
    D. 内皮细胞间隙较小
    E. 基膜不完整

32. 关于神经组织的再生能力的描述,**不正确**的有
    A. 外周神经损伤后若与之相连的神经细胞仍然存活,则仍可完全再生
    B. 外周神经损伤后若两断端相隔太远,则可形成创伤性神经瘤
    C. 神经细胞破坏后,只能由神经胶质细胞及其纤维修补
    D. 外周神经损伤后都可以完全再生
    E. 少量脑组织坏死后可以完全再生

33. 下列属于细胞外基质的是
    A. 胶原蛋白
    B. 蛋白多糖
    C. 纤维连接蛋白
    D. 层粘连蛋白
    E. 成纤维细胞

34. 肉芽组织中具吞噬能力的细胞有
    A. 巨噬细胞
    B. 成纤维细胞
    C. 中性粒细胞
    D. 肌成纤维细胞
    E. 内皮细胞

35. 肉芽组织的主要功能有
    A. 抗感染
    B. 保护创面
    C. 填平伤口
    D. 缩小创面
    E. 机化坏死组织

36. 不良肉芽组织的表现为
    A. 表面污浊
    B. 表面湿润
    C. 鲜红色
    D. 色暗有脓苔
    E. 苍白色、高出皮肤

37. 肉芽组织成熟的标志有
    A. 间质内水分逐渐增多

B. 炎细胞逐渐减少,最后消失

C. 间质内的水分逐渐吸收、减少

D. 成纤维细胞逐渐演变为纤维细胞

E. 部分毛细血管管腔闭塞、数目减少,部分改建为小血管

38. 影响组织修复的主要因素包括

A. 细胞类型　　　　　　B. 结构损伤的程度　　　　　　C. 血供状态

D. 病原体是否被清除　　E. 神经营养功能

39. 瘢痕组织对机体的影响包括

A. 瘢痕疙瘩　　　　　　　　　　B. 瘢痕性粘连

C. 保持组织器官坚固性　　　　　D. 瘢痕收缩引起器官功能受限

E. 缺损修补,保持组织器官完整性

40. 细胞调控中,细胞间信号的传递方式包括

A. 膜结合蛋白直接作用于受体　　　B. 轴突反射

C. 旁分泌　　　　　　　　　　　　D. 自分泌

E. 内分泌

41. 二期愈合与一期愈合**不同**的是

A. 炎症反应明显　　　B. 愈合时间较长　　　　　C. 形成的瘢痕大

D. 坏死组织多　　　　E. 伤口大

42. 影响骨折愈合的因素有

A. 骨折复位后应尽早进行局部功能锻炼　　B. 全身营养状况

C. 骨折断端是否有感染　　　　　　　　　　D. 骨折断端是否牢固固定

E. 能否及时复位

43. 由于大量纤维组织增生而造成的**不良**后果包括

A. 关节僵直　　　　　　B. 心包粘连　　　　　　C. 胸膜腔闭锁

D. 胃肠道管腔狭窄　　　E. 纤维瘤形成

(三) 问答题

1. 简述肉芽组织的肉眼与镜下特点、功能及转归。

2. 简述创伤愈合的影响因素。

3. 简述骨折愈合的基本过程。

4. 简述骨折愈合的影响因素。

(四) 拓展题

1. 何谓纤维性修复? 形成纤维性修复的主要病理特点是什么? 请描述其形态特征。在组织损伤纤维性修复的过程中,护理工作应注意哪些问题?

2. 创伤愈合可分为哪几种类型? 请举例说明每种类型的伤口特点,并指出相应护理工作的要点。

四、复习思考题参考答案

(一) 名词解释(略)

(二) 选择题

A 型题

1. A　2. D　3. C　4. B　5. D　6. E　7. B　8. A　9. C　10. B

11. A　12. D　13. C　14. A　15. D　16. A　17. D　18. C　19. C　20. A

21. B　22. C　23. C　24. A　25. E　26. C　27. E

X 型题

28. BCDE　29. CE　30. CE　31. CE　32. DE

33. ABCD　34. AC　35. ABCDE　36. ADE　37. BCDE

38. ABCDE　39. ABCDE　40. ACDE　41. ABCDE　42. ABCDE

43. ABCD

(三) 问答题

1. ①肉眼特点:鲜红色、颗粒状、柔软、湿润、质嫩。②镜下特点:大量新生的毛细血管、成纤维细胞及各种炎症细胞。③功能:抗感染,保护创面;填平创口或其他组织缺损;机化或包裹坏死组织、血栓、炎性渗出物或其他异物。④结局:间质的水分逐渐吸收、减少,炎症细胞减少并消失,部分毛细血管腔闭塞、消失,少数毛细血管改建为小动脉和小静脉,成纤维细胞变为纤维细胞;肉芽组织最后形成瘢痕组织。

2. 创伤愈合的影响因素包括全身因素及局部因素两方面。

(1) 全身因素:①年龄,儿童和青少年的组织再生能力强,愈合快;老年人组织再生能力弱,创伤修复愈合慢。②营养,蛋白质和维生素在细胞再生中起重要作用;严重的蛋白质缺乏,肉芽组织及胶原形成不良,伤口愈合延缓。

(2) 局部因素:①感染与异物,感染是导致愈合延缓的最重要局部因素;许多细菌产生一些毒素和酶,能引起组织坏死,溶解基质或胶原纤维;这不仅加重局部组织损伤,也妨碍愈合;伤口感染时,渗出物很多,可增加局部伤口的张力,常使正在愈合的伤口或已缝合的伤口裂开,或者导致感染扩散加重损伤。②局部血液循环,局部动脉血供应不足和静脉血回流不畅时,均可影响组织创伤愈合。③神经支配,局部神经纤维的损伤,也会影响创伤愈合。

3. 骨折愈合的基本过程:①血肿形成。骨折的两端及其周围血管破裂出血,形成血肿及血凝块,伴有轻度炎症反应。部分骨组织缺血坏死。②纤维性骨痂形成。骨折2~3d后,血肿由肉芽组织取代并机化纤维化,连接骨折断端。③骨性骨痂形成。在纤维性骨痂基础上,成纤维细胞分化为软骨母细胞和骨母细胞。骨母细胞分泌基质和胶原,同时骨母细胞被埋于其中,变为骨细胞,形成类骨组织,再进一步钙化成为骨性骨痂。软骨母细胞通过软骨内化骨也形成骨性骨痂。④骨痂改建。在破骨细胞吸收骨质和骨母细胞产生新骨质的协调作用下,骨性骨痂适应骨活动的力学方向改建为板层骨,重建皮质层和髓腔的正常关系。

4. 影响创伤愈合的全身及局部因素对骨折愈合都起作用。此外,骨折愈合尚须注意:①骨折断端及时、正确地复位;②骨折断端及时、牢靠地固定,骨折复位后应及时、牢靠地加以固定,如打石膏、小夹板或髓腔钢针固定等,一般要固定到骨性骨痂形成以后;③在护理工作中,要特别注意固定时的松紧适度,固定过紧会影响血液循环,引起组织水肿,影响愈合,严重者组织会发生坏死;④早日进行全身和局部功能锻炼,保持局部良好的血液供应。

(四) 拓展题(略)

(石慧娟)

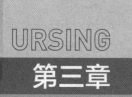

URSING

第三章

局部血液循环障碍

一、学 习 目 标

掌握:血栓形成;栓塞;梗死。
熟悉:充血和淤血。
了解:出血;局部血液循环障碍与护理的联系。

二、重点、难点纲要

(一) 淤血(congestion)

因静脉血液回流受阻引起局部组织或器官的血管内血液含量增多,称为淤血,又称静脉性充血。淤血的原因分为全身性和局部性两大类,前者见于心力衰竭,后者见于局部静脉血管的受压或阻塞。

淤血的局部组织和器官肿胀,颜色暗红。镜下见淤血组织内小静脉和毛细血管扩张,充满红细胞,局部可出现水肿,严重者可见出血。

淤血可导致:①水肿、出血;②实质细胞萎缩、变性、坏死;③间质纤维组织增生和器官淤血性硬化。

1. 慢性肺淤血 早期肺泡壁毛细血管高度扩张充血,肺泡腔内含有漏出的水肿液、红细胞及巨噬细胞。巨噬细胞吞噬红细胞并分解血红蛋白形成棕黄色的含铁血黄素,这种胞质内含有含铁血黄素颗粒的巨噬细胞常见于左心衰竭的患者,称为心衰细胞。长期肺淤血,由于纤维组织增生,肺泡壁明显增厚,肺质地变硬,肺泡壁和肺间质内沉积大量含铁血黄素,肺组织呈棕褐色,称为肺褐色硬化。

2. 慢性肝淤血 早期肝小叶中央静脉及其邻近的肝窦扩张淤血,导致肝细胞萎缩甚至消失,而肝小叶周边的肝窦淤血和缺氧程度较轻,肝细胞常发生脂肪变性。肝脏体积增大,被膜紧张,质较实。肝小叶中央淤血区呈暗红色,周边区因肝细胞脂肪变性呈黄色,肝脏切面呈红黄相间,如槟榔切面的花纹,称为槟榔肝。晚期肝小叶中央肝细胞萎缩消失,网状支架塌陷并发生胶原化,纤维组织增生并向小叶周围伸展,肝质地变硬,形成淤血性肝硬化。

(二) 血栓形成(thrombosis)

活体的心、血管腔内,血液发生凝固或血液中某些有形成分凝集形成固体质块的过程,称为血栓形成。所形成的固体质块称为血栓。

1. 血栓形成的条件和机制

(1) 心血管内皮细胞损伤:是血栓形成的最重要原因。内皮细胞损伤,内皮下胶原暴露,激活血小板和凝血因子Ⅻ,启动内源性凝血;同时,损伤的内皮细胞释放组织因子,启动外源性凝血。

(2) 血流状态的改变:主要为血流速度缓慢和旋涡形成。血流速度缓慢和停滞是形成静脉血栓的主要因素,而心脏及动脉系统的血栓常由于旋涡形成所致。

(3) 血液凝固性增加:指血液中凝血系统活性增高,血小板和凝血因子增多,或纤维蛋白溶解系统活性降低,导致血液的高凝状态。可分为遗传性和获得性两大类。获得性高凝状态常继发于:①严重创伤、大面积烧伤、大手术后或产后大失血;②晚期恶性肿瘤,如胰腺癌、肺癌、乳腺癌、前列腺癌和胃癌等;③妊娠高血压、高脂血症、冠状动脉粥样硬化、吸烟及肥胖症等也可引起血小板增多及黏性增加。

2. 血栓形成的过程　血小板黏附于心血管内膜损伤后裸露的胶原表面,形成血小板黏集堆是血栓形成的第一步。随着内源和外源性凝血系统的启动,凝血酶将血小板间纤维蛋白原转变为纤维蛋白,使血小板黏集堆由可逆转为不可逆,牢固黏附于受损的血管内膜表面,成为血小板血栓,构成血栓的起始部——血栓头部。随着血小板黏集堆不断增大,血流在其下游出现旋涡,形成新的血小板黏集堆;该过程反复进行,血小板黏集形成不规则分支状或珊瑚状的血小板小梁,血小板小梁表面黏附较多的中性粒细胞,小梁间形成纤维蛋白网网罗大量的红细胞,构成混合血栓——血栓体部。当混合血栓继续增大,并沿着血流方向延伸,使血管腔堵塞,其上下游血流停滞,血液发生凝固,构成红色血栓——血栓尾部。

3. 血栓的类型

(1) 白色血栓:常见于血流较快的心瓣膜、心腔内、动脉内及静脉内。肉眼呈灰白色,表面粗糙,与心血管壁黏着紧密不易脱落。镜下淡红色无结构,主要由血小板和少量纤维素构成。静脉血栓的起始部也是白色血栓。

(2) 混合血栓:一般见于静脉血栓、动脉粥样硬化溃疡处、心腔内或动脉瘤内形成的附壁血栓。肉眼呈灰白色(血小板小梁)和红褐色(红细胞)相间的波纹结构。镜下主要由淡红色无结构的不规则索状或珊瑚状的血小板小梁、小梁间的纤维蛋白网以及网罗的大量红细胞所构成,在血小板小梁边缘可见较多中性粒细胞附着。

(3) 红色血栓:只见于静脉血栓。是混合血栓继续增大堵塞血管,血流停止、血栓下游血液发生凝固的结果,组织结构上是凝血块。镜下由纤维蛋白和红细胞构成。

(4) 透明血栓:由微循环毛细血管内纤维蛋白析出凝固形成,均匀红染,伴少量血小板,又称为纤维蛋白性血栓;只有在显微镜下才能观察到,故又称为微血栓。多见于弥散性血管内凝血。

4. 血栓的结局

(1) 溶解、吸收、软化:新近形成的血栓,血栓内纤溶酶活性增高,加上中性粒细胞崩解释放蛋白溶解酶,通常可使新鲜的血栓溶解和软化,小血栓可完全溶解吸收,大血栓部分软化、部分可脱落形成栓子引起栓塞。新鲜血栓的可溶解性是临床上在血栓形成早期采用纤溶剂治疗血栓的理论基础。

(2) 机化、再通:由肉芽组织逐渐取代血栓的过程,称为血栓机化。机化的血栓不易脱落。在血栓机化过程中,血栓中水分被吸收,血栓干燥收缩或部分溶解,使血栓内部或血栓与血管壁之间形成许多裂隙,新生的内皮细胞长入并覆盖于裂隙表面形成新的互相沟通的管道,使已被阻塞的血管部分地沟通,称为再通。

(3) 血栓钙化:血栓继发钙盐沉着,称为血栓钙化。血栓钙化后形成静脉石或动脉石。

5. 血栓对机体的影响　血栓形成对机体有利的一面是对破裂的血管起止血作用等。但在多数情况下,血栓形成给机体造成不良的影响。①阻塞血管:阻塞动脉可引起器官或局部组织缺血,实质细胞萎缩乃至缺血性坏死(梗死);阻塞静脉则引起局部淤血、水肿、出血,甚至坏死。②引起心瓣膜病。③引起栓塞。④导致全身广泛性出血和休克,见于DIC。

(三) 栓塞(embolism)

在循环血液中出现不溶于血液的异常物质,随血流运行阻塞相应血管腔的现象,称为栓塞。阻塞血管的异常物质称为栓子。

1. 栓子的运行途径　栓子一般沿血流方向运行:①来自静脉系统及右心的栓子,随血流阻塞肺动脉主干及其分支,引起肺栓塞。某些体积小且富于弹性的栓子(如脂肪栓子),可通过肺泡壁毛细血管回流入左心再进入动脉系统引起栓塞。②来自左心及动脉系统的栓子,随动脉血流运行,阻塞相应动脉分支。③来自门静脉系统的栓子,可引起肝内门静脉分支的栓塞。④特殊情况下可出现交叉或逆行运行引起栓塞。

2. 血栓栓塞　血栓脱落引起的栓塞称为血栓栓塞,是最常见的栓塞。血栓栓塞分为肺动脉栓塞和体循环动脉栓塞两大类。

(1) 肺动脉栓塞:临床上比较常见,由于可造成猝死,是护理工作中特别值得关注的。造成肺动脉栓塞的血栓栓子95%以上来自下肢深静脉,尤其是股静脉、髂静脉和腘静脉。肺动脉栓塞对机体的影响与栓子的大小、数量及有无肺淤血有关。无肺淤血时,肺动脉小分支栓塞无明显影响;若已有肺淤血或支气管动脉有狭窄时,由于不能建立侧支循环,其供血区可发生坏死(出血性梗死)。巨大栓子,栓塞于肺动脉主干或其大分支,患者可因急性呼吸循环衰竭死亡(猝死);如果发生肺动脉分支广泛栓塞时,可引起右心衰竭而猝死。

(2) 体循环动脉栓塞:血栓栓子大多来自左心,如二尖瓣狭窄并发房颤时左心房的附壁血栓、心肌梗死区的附壁血栓以及亚急性感染性心内膜炎时心瓣膜上的赘生物脱落。少数来源于动脉,如动脉粥样硬化斑块溃疡或动脉瘤内的附壁血栓。栓塞的主要部位是下肢和脑,其次为肠、肾和脾脏。体循环动脉栓塞对机体的影响取决于栓塞的部位、局部侧支循环情况以及组织对缺血的耐受性。当栓塞于较小的动脉且建立有效的侧支循环时,常不造成严重后果;如栓塞于较大的动脉又未能建立有效的侧支循环时,可引起局部组织的梗死。

3. 脂肪栓塞　循环血液中出现脂肪滴阻塞小血管,称为脂肪栓塞。常见于长骨骨折、脂肪组织严重挫伤等,损伤造成长骨中黄骨髓或脂肪组织破裂释出脂滴,经破裂骨髓血管窦或静脉进入血流。脂肪栓塞还可见于高脂血症,血液中的脂滴游离出来引起脂肪栓塞。如果脂滴直径大于 $20\mu m$ 引起肺栓塞;如果脂滴直径小于 $20\mu m$,则可通过肺泡壁毛细血管进入左心到达全身器官,引起体循环栓塞。

脂肪栓塞的后果取决于栓塞的部位及脂滴的数量。少量脂肪入血可被巨噬细胞吞噬或被血液中的脂肪酶分解,无明显不良后果。若脂滴量多,肺微血管广泛阻塞达到三分之二以上,可引起窒息和急性右心衰竭。

4. 气体栓塞　大量空气迅速进入血液循环或原已溶解于血液内的气体迅速游离,以气泡形式阻塞心血管的过程,称为气体栓塞。大量空气进入血液循环引起的栓塞为空气栓塞;当压力突然下降,溶解于血液内的氮气迅速游离而引起的栓塞,称为氮气栓塞。

(1) 空气栓塞:多因浅表大静脉(负压)破裂,外界空气由破裂处进入血流所致。分娩或流产时,空气可被挤入破裂的子宫壁静脉窦导致空气栓塞;静脉输液时输液系统内残留空气也可进入静脉引起栓塞。

空气进入血液循环的后果取决于进入的速度和气体量。少量气体入血,可溶解于血液而不发生栓塞;大量空气(超过100ml)迅速进入静脉,随血流进入右心,由于心脏搏动,将空气和血液搅拌形成大量泡沫,这种泡沫状液体具有较大的可压缩性,当心脏收缩时,泡沫被压缩,血液不能被有效地排出,心脏舒张时泡沫变大,又妨碍血液回流,使整个血液循环趋于停止,最终导致严重的循环衰竭而猝死。

(2) 氮气栓塞:又称减压病。人体从高气压环境急速进入常压或低气压环境时,压力突然降低,原来溶解于血液、组织液和脂肪组织中的气体迅速游离形成小气泡,其中氧和二氧化碳很快又被溶解,而氮气溶解较慢,可在血液或组织中形成小气泡或互相融合成大气泡,在血管内形成氮气栓塞。主要见于潜水员从深海迅速浮出水面或飞行员从地面快速升空时。因气泡栓塞部位不同,常引起不同的局部症状,如皮下气肿、关节和肌肉疼痛等。若短期内大量气泡形成,阻塞血管,特别是阻塞冠状动脉时可引起严重的血液循环障碍甚至迅速死亡。

5. 羊水栓塞　指羊水成分进入母体的血液循环而引起的栓塞,是产科少见的但极其严重的并发症,也是引起产妇死亡的原因之一。在分娩中,羊膜破裂或胎盘早剥,又逢胎儿阻塞产道,因子宫强烈收缩,宫内压增高,将羊水压入子宫壁破裂的静脉窦内,经血液循环进入肺动脉分支及肺泡壁毛细血管内引起羊水栓塞。羊水也可通过肺循环到达左心,进入体循环引起全身多数器官的栓塞。羊水栓塞诊断的依据是在母体肺小动脉和毛细血管内或血液涂片中找到角化上皮、胎毛、胎脂、胎粪和黏液等羊水成分。临床上起病急骤,产妇常在分娩时或分娩后突然发生呼吸困难、发绀、抽搐、烦躁不安、心率加快,并迅速出现循环衰竭,进入休克和昏迷状态,多数于数分钟内死亡。

羊水栓塞的致死原因除引起肺循环机械性阻塞外,最重要的是羊水中胎儿代谢产物进入母体血液,引起过敏性休克和反射性血管痉挛以及 DIC。

(四) 梗死(infarct)

器官或局部组织由于血流中断引起的缺血性坏死称为梗死。一般由动脉阻塞引起,极少数情况下也可由静脉阻塞导致血流停止,局部缺氧而引起。

1. 原因　血栓形成、动脉栓塞、动脉痉挛和血管受压闭塞。

2. 条件　①供血血管的类型:侧支循环丰富或有双重血供的器官,通常不易发生梗死;而肾、脾和脑等器官动脉的吻合支少,不易建立有效的侧支循环,常发生梗死。②阻塞发生的速度:血管阻塞缓慢者可建立有效的侧支循环,发生梗死的可能性小;反之来不及建立侧支循环,则易发生梗死。③局部组织对缺血缺氧的耐受性:对缺氧耐受性低的组织如大脑、心肌细胞易出现梗死。

3. 病变和类型

(1) 贫血性梗死:发生于组织结构较致密且侧支循环不丰富的实质器官,如脾、肾、心等。梗死灶缺血呈灰白色,故称为贫血性梗死。发生于脾、肾的梗死灶呈锥形,颜色灰白,尖端指向血管阻塞的部位,底部位于脏器表面,浆膜面常有纤维素性渗出物被覆。发生于心肌的梗死灶呈不规则地图状。梗死的早期,梗死灶边缘因炎症反应常可见充血出血带,数日后变成棕褐色带。陈旧性梗死灶由于机化和瘢痕收缩,病灶表面下陷,质地变实,充血出血带消失。镜下,梗死区呈凝固性坏死,细胞出现核固缩、核碎裂、核溶解,胞质呈红染颗粒状,但组织结构轮廓尚保存。陈旧性梗死灶最终被瘢痕组织代替。

(2) 出血性梗死:常见于肺、肠等具有双重血液供应且组织结构疏松的器官。除了动脉阻塞外,出血性梗死的形成,需要下列条件:①严重淤血。如肺淤血是肺梗死形成的重要先决条件。②组织疏松。肺、肠等器官组织结构疏松,淤积在梗死区中的血液不易被挤出梗死灶外,因此梗死灶为出血性。类型:①肺出血性梗死。梗死灶常位于肺下叶,大小不等,呈锥形或楔形,尖端指向肺门,底部紧靠肺膜,肺膜表面可见纤维素性渗出物,梗死灶质实,暗红色。②肠出血性梗死。多发生于肠系膜动脉栓塞或静脉血栓形成,如肠套叠、肠扭转、肿瘤压迫等。肠梗死灶呈节段性,暗红色,质脆易破裂,浆膜面可有纤维素性或脓性渗出物被覆,肠壁全层坏死可致肠穿孔及腹膜炎,后果严重。

三、复习思考题

(一) 名词解释

1. 淤血　　　　　　　　2. 槟榔肝　　　　　　　　3. 血栓形成

4. 交叉栓塞　　　　　　5. 心衰细胞　　　　　　　6. 气体栓塞

7. 微血栓　　　　　　　8. 败血性梗死　　　　　　9. 再通

10. 贫血性梗死

(二) 选择题(A 型题及 X 型题)

A 型题(单选题,每题仅有一个正确答案)

1. 肝淤血时**不会**引起的病理改变是

　A. 肝窦扩张、淤血　　　　　　B. 肝细胞萎缩、变性　　　　　　C. 肝细胞坏死

　D. 纤维组织增生　　　　　　　E. 肝内含铁血黄素沉积

2. 下述属于混合血栓的是

　A. 动脉血栓的头部　　　　　　　　　　B. 毛细血管内血栓

　C. 静脉内柱状血栓的尾部　　　　　　　D. 心室内附壁血栓

　E. 急性风湿性心内膜炎的瓣膜闭锁缘赘生物

3. 脂肪栓塞患者死亡的常见原因是
   A. 急性右心衰竭   B. 急性左心衰竭   C. 脑出血坏死
   D. 肾功能衰竭   E. 中毒性休克

4. 在触发凝血过程中起核心作用的是
   A. 血小板的活化   B. 胶原增生   C. 凝血因子Ⅻ
   D. 纤维连接蛋白   E. 凝血酶敏感蛋白

5. 静脉血栓对机体造成最严重的损害是
   A. 血栓脱落引起的栓塞   B. 阻塞血管引起局部淤血
   C. 阻塞血管引起血管局部坏死   D. 原位堵塞血管引起梗死
   E. 血栓形成时消耗大量凝血因子造成机体出血

6. 下列白色血栓的描述，**不正确**的是
   A. 白色血栓可见于风湿性心内膜炎时
   B. 白色血栓主要由纤维蛋白、血小板组成
   C. 白色血栓常含化脓菌，故肉眼呈白色
   D. 风湿性心内膜炎时白色血栓机化可造成瓣膜变形
   E. 延续性血栓的头部是白色血栓

7. 延续性血栓的形成顺序是
   A. 白色血栓、混合血栓、红色血栓   B. 红色白栓、白色血栓、混合血栓
   C. 混合血栓、红色血栓、白色血栓   D. 混合血栓、白色血栓、红色血栓
   E. 红色血栓、混合血栓、白色血栓

8. 透明血栓的主要成分是
   A. 红细胞   B. 白细胞   C. 纤维蛋白
   D. 血小板   E. 内皮细胞

9. 下列是肺动脉栓塞引起患者猝死的原因是
   A. 肺动脉痉挛   B. 心冠状动脉痉挛
   C. 支气管动脉痉挛   D. 支气管及肺泡管痉挛
   E. 肺褐色硬化

10. 引起减压病的栓塞是
    A. 血栓栓塞   B. 空气栓塞   C. 羊水栓塞
    D. 脂肪栓塞   E. 氮气栓塞

11. 下列器官的梗死为液化性坏死的是
    A. 心   B. 肺   C. 脑
    D. 肾   E. 肠

12. 下列情况中易发生出血性梗死的是
    A. 肾动脉分支受压阻塞   B. 脾动脉分支血栓栓塞
    C. 肠套叠   D. 冠状动脉血栓形成
    E. 大叶性肺炎时肺动脉分支血栓栓塞

13. 患者肺梗死，引起胸痛的主要原因是
    A. 肺通气障碍   B. 梗死区胸膜炎   C. 坏死组织刺激支气管
    D. 出血灶刺激支气管   E. 纤维化反应

14. 下列选项引起的梗死中，常发生化脓的是
    A. 心脏附壁血栓   B. 心肌梗死   C. 急性细菌性心内膜炎
    D. 肺出血性梗死   E. 卵巢肿瘤蒂扭转

15. 如果大量快速地从静脉输入生理盐水,可引起严重后果的是
    A. 心包积液　　　　　　　B. 胸腔积液　　　　　　　C. 腹腔积液
    D. 肺水肿　　　　　　　　E. 脑水肿

16. 肾梗死的早期形态特征,下述**错误**的是
    A. 梗死区呈不规则形　　　B. 病灶灰白色　　　　　　C. 呈凝固性坏死
    D. 原有的组织结构轮廓留存　E. 周围有明显的充血出血带

17. 某患者有明显气促、缺氧、发绀、咳粉红色泡沫痰等症状,X线检查显示整个肺野透亮度降低,肺纹理增粗改变,可考虑的病变是
    A. 出血　　　　　　　　　B. 气肿　　　　　　　　　C. 肺结核
    D. 肺淤血、水肿　　　　　E. 肺羊水吸入

18. 一患者患急性细菌性痢疾,腹泻每天 10 余次,伴呕吐,3d 后患者病情加重,血压迅速下降,神志不清,全身皮下见小出血点,针刺部位渗血不止,诊断为 DIC,其发生广泛出血的原因是
    A. 肝脏凝血酶原合成减少　　　　　　B. 大量血小板及纤维蛋白原消耗
    C. 血管壁广泛损伤　　　　　　　　　D. 单核巨噬细胞系统功能下降
    E. 血浆中缓激肽浓度增高

19. 患者男性,20 岁,交通事故致骨盆及右股骨骨干双骨折,在处理时突发呼吸困难、窒息等症状,首先要考虑患者发生了
    A. 创伤性休克　　　　　　B. 失血性休克　　　　　　C. 继发感染
    D. 骨肿瘤　　　　　　　　E. 肺脂肪栓塞

X 型题(多选题,每题可有一至五个答案)

20. 下列选项是混合血栓成分的是
    A. 血小板　　　　　　　　B. 红细胞　　　　　　　　C. 中性粒细胞
    D. 网状纤维　　　　　　　E. 纤维蛋白网

21. 下述疾病可引起"槟榔肝"的是
    A. 肺源性心脏病　　　　　B. 二尖瓣狭窄　　　　　　C. 三尖瓣狭窄
    D. 上腔静脉受压　　　　　E. 门静脉高压症

22. 心肌梗死的病理变化包括
    A. 梗死灶呈地图形　　　　B. 梗死灶常发生液化　　　C. 多为贫血性梗死
    D. 多为出血性梗死　　　　E. 梗死灶周可见充血出血带

23. 下述选项是血栓形成的条件的是
    A. 血液形成涡流　　　　　　　　　　B. 血流缓慢
    C. 心血管内膜受损　　　　　　　　　D. 纤溶系统激活
    E. 凝血因子激活引起的血液凝固性增加

24. 下列符合血栓形成的规律的选项是
    A. 静脉血栓多为红色血栓　　　　　　B. 下肢静脉血栓多于上肢静脉血栓
    C. 静脉血栓多于动脉血栓　　　　　　D. 心腔内易形成附壁血栓
    E. 透明血栓多发生于微血管内

25. 在血液中流动的栓子包括
    A. 血栓　　　B. 空气　　　C. 脂肪　　　D. 羊水　　　E. 细菌菌落

26. 血管内膜损伤时,容易发生血栓形成的原因是
    A. 损伤的内皮释放组织因子　　　　　B. 损伤的内皮释放腺苷二磷酸
    C. 裸露的胶原纤维吸附血小板　　　　D. 裸露的胶原纤维激活第XII因子
    E. 裸露的胶原激活血小板

27. 来自静脉系统的血栓栓子常可引起的变化是
    A. 肺动脉主干栓塞　　　　　B. 心肌梗死　　　　　C. 脾、肾、脑梗死
    D. 肝梗死　　　　　　　　　E. 肺出血性梗死

28. 病理诊断羊水栓塞的依据主要包括
    A. 肺小动脉及毛细血管内发现角化上皮　　B. 肺泡内有大量中性粒细胞渗出
    C. 广泛性微血栓形成　　　　　　　　　　D. 细支气管内充满大量中性白细胞
    E. 肺血管内出现胎脂和黏液

29. 发生出血性梗死的条件包括
    A. 严重淤血　　　　　　　　　B. 双重血供或血管吻合支丰富
    C. 组织疏松　　　　　　　　　D. 动脉血供中断
    E. 高度水肿

30. 肠梗死的病变特点包括
    A. 梗死呈节段性　　　　　　　B. 在淤血的基础上发生
    C. 病变肠管出血肿胀　　　　　D. 多见于大肠
    E. 易引起腹膜炎

31. 下述符合慢性肺淤血的病理改变的是
    A. 肺泡间隔毛细血管扩张　　B. 肺间质纤维增生　　　C. 肺泡腔内有心衰细胞
    D. 肺呈棕褐色　　　　　　　E. 肺泡隔上有尘细胞

32. 下肢骨折后容易发生的栓塞是
    A. 空气栓塞　　　　　　　　B. 脂肪栓塞　　　　　　C. 氧气栓塞
    D. 氮气栓塞　　　　　　　　E. 血栓栓塞

33. 脾梗死的肉眼形态是
    A. 梗死灶呈灰白色　　　　　　B. 切面呈扇形或三角形
    C. 梗死灶尖端指向脾门　　　　D. 梗死灶周围有充血出血带
    E. 属于凝固性坏死

34. 血栓的结局有
    A. 溶解吸收　　　　　　　　B. 脱落　　　　　　　　C. 机化
    D. 钙化　　　　　　　　　　E. 再通

35. 淤血的后果有
    A. 淤血性出血　　　　　　　　B. 淤血性水肿
    C. 淤血性硬化　　　　　　　　D. 实质细胞萎缩、变性、坏死
    E. 钙化

(三) 问答题

1. 试述慢性肺淤血的镜下病理变化。
2. 简述血栓的类型和病变特点。
3. 试述栓子的种类及其运行途径。
4. 简述羊水栓塞的原因、病变和后果。
5. 简述梗死的原因、类型及对机体的影响。
6. 简述血栓形成、栓塞、梗死的概念以及三者间的相互关系。

(四) 拓展题

1. 患者大手术后，可能出现的局部血液循环障碍有哪些？如何预防及护理？
2. 哪些局部血液循环障碍可能引起患者猝死？如何预防？

四、复习思考题参考答案

(一) 名词解释(略)

(二) 选择题

A 型题

1. E   2. D   3. A   4. A   5. A   6. C   7. A   8. C   9. E   10. E

11. C   12. C   13. B   14. C   15. D   16. A   17. D   18. B   19. E

X 型题

20. ABCE   21. ABC   22. ACE   23. ABCE   24. BCDE

25. ABCDE   26. ABCDE   27. AE   28. AE   29. ABCD

30. ABCE   31. ABCD   32. BE   33. ABCDE   34. ABCDE

35. ABCD

(三) 问答题

1. 慢性肺淤血的镜下病理变化包括：①肺泡壁毛细血管与间质的小静脉明显扩张、充血；②肺泡腔内可见红细胞、巨噬细胞及水肿液；③肺泡壁变厚和纤维化；④高倍镜下见许多巨噬细胞胞体大，细胞质内含有大量的棕黄色颗粒,这种细胞又称"心衰细胞",呈散在或成团分布。

2. 血栓的类型和病变特点见表3-1。

表 3-1　血栓的类型和病变特点

	白色血栓	混合血栓	红色血栓	微血栓
常见形成部位	动脉、心瓣膜	静脉、心室	静脉	毛细血管
延续性血栓中的部位	头部	体部	尾部	多见于弥散性血管内凝血
颜色	灰白色	红白相间	灰红色	镜下均质红染半透明
组成	血小板、纤维素	血小板,纤维素及大量红细胞和少量白细胞	纤维素及大量红细胞	纤维素
与血管壁黏着度	牢固	较牢固	不牢固	牢固

3. 栓子的种类很多,可以是固体、液体和气体。其中最常见的是血栓栓子,其他如进入血液的脂滴、空气、肿瘤细胞团、羊水等,也可成为栓子,引起栓塞。栓子的运行途径:一般与血流方向一致;在少数情况下可发生动、静脉系统交叉运行或罕见逆血流运行。①来自静脉和右心的栓子栓塞在肺动脉及其分支,引起肺动脉系统的栓塞。只有某些体积小而富有弹性的栓子才有可能通过肺毛细血管,经左心进入动脉系统阻塞某些动脉分支。②左心和动脉系统来源的栓子,栓塞在体循环的动脉分支。③门静脉系统的栓子,栓塞在肝内门静脉分支。

4. 羊水栓塞的原因是羊水成分进入母体的血液循环而引起的栓塞。病变的诊断依据是在母体肺小动脉和毛细血管内或血液涂片中找到角化上皮、胎毛、胎脂、胎粪和黏液等羊水成分。后果是产妇常在分娩时或分娩后突然发生呼吸困难、发绀、抽搐、烦躁不安、心率加快,并迅速出现循环衰竭,进入休克和昏迷状态,多数于数分钟内死亡。

5. 梗死的原因有血栓形成、动脉栓塞、动脉痉挛和血管受压闭塞,其中血栓形成是引起梗死的最常见原因。梗死分贫血性梗死和出血性梗死两大类。梗死对机体的影响取决于发生梗死的器官、梗死灶的大小、部位以及是否合并细菌感染等因素。若梗死发生在重要器官可导致严重后果,如大面积心肌梗死可导致心功能不全,梗死灶大者甚至引起死亡。肾梗死通常只引起腰痛和血尿,一般不影响肾功能。肠梗死常出现剧烈腹痛、血便和肠穿孔及腹膜炎症状,如处理不及时可导致休克死亡。肺、肠、四肢的梗死若继发腐败菌感染,可引起坏疽。

6. 概念:①血栓形成,活体的心、血管腔内,血液发生凝固或血液中某些有形成分凝集形成固体质块的过程。②栓塞,循环血液中出现不溶于血液的异常物质随血液流动,阻塞血管腔的过程。③梗死,一般因动脉阻塞,侧支循环不能代偿,导致局部组织缺血性坏死。三者相互关系:血栓形成→血栓栓子→栓塞→梗死。

(四) 拓展题(略)

(李道明)

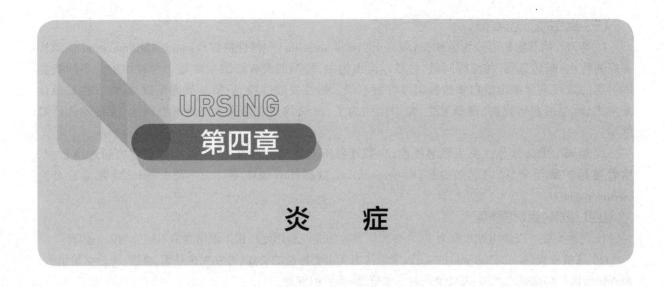

炎　症

一、学 习 目 标

掌握：炎症的概念、基本病变、急慢性炎症的病理变化；炎症的局部表现和全身反应。

熟悉：炎症的常见原因，渗出的意义，炎症细胞的种类及其功能；炎症结局；毒血症、菌血症、败血症和脓毒血症的概念。

了解：炎症的发生机制和炎症介质。

二、重点、难点纲要

(一) 概述

1. 炎症的概念　具有血管系统的活体组织对内外源性损伤因素所发生的以血管反应为中心的防御反应，是一种重要的基本病理过程，与损伤和修复密切相关。

2. 炎症的原因　能够引起细胞、组织损伤的因素均能引起炎症。最常见的是生物性因子，通常称为感染(infection)。一些理化性因素、变态反应或异常的免疫反应等也可引起炎症。

(二) 炎症的基本病理变化

1. 变质(alteration)　炎症局部组织发生的变性和坏死称为变质。

2. 渗出(exudation)　炎症局部组织血管内的液体和细胞成分通过血管壁进入间质、体腔、黏膜表面和体表的过程。

应注意渗出液(exudate)与漏出液(transudate)的区别，渗出液中富含蛋白质和细胞成分，包括中性粒细胞、巨噬细胞、嗜酸性粒细胞、淋巴细胞和浆细胞。

白细胞的渗出是主动过程，受炎症介质(inflammatory mediator)趋化作用(chemotaxis)的影响。炎症介质是一大类参与或介导炎症反应的化学活性物质，在炎症局部具有扩张血管、造成血管壁通透性升高、引起趋化作用、发热、致痛及组织损伤等作用。

3. 增生(proliferation)　包括实质细胞和间质细胞的增生，表现为炎症组织的实质细胞和间质细胞数量增多，具有限制炎症扩散的作用，既是对损伤的防御性反应，也是损伤后的修复过程，但过度的组织增生对机体是不利的。

（三）炎症的经过和结局

1. 类型　依其病程可分为急性炎症（acute inflammation）和慢性炎症（chronic inflammation）。急性炎症的特点：起病急骤，持续时间短，一般以渗出为主，浸润的炎症细胞主要是中性粒细胞。不同病原体引起的急性炎症渗出的白细胞种类可有所不同。慢性炎症的特点：持续数周至数月，可发生在急性炎症之后，也可起病隐匿、逐渐发生，常以增生为主，浸润的炎症细胞主要是淋巴细胞、浆细胞和巨噬细胞。

2. 结局　大多数急性炎症能够痊愈，少数迁延不愈或转为慢性炎症，极少数炎症可通过淋巴管、血管蔓延扩散至全身，引起菌血症（bacteremia）、毒血症（toxemia）、败血症（septicemia）或脓毒败血症（septicopyemia）。

（四）炎症的组织学类型

1. 急性炎症　以渗出性改变为主，并有实质细胞的变性和坏死。根据渗出物的不同分为以下四种：

（1）浆液性炎（serous inflammation）：以浆液渗出为主要特征的炎症，可发生在黏膜、浆膜、疏松结缔组织，如毒蛇咬伤的局部炎性水肿、Ⅱ度烧伤时的水疱、胸膜腔积液等。

（2）纤维素性炎（fibrinous inflammation）：大量纤维蛋白原渗出，在炎症灶内形成纤维蛋白，可发生在黏膜、浆膜、疏松的组织等。发生在黏膜，如白喉、细菌性痢疾等病变时，会形成假膜，又称假膜性炎。

（3）化脓性炎（purulent inflammation）：化脓性炎以大量中性粒细胞渗出为主，伴有不同程度的组织坏死和脓液（pus）形成，分为表面化脓和积脓、蜂窝织炎（cellulitis）、脓肿（abscess）。

（4）出血性炎（hemorrhagic inflammation）：炎症过程中血管壁损伤严重，大量红细胞漏出到局部炎症组织中，常见于流行性出血热、钩端螺旋体病和鼠疫。

2. 慢性炎症　一般起病较缓，病程持续时间较长，病变以增生为主。

（1）慢性非特异性炎：常呈慢性炎症的一般特点，病变主要表现为成纤维细胞等间质增生，伴有慢性炎细胞（淋巴细胞、巨噬细胞和浆细胞等）浸润，同时局部被覆上皮、腺上皮和实质细胞也可增生。

炎性息肉（inflammatory polypus）：黏膜的长期慢性炎症使局部黏膜上皮、腺体及间质增生，形成带蒂的向黏膜表面突起的息肉样肿块。

炎性假瘤（inflammatory pseudotumor）：慢性炎性增生形成境界清楚的肿瘤样肿块。

（2）肉芽肿性炎（granulomatous inflammation）：是一种以肉芽肿（granuloma）形成为特征的增生性炎。肉芽肿是由巨噬细胞及其演化的细胞局限性增生所形成境界清楚的结节状病灶，具有一定诊断意义，如结核病可形成结核结节，风湿病形成阿绍夫小体，异物可引起异物性肉芽肿。

三、复习思考题

（一）名词解释

1. 变质	2. 渗出	3. 炎症介质
4. 趋化作用	5. 假膜性炎	6. 绒毛心
7. 脓肿	8. 溃疡	9. 瘘管
10. 蜂窝织炎	11. 炎性息肉	12. 炎性假瘤
13. 肉芽肿	14. 败血症	15. 脓毒败血症

（二）选择题（A 型题、B 型题及 X 型题）

A 型题（单选题，每题仅有一个正确答案）

1. 炎症反应最主要的特征是

A. 血管扩张　　　　　　B. 血浆渗出　　　　　　C. 纤维素渗出

D. 白细胞渗出　　　　　E. 红细胞渗出

2. 炎症时最早出现的血流动力学改变是
    A. 血管壁通透性增加
    B. 小静脉扩张,血流变慢
    C. 细动脉短暂收缩
    D. 毛细血管扩张,血流淤滞
    E. 小动脉扩张,血流加快

3. 引起蜂窝织炎最常见的致病菌是
    A. 大肠埃希菌
    B. 肺炎双球菌
    C. 痢疾杆菌
    D. 淋球菌
    E. 溶血性链球菌

4. 在肉芽肿病变中,增生的主要是
    A. 中性粒细胞
    B. 淋巴细胞
    C. 浆细胞
    D. 嗜碱性粒细胞
    E. 巨噬细胞及其衍生细胞

5. 在病毒感染时,病灶内主要浸润的细胞是
    A. 中性粒细胞
    B. 嗜酸性粒细胞
    C. 淋巴细胞
    D. 肥大细胞
    E. 嗜碱性粒细胞

6. 急性细菌性痢疾的肠道病变性质属于
    A. 浆液性炎
    B. 化脓性炎
    C. 假膜性炎
    D. 出血性化脓性炎
    E. 蜂窝织炎

7. 白细胞向着化学刺激物定向移动的现象称为
    A. 炎性浸润
    B. 炎性渗出
    C. 炎性漏出
    D. 趋化作用
    E. 阿米巴样运动

8. 下列病变**不属于**纤维素性炎的是
    A. 白喉
    B. 大叶性肺炎
    C. 痈
    D. 绒毛心
    E. 细菌性痢疾

9. 下列疾病的病变是以增生为主的是
    A. 浸润型肺结核
    B. 细菌性痢疾
    C. 肠伤寒
    D. 急性肾盂肾炎
    E. 流行性脑脊髓膜炎

10. 渗出液和漏出液的主要区别在于
    A. 发生部位不同
    B. 蛋白含量多少不同
    C. 比重不同
    D. 含红细胞数量不同
    E. 透明度不同

11. 炎性水肿时渗出液位于
    A. 关节腔
    B. 胸膜腔
    C. 腹膜腔
    D. 心包腔
    E. 组织间隙

12. 由血吸虫感染引起的急性虫卵结节中,最突出的炎症细胞是
    A. 淋巴细胞
    B. 浆细胞
    C. 中性粒细胞
    D. 单核巨噬细胞
    E. 嗜酸性粒细胞

13. 由脓肿发展形成的有两个开口的病理性管道是
    A. 糜烂
    B. 窦道
    C. 空洞
    D. 瘘管
    E. 溃疡

14. 在化脓性炎中,引起坏死组织液化分解的细胞是
    A. 浸润的巨噬细胞
    B. 浸润的中性粒细胞
    C. 浸润的嗜酸性粒细胞
    D. 浸润的淋巴细胞
    E. 浸润的浆细胞

15. 下列**不是**关于炎症介质作用描述的是
    A. 血管通透性增加
    B. 阳性趋化作用
    C. 引起血管扩张充血
    D. 血管破裂出血
    E. 可导致发热、疼痛

16. 卡他性炎一般是指发生在
    A. 皮肤的渗出性炎症 　　　　 B. 皮肤的变质性炎症 　　　　 C. 黏膜的变质性炎症
    D. 黏膜的渗出性炎症 　　　　 E. 黏膜的增生性炎症

17. 下列最能促使血液成分渗出的是
    A. 组织变质崩解 　　　　 B. 淤血,血流缓慢 　　　　 C. 动脉扩张,血流加快
    D. 小动脉短暂痉挛 　　　　 E. 内皮细胞肿胀

18. 下述病变中,**不属于**肉芽肿性炎的是
    A. 伤寒 　　　　　　　　　　　 B. 粟粒性肺结核
    C. 麻风 　　　　　　　　　　　 D. 手术缝线慢性炎症反应
    E. 阿米巴病

19. 有关急性炎症最主要的病理改变,正确的是
    A. 炎性充血、渗出 　　　　 B. 实质细胞增生 　　　　 C. 纤维组织增生
    D. 细菌大量入血繁殖 　　　　 E. 肉芽组织增生

20. 炎症引起的较大范围的组织缺损,进行修复的主要方式是
    A. 周围组织增生肥大 　　　　 B. 肉芽组织增生填补 　　　　 C. 巨噬细胞增生
    D. 缺损周围组织收缩 　　　　 E. 淋巴细胞增生

21. 以变质性炎为主的疾病是
    A. 慢性阑尾炎 　　　　 B. 肾小球肾炎 　　　　 C. 急性重型肝炎
    D. 大叶性肺炎 　　　　 E. 蜂窝织炎

22. 渗出液对机体的有利因素,**除外**
    A. 渗出液可带来氧和营养物质
    B. 纤维素的渗出有利于限制细菌蔓延,并利于后期的修复
    C. 纤维素的渗出有利于机化
    D. 渗出液可稀释毒素或有害刺激物
    E. 渗出液带来各种抗体、补体及杀菌物质

23. 定义为细菌进入血中大量繁殖、释放毒素,并引起全身中毒症状的是
    A. 菌血症 　　　　 B. 毒血症 　　　　 C. 败血症
    D. 病毒血症 　　　　 E. 脓毒败血症

24. 以中性粒细胞渗出为主的炎症一般可形成
    A. 假膜性炎 　　　　 B. 浆液性炎 　　　　 C. 出血性炎
    D. 化脓性炎 　　　　 E. 卡他性炎

25. 具有高比重、静置凝固、黄色混浊等性状的腹水见于
    A. 门静脉高压 　　　　 B. 右心衰竭 　　　　 C. 慢性肾炎
    D. 低蛋白血症 　　　　 E. 腹膜炎

26. 引起慢性炎症时局部组织肿胀的主要机制是
    A. 炎性充血 　　　　 B. 炎性渗出 　　　　 C. 炎性浸润
    D. 增生 　　　　 E. 机化

27. 感染性肉芽肿的结构特点是
    A. 结缔组织增生形成境界清楚的结节状病灶
    B. 淋巴细胞增生形成境界清楚的结节状病灶
    C. 上皮样细胞和多核巨细胞形成境界清楚的结节状病灶
    D. 实质细胞增生形成境界清楚的结节状病灶
    E. 黏膜上皮、腺体和结缔组织增生形成的结节状病灶

28. 构成结核性肉芽肿的特征性细胞成分是
    A. 中性粒细胞及单核细胞　　　　　　　　B. 嗜酸性粒细胞及浆细胞
    C. 上皮样细胞及朗汉斯巨细胞　　　　　　D. 巨噬细胞及淋巴细胞
    E. 异物巨细胞及淋巴细胞
29. 下列对于炎症的叙述,正确的是
    A. 炎症反应均对机体有利
    B. 炎症是活体组织对损伤因子产生的一种防御反应
    C. 任何有机体均可发生炎症
    D. 损伤必然导致炎症
    E. 炎症是活体组织的损伤反应
30. 炎症局部的基本病变是
    A. 炎症介质的释放　　　B. 变性、坏死、增生　　　C. 变质、渗出、增生
    D. 血管变化及渗出物形成　　E. 白细胞的游出

B 型题
31~34 题共用备选答案
    A. 变质性炎　　　　　　　B. 浆液性炎　　　　　　　C. 假膜性炎
    D. 化脓性炎　　　　　　　E. 增生性炎
31. 链球菌感染后的肾小球肾炎为
32. 白喉和细菌性痢疾为
33. 感冒早期鼻黏膜炎症为
34. 小叶性肺炎病变为
35~37 题共用备选答案
    A. 对中性粒细胞有趋化作用　　　　　　　B. 对嗜酸性粒细胞有趋化作用
    C. 对嗜碱性粒细胞有趋化作用　　　　　　D. 对巨噬细胞有趋化作用
    E. 对肥大细胞有趋化作用
35. 伤寒杆菌
36. 金黄色葡萄球菌
37. 血吸虫虫卵
38~40 题共用备选答案
    A. 急性重型肝炎　　　B. 急性细菌性痢疾初期　　　C. 浸润型肺结核
    D. 肠伤寒　　　　　　E. 流行性脑脊髓膜炎
38. 属于化脓性炎的是
39. 属于急性卡他性炎的是
40. 属于变质性炎的是
41~44 题共用备选答案
    A. 甲沟炎引起肘窝淋巴结肿大
    B. 患者出现寒战、高热等全身中毒症状,血培养阴性
    C. 患者无寒战、高热等全身中毒症状,血培养阳性
    D. 患者出现寒战、高热等全身中毒症状,血培养阳性
    E. 患者出现寒战、高热等全身中毒症状,同时伴全身多发性小脓肿
41. 毒血症
42. 菌血症
43. 败血症

44. 脓毒败血症

45~48 题共用备选答案

    A. 深部脓肿向体表或空腔脏器穿破

    B. 皮肤或黏膜的化脓性炎破溃,形成的局限性缺损

    C. 深部脓肿通过自然管道排出,形成的局限性缺损

    D. 链激酶与透明质酸酶的作用

    E. 与血浆凝固酶有关

45. 溃疡

46. 空洞

47. 与窦道或瘘管的形成有关

48. 与脓肿形成有关

X 型题(多选题,每题可有一至五个答案)

49. 急性炎症时局部疼痛的主要因素有

    A. 局部组织变性坏死   B. 渗出物压迫   C. 局部充血及血流量增多

    D. 炎症介质的直接作用   E. 细胞增生

50. 下列有关炎症的描述,正确的是

    A. 对机体损害的任何因素均可为致炎因子

    B. 血管反应是炎症的中心环节

    C. 炎症对机体有利,又有潜在危害性

    D. 治疗炎症均须应用抗生素

    E. 炎症仅引起局部反应,表现为红、肿、热、痛

51. 下列可以在炎症过程中引起血管通透性增高的是

    A. 内皮细胞收缩   B. 内皮细胞损伤   C. 新生毛细血管的高通透性

    D. 凝血因子减少   E. 基膜样物质合成速率下降

52. 炎症的结局包括

    A. 痊愈   B. 淋巴道蔓延扩散   C. 迁延不愈

    D. 化生   E. 血道蔓延扩散

53. 下列属于真正的脓肿是

    A. 阿米巴性肝脓肿   B. 寒性脓肿   C. 细菌性肝脓肿

    D. 疖   E. 痈

54. 关于败血症的叙述,正确的是

    A. 患者有全身中毒症状   B. 患者可出现皮肤、黏膜出血点

    C. 细菌入血即引起败血症   D. 患者可有肝、脾和淋巴结的肿大

    E. 血培养阳性

55. 下列属于肉芽肿性炎的是

    A. 结核病   B. 伤寒   C. 风湿病

    D. 麻风   E. 血吸虫病

56. 下列关于蜂窝织炎的叙述,**错误**的是

    A. 常由草绿色链球菌感染引起

    B. 常见部位是皮肤、肌肉和阑尾

    C. 病变特点与链球菌分泌的链激酶和透明质酸酶有关

    D. 细菌不容易经组织间隙、淋巴管和血道蔓延扩散

    E. 常有明显的组织坏死和脓液形成

57. 关于慢性炎症的组织学特征,正确的是
    A. 组织损伤明显　　　　　　　　　　　　B. 血管反应轻
    C. 浸润的细胞以淋巴细胞、巨噬细胞为主　　D. 伴有小血管和纤维细胞增生
    E. 病灶内没有病原体存在

58. 属于假膜性炎的是
    A. 大叶性肺炎　　　　　B. 小叶性肺炎　　　　　C. 细菌性痢疾
    D. 白喉　　　　　　　　E. 风湿性心包炎

59. 炎性渗出对局部炎症反应的作用有
    A. 稀释和带走有害物质　　　　　B. 提供补体、抗体及营养物质
    C. 形成纤维蛋白网架有利于修复　　D. 可能引起组织粘连
    E. 可能加重血液循环障碍

60. 属于化脓性炎的是
    A. 急性蜂窝织炎性阑尾炎　　B. 淋病　　　　　　C. 疖
    D. 急性细菌性心内膜炎　　　E. 急性肾小球肾炎

61. 下列符合炎性息肉特点的是
    A. 见于黏膜的慢性炎症
    B. 局部黏膜上皮和腺体及结缔组织增生而形成
    C. 肉眼观呈突出于黏膜的肿块
    D. 好发于呼吸道和宫颈
    E. 浸润细胞主要为中性粒细胞

62. 下列病变可由脓肿进一步发展形成的是
    A. 溃疡　　　　　　　B. 炎性假瘤　　　　　C. 瘘管
    D. 炎性息肉　　　　　E. 窦道

63. 关于急性炎症转为慢性的叙述,下列正确的是
    A. 致炎因子未能在短时间内清除　　B. 对自身组织产生免疫反应
    C. 炎症局部主要以增生为主　　　　D. 致炎因子毒力太强,组织损伤严重
    E. 致炎因子不断损伤组织

64. 炎症增生性变化包括
    A. 上皮增生　　　　　B. 腺体增生　　　　　C. 毛细血管增生
    D. 巨噬细胞增生　　　E. 纤维组织增生

65. 纤维素性炎常发生于
    A. 肝脏　　　　　　　B. 肺脏　　　　　　　C. 浆膜
    D. 脾脏　　　　　　　E. 黏膜

(三) 问答题

1. 列表说明渗出液和漏出液的区别。

2. 炎症的病理类型有哪些? 请各举一例。

3. 比较脓肿与蜂窝织炎的异同。

4. 简述炎症的局部表现和全身反应。

5. 何谓纤维素性炎? 简述其病变特点、好发部位、常见疾病及其结局。

6. 何谓化脓性炎? 简述蜂窝织炎的病变特点。

7. 何谓肉芽肿性炎? 请至少列举 4 种属于肉芽肿性炎的疾病。

(四) 拓展题

1. 中年男性患者,左颈部发现一肿大淋巴结,黄豆大小。请分析可能引起淋巴结肿大的各种病因。

2. "不管什么原因引起的炎症都可以用抗生素治疗,有益无弊。"这种说法对吗? 为什么?

3. 某大学生,因踢足球,脚踝扭伤,教练嘱其减少运动并尽早进行冰敷,24h 后给予热敷。请分析冰敷、热敷的机制是什么?

四、复习思考题参考答案

(一) 名词解释(略)

(二) 选择题

A 型题

1. D	2. C	3. E	4. E	5. C	6. C	7. D	8. C	9. C	10. B
11. E	12. E	13. D	14. B	15. D	16. D	17. B	18. E	19. A	20. B
21. C	22. C	23. C	24. D	25. E	26. D	27. C	28. C	29. B	30. C

B 型题

31. E	32. C	33. B	34. D	35. D	36. A	37. B	38. E	39. B	40. A
41. B	42. C	43. D	44. C	45. B	46. C	47. A	48. E		

X 型题

49. BD	50. ABC	51. ABC	52. ABCE	53. CDE
54. ABDE	55. ABCDE	56. ADE	57. BCD	58. CD
59. ABCDE	60. ABCD	61. ABCD	62. ACE	63. ABCE
64. ABCDE	65. BCE			

(三) 问答题

1. 渗出液和漏出液的区别:

项目	渗出液	漏出液
透明度	混浊	澄清
比重	>1.018	<1.018
蛋白含量	>30g/L	<30g/L
细胞数	$>5 \times 10^8$ 个 /L	$<1 \times 10^8$ 个 /L
凝固性	自凝	不自凝
Rivalta 试验	+	−

2. 炎症的病理类型包括急性炎症和慢性炎症。

(1) 急性炎症:①浆液性炎,例如皮肤Ⅱ度烧伤引起的水疱;②纤维素性炎,例如风湿性心包炎引起的绒毛心;③化脓性炎,例如脑脓肿;④出血性炎,例如急性传染病——炭疽。

(2) 慢性炎症:①慢性非特异性炎,例如慢性子宫颈炎;②肉芽肿性炎,例如肺结核病。

3. 脓肿和蜂窝织炎的相同点:均为化脓性炎,即以中性粒细胞大量渗出为主,伴有不同程度组织坏死和脓液形成为特点的炎症。不同点:脓肿是局限性化脓性炎,局部组织发生坏死溶解形成充满脓液的腔,主要由金黄色葡萄球菌引起,好发于皮肤和肺、肝、肾、脑等实质性脏器;蜂窝织炎是疏松结缔组织的弥漫性化脓性炎,表现为组织内大量中性粒细胞弥漫性浸润,主要由溶血性链球菌引起,常发生于皮肤、肌肉和阑尾。

4. 炎症的局部表现有红、肿、热、痛及功能障碍。全身反应有发热、外周血中白细胞数量增多、全身单核巨噬细胞系统增生、实质脏器损伤等。

5. (1) 纤维素性炎:主要特征是大量纤维蛋白原渗出,在炎症灶内形成纤维蛋白(纤维素)。

(2) 好发部位及常见疾病:黏膜(喉头、肠黏膜)、浆膜(胸膜、腹膜、心包膜)和肺。黏膜,发生在黏膜的纤维素性炎称为假膜性炎,如白喉、细菌性痢疾。心包膜纤维素性炎时,由于心脏搏动,渗出的纤维素形成绒毛状物(绒毛心)。肺,大叶性肺炎时,其肺泡腔内有大量纤维素和中性粒细胞渗出。

(3) 结局:纤维素渗出量少时可发生溶解吸收,量多时可发生机化,引起浆膜增厚粘连,如心包粘连、胸膜增厚或肺肉质变。

6. (1) 化脓性炎:以中性粒细胞大量渗出,伴有不同程度的组织坏死、脓液形成为主要特征的炎症。

(2) 蜂窝织炎是疏松结缔组织的弥漫性化脓性炎,主要由溶血性链球菌引起。溶血性链球菌分泌透明质酸酶和链激酶,降解结缔组织中的透明质酸和纤维蛋白等成分,使细菌易于扩散,表现为疏松结缔组织内大量中性粒细胞弥漫性浸润。病变常发生于皮肤、肌肉、阑尾。

7. 肉芽肿性炎是一种特殊类型的慢性炎症,以形成肿块或结节为特点。肉芽肿主要是由巨噬细胞及其衍生的细胞呈局限性增生所形成的境界清楚的结节状病灶。如结核、梅毒、伤寒、麻风、异物性肉芽肿等均属于肉芽肿性炎。

(四) 拓展题(略)

(刘淑霞)

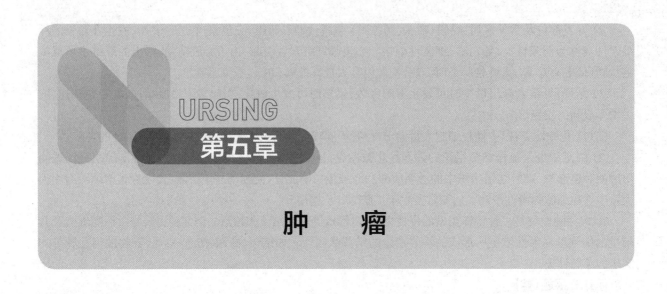

NURSING

第五章

肿　瘤

一、学 习 目 标

掌握:肿瘤的概念、肿瘤的异型性、肿瘤的扩散、良恶性肿瘤的区别、癌与肉瘤的区别、癌前病变、异型增生和原位癌的概念。

熟悉:肿瘤的形态、肿瘤命名原则与分类、肿瘤的生长、肿瘤的分级与分期、肿瘤对机体的影响。

了解:肿瘤发生的分子基础、环境致瘤因素、遗传与肿瘤、肿瘤免疫;肿瘤防治相关护理知识。

二、重点、难点纲要

(一) 肿瘤的概念

肿瘤(neoplasm)是机体在各种致瘤因子作用下,在基因水平上失去对局部细胞生长的正常调控,导致其克隆性异常增生所形成的新生物。新生物形成的过程,称为肿瘤形成(neoplasia)。

肿瘤性增生与非肿瘤性增生有着本质的区别。肿瘤性增生一般是单克隆性(monoclonal)增生,即肿瘤中的肿瘤细胞群,由单个亲代细胞经过反复分裂繁殖产生的子代细胞组成。

非肿瘤性增生可见于生理状态下的细胞更新,如黏膜、上皮等,也可见于针对损伤因子所引起的防御性或修复性反应性增生。非肿瘤性增生一般是多克隆性(polyclonal)增生,即增生过程产生的细胞群,来自不同细胞的子代细胞。这种增生受到控制,有一定限度,引起增生的原因消除后一般不再继续增生。

(二) 肿瘤的异型性

异型性(atypia)是指肿瘤在细胞形态和组织结构上,都与其来源的正常组织存在不同程度的差异。异型性的大小,表示肿瘤组织和细胞与其起源组织和细胞差异性的大小。

分化(differentiation)是指肿瘤组织或细胞与其来源的正常组织或细胞的相似度。有些恶性肿瘤细胞分化很差,异型性显著,称为间变性肿瘤(anaplastic neoplasm)。间变性肿瘤的细胞常具有多形性(pleomorphism),即瘤细胞的大小和形状变异很大,多为高度恶性的肿瘤。肿瘤的异型性主要有两方面,即组织结构异型性和细胞异型性。

(三) 肿瘤的生长与扩散

1. 肿瘤的生长方式　主要有膨胀性、外生性和浸润性三种。性质不同的肿瘤生长方式不同。

2. 生长动力学 影响肿瘤生长动力学的主要因素有：

（1）肿瘤细胞的倍增时间（doubling time），即从一个细胞分裂繁殖为两个子代细胞所需的时间。研究资料显示，多数恶性肿瘤细胞的倍增时间并不比正常细胞短。

（2）生长分数（growth fraction），即肿瘤细胞群体中处于增殖状态（S 期 +G_2 期）的细胞所占的比例。

（3）肿瘤细胞的生成与丢失的比例。

3. 肿瘤的演进和异质性 肿瘤的演进（progression）是指恶性肿瘤生长过程中其侵袭性不断增强的现象，可表现为生长速度加快、浸润周围组织和发生远处转移。肿瘤演进与它获得越来越大的异质性有关。

肿瘤的异质性（heterogeneity）是指恶性肿瘤从一个发生恶性转化的细胞单克隆性增生和生长过程中，经过许多代分裂繁殖所产生的子代细胞"亚克隆"间存在的各自特性，由于出现不同的基因改变或其他大分子的改变，其生长速度、侵袭能力、对生长信号的反应、对抗癌药物的敏感性等方面存在差异。

4. 肿瘤的扩散

（1）局部浸润和直接蔓延：直接蔓延（direct spread）是指随着恶性肿瘤不断长大，肿瘤细胞常常连续地沿着组织间隙、淋巴管、血管或神经束衣浸润生长，破坏邻近器官或组织的现象，也称浸润（invasion）。例如晚期子宫颈癌可蔓延到直肠和膀胱。

（2）转移：转移（metastasis）是指恶性肿瘤细胞从原发部位侵入淋巴管、血管或体腔，迁徙到其他部位，继续生长，形成与原发部位同样类型的肿瘤的过程。通过转移形成的肿瘤称为转移瘤（metastatic tumor）或继发瘤（secondary tumor）；原来的肿瘤称为原发瘤（primary tumor）。转移是恶性肿瘤的确凿证据，但并非所有恶性肿瘤都会发生转移。

恶性肿瘤转移常通过以下几种途径：

1）淋巴道转移（lymphatic metastasis）：癌常通过淋巴道转移，首先进入淋巴结边缘窦。

2）血行转移（hematogenous metastasis）：恶性肿瘤细胞多经静脉入血，少数亦可经淋巴管间接入血。

恶性肿瘤可以通过血道转移累及许多器官，但最常受累的脏器是肺和肝。形态学上，转移瘤的特点是常为多个，散在分布，多接近于器官的表面，边界清楚。位于器官表面的转移瘤，由于瘤结节中央出血、坏死而下陷，可形成所谓"癌脐"。

3）种植性转移（implantation metastasis）：体腔内器官的恶性肿瘤，侵及器官表面时，瘤细胞可以像播种一样脱落，并种植在体腔其他器官的表面，形成多个转移瘤。

（四）良、恶性肿瘤的区别

良性肿瘤与恶性肿瘤的区别归纳见表 5-1。

表 5-1 良性肿瘤和恶性肿瘤的区别

	良性肿瘤	恶性肿瘤
分化程度	分化好，与起源组织和细胞的形态相似	分化不好，与起源组织和细胞的形态差别大
异型性	组织和细胞异型性不明显，核分裂象无或少，一般无病理性核分裂象	组织和细胞异型性明显，核分裂象易见，可见多少不等的病理性核分裂象
生长速度	缓慢	较快
生长方式	常呈膨胀性或外生性生长，前者常有包膜形成，与周围组织一般分界清楚，故通常可推动	常呈浸润性或外生性生长，与周围组织分界不清楚，通常不能推动，后者常伴有浸润性生长
继发改变	少见	常发生出血、坏死、溃疡等
转移	不转移	常有转移
复发	彻底切除后不复发或很少复发	手术难以彻底切除，治疗后容易复发
对机体的影响	较小，主要为局部压迫或阻塞。仅发生于重要器官时才引起严重后果	较大，除压迫、阻塞外，还可破坏邻近组织和器官，引起坏死、出血、合并感染，并可出现发热和恶病质

(五) 癌和肉瘤的区别

癌与肉瘤的主要区别见表 5-2。

表 5-2　癌和肉瘤的区别

区别点	癌	肉瘤
组织来源	上皮组织	间叶组织
发病率	较常见,约为肉瘤的 9 倍,多见于 40 岁以上成人	较少见,大多见于青少年
大体特点	质较硬、色灰白、较干燥	质软、色灰红、湿润、鱼肉状
组织学特点	多形成癌巢,实质与间质分界清楚,纤维组织常有增生	肉瘤细胞多弥漫分布,实质与间质分界不清,间质内血管丰富,纤维组织少
网状纤维	癌细胞间多无网状纤维	肉瘤细胞间多有网状纤维
免疫组织化学	表达上皮标志,如 CK、EMA	表达间叶组织标志,如 vimentin
转移	多经淋巴道转移	多经血道转移

(六) 肿瘤发生的分子基础

1. 癌基因和原癌基因　癌基因(oncogene)是指编码能够促进细胞发生恶性转化并自主生长蛋白的基因。癌基因是由原癌基因衍生而来,具有转化细胞能力,癌基因编码的蛋白称为癌蛋白,癌蛋白可持续地转化靶细胞,并且使靶细胞的生长变得不再需要生长因子或者其他刺激信号。

原癌基因(protooncogene)是指正常细胞基因组中存在的,编码促进正常细胞增生和分化蛋白的生理调节基因,其产物通常为生长因子、生长因子受体、信号转导蛋白和核调节蛋白。

2. 肿瘤抑制基因　肿瘤抑制基因(tumor suppressor gene)是指与原癌基因编码的蛋白质促进细胞生长的作用相反的基因,其产物能够抑制细胞生长。一些肿瘤抑制基因在肿瘤发生中的作用是由于基因的启动子甲基化而导致其表达障碍。常见的肿瘤抑制基因有 *RB* 基因、*p53* 基因、*APC* 基因、*p16* 基因等。

三、复习思考题

(一) 名词解释

1. 肿瘤	2. 异型性	3. 异质性
4. 分化	5. 间变	6. 多发瘤
7. 癌	8. 肉瘤	9. 癌肉瘤
10. 肿瘤的生长分数	11. 肿瘤细胞的倍增时间	12. 肿瘤的演进
13. 肿瘤的浸润	14. 肿瘤的转移	15. 种植性转移
16. 恶病质	17. 转移瘤	18. 异位内分泌综合征
19. 副肿瘤综合征	20. 交界性肿瘤	21. 癌前病变
22. 不典型增生	23. 原位癌	24. 上皮内瘤变
25. 癌基因	26. 原癌基因	27. 肿瘤抑制基因
28. 端粒酶	29. 肿瘤的分级	30. 肿瘤的分期

(二) 选择题(A 型题及 X 型题)

A 型题(单选题,每题仅有一个正确答案)

1. 肿瘤性增生和非肿瘤性增生最根本的区别是

  A. 增生迅速　　　　　　B. 增生对机体有害　　　　C. 增生细胞分化不成熟

  D. 需要致瘤因子　　　　E. 增生伴有形态变化

2. 下列选项**不符合**肿瘤的特点的是
   A. 相对无止境地生长　　　　　　　　　B. 具有异型性
   C. 与机体不协调　　　　　　　　　　　D. 增生过程必须有致瘤因子持续存在
   E. 不同程度失去分化成熟的能力

3. 下列选项**不符合**非肿瘤性增生的是
   A. 反应性增生　　　　B. 原因消除后不再增生　　　C. 偶见核分裂象
   D. 增生组织分化成熟　E. 增生组织基因常发生突变

4. 下列形态的肿块,癌的可能性最大的是
   A. 乳头状　　　　　　B. 肿块边界不清　　　　　　C. 有较长的蒂
   D. 蕈状　　　　　　　E. 火山口状溃疡

5. 肿瘤的实质是指
   A. 肿瘤内的血管　　　B. 肿瘤整体组织　　　　　　C. 肿瘤中心组织
   D. 肿瘤细胞　　　　　E. 肿瘤内的结缔组织

6. 下列肿瘤的间质常由扩张的毛细血管(血窦)组成的是
   A. 平滑肌瘤　　　　　B. 子宫颈鳞状细胞癌　　　　C. 乳腺浸润性导管癌
   D. 结肠腺癌　　　　　E. 肝细胞癌

7. 分化程度高是指
   A. 肿瘤预后较差　　　B. 肿瘤生长快　　　　　　　C. 与起源组织相似程度高
   D. 有较大的异型性　　E. 高度恶性的肿瘤

8. 下列选项属于肿瘤组织结构的异型性的是
   A. 瘤细胞大小不一　　　　　　　　　　B. 病理性核分裂象
   C. 核大、深染,核质比例增大　　　　　　D. 核畸形,核仁大,核膜增厚
   E. 瘤细胞排列紊乱,失去正常极向

9. 高分化恶性肿瘤的主要特征是
   A. 细胞形态和组织结构与起源组织相似　B. 不向周围组织直接蔓延
   C. 不发生转移　　　　　　　　　　　　D. 手术切除后一般不复发
   E. 对机体危害程度较轻

10. 判定肿瘤的组织来源,主要根据
    A. 肿瘤的良恶性　　　B. 肿瘤的生长方式　　　　　C. 肿瘤的生长速度
    D. 肿瘤的实质　　　　E. 肿瘤的间质

11. 关于未分化癌,下列叙述中正确的是
    A. 由间叶组织发生　　　　　　　　　　B. 由鳞状上皮发生
    C. 由上皮组织发生,缺乏分化状态　　　　D. 肿瘤恶性程度低
    E. 对化疗不敏感

12. 关于癌的组织学特点,**错误**的选项是
    A. 癌细胞呈巢状分布　B. 实质与间质分界清楚　　　C. 癌细胞有异型性
    D. 间质细胞有异型性　E. 癌细胞间无网状纤维

13. 下列是恶性肿瘤主要特征的选项是
    A. 可见核分裂象　　　B. 肿瘤生长快　　　　　　　C. 肿瘤体积大
    D. 浸润性生长和转移　E. 肿瘤间质血管丰富

14. 诊断恶性肿瘤的主要依据是
    A. 肿瘤有出血坏死　　B. 肿瘤细胞有异型性　　　　C. 肿瘤结构有异型性
    D. 肿瘤有溃疡形成　　E. 可见核分裂象

15. 下列选项**不是**真正肿瘤的是
    A. 白血病   B. 霍奇金病   C. 动脉瘤
    D. 蕈样肉芽肿   E. 错构瘤

16. 起源于上皮组织的恶性肿瘤称为
    A. cancer   B. carcinoma   C. carcinosarcorma
    D. sarcoma   E. carcinoid

17. 关于高分化腺癌,下列叙述中正确的是
    A. 癌细胞巢形成腺样结构   B. 癌巢呈实体条索,无腺腔形成
    C. 恶性程度高   D. 鳞状上皮来源
    E. 尿路上皮来源

18. 肺转移性肝癌是指
    A. 肺癌转移到肝   B. 肝癌转移到肺
    C. 肝和肺同时发生转移性癌   D. 肝癌和肺癌互相转移
    E. 肝癌和肺癌同期转移到其他地方

19. 淋巴结出现转移癌时,下述淋巴结的区域首先出现癌细胞的是
    A. 副皮质区   B. 淋巴滤泡中心   C. 淋巴结门部
    D. 边缘窦   E. 淋巴结的髓质

20. 淋巴结转移性癌的诊断依据是
    A. 淋巴结肿大   B. 淋巴结疼痛   C. 淋巴结变硬
    D. 淋巴结滤泡内出现异型细胞   E. 淋巴结内出现癌巢

21. 下列选项中最易发生血道转移的癌是
    A. 基底细胞癌   B. 子宫颈癌   C. 结肠癌
    D. 胃癌   E. 绒毛膜癌

22. 呈浸润性生长的良性肿瘤是
    A. 脂肪瘤   B. 平滑肌瘤   C. 纤维瘤
    D. 骨瘤   E. 毛细血管瘤

23. 交界性肿瘤是指
    A. 位于一种组织和另一种组织的交界处   B. 位于两个器官的交界处
    C. 介于上皮与间叶组织之间的良恶性肿瘤   D. 介于良恶性肿瘤之间的肿瘤
    E. 同时有内、外胚层的组织

24. 诊断肉瘤的主要依据是
    A. 青年人   B. 肺部转移
    C. 核分裂象多见   D. 无包膜
    E. 异型细胞来源于间叶组织,弥漫分布

25. 下列选项最符合乳头状瘤特征的是
    A. 属于恶性肿瘤   B. 呈外生性生长,形似乳头   C. 不出现核分裂
    D. 不发生恶变   E. 可发生转移

26. 以下疾病中**不易**发生癌变的是
    A. 交界痣   B. 结肠多发性腺瘤   C. 慢性胃溃疡
    D. 慢性萎缩性胃炎   E. 十二指肠溃疡

27. 肿瘤的异质性是指
    A. 肿瘤的异型性   B. 肿瘤在组织结构上的差异   C. 肿瘤在细胞形态上的差异
    D. 肿瘤在代谢、功能上的差异   E. 不同亚克隆瘤细胞的差异

28. 下列肿瘤属于恶性肿瘤的是
    A. 色素痣　　　　　　　　　B. 软骨母细胞瘤　　　　　　C. 脂肪母细胞瘤
    D. 神经母细胞瘤　　　　　　E. 骨母细胞瘤
29. 下列肿瘤能分泌激素的是
    A. 鳞状细胞癌　　B. 乳腺癌　　　　C. 结肠腺癌　　D. 类癌　　　　E. 黏液癌
30. 肿瘤的演进是指
    A. 肿瘤的生长速度
    B. 肿瘤在生长过程中变得越来越富有侵袭性的现象
    C. 肿瘤的浸润能力
    D. 肿瘤的转移现象
    E. 肿瘤的直接蔓延现象

X 型题(多选题,每题可有一至五个答案)

31. 肿瘤性增生表现为
    A. 细胞生长旺盛　　　　　　B. 可侵犯周围组织　　　　　C. 生长与机体不协调
    D. 形成肿块　　　　　　　　E. 不同程度分化
32. 肿瘤细胞的形态特征包括
    A. 异型性增生　　　　　　　B. 不典型性增生　　　　　　C. 染色质深染
    D. 病理性核分裂　　　　　　E. 间变
33. 癌的特征包括
    A. 上皮来源　　　　　　　　B. 癌细胞排列成巢　　　　　C. 一般质地较硬
    D. 多经淋巴道转移　　　　　E. 预后最差
34. 肉瘤的特征包括
    A. 间叶组织来源　　　　　　B. 瘤细胞弥漫分布　　　　　C. 多经血道转移
    D. 预后较癌者为好　　　　　E. 多发生于老年人
35. 肿瘤 TNM 分期主要包括
    A. 肿瘤原发灶大小　　　　　B. 淋巴结转移　　　　　　　C. 血道转移
    D. 脉管内瘤栓　　　　　　　E. 转移瘤数量
36. 恶性肿瘤对机体的影响取决于
    A. 肿瘤的大小　　　　　　　B. 肿瘤的生长方式　　　　　C. 肿瘤的发生部位
    D. 肿瘤的继发性变化　　　　E. 肿瘤的组织来源
37. 关于癌前病变的概念,下列选项正确的是
    A. 不是癌　　　　　　　　　B. 早期癌　　　　　　　　　C. 有癌变倾向的病变
    D. 不一定癌变　　　　　　　E. 一定癌变
38. 下列选项与肿瘤的生长速度有关的是
    A. 肿瘤细胞的倍增时间　　　B. 肿瘤的生长分数　　　　　C. 肿瘤的组织来源
    D. 肿瘤细胞的生成与丢失　　E. 机体的免疫力
39. 下列肿瘤是恶性肿瘤的是
    A. 白血病　　　　　　　　　B. 霍奇金病　　　　　　　　C. 肾母细胞瘤
    D. 精原细胞瘤　　　　　　　E. 卵巢克鲁肯贝格瘤
40. 上皮非典型增生是指
    A. 上皮细胞异型增生,排列紊乱,极性消失　　　　B. 属于早期癌
    C. 进一步发展为原位癌　　　　　　　　　　　　D. 上皮细胞增生,但无异型性
    E. 有局部浸润

（三）问答题

1. 什么是肿瘤？肿瘤性增生与非肿瘤性增生有何区别？

2. 肿瘤的颜色有哪些？认识这些特点有何意义？

3. 肿瘤的硬度是由哪些因素决定的？了解其硬度对初步判断肿瘤的特征有何意义？

4. 何谓肿瘤的异型性？良性肿瘤分化高，与起源组织相似。那么，如何理解其异型性？

5. 何谓肿瘤的间质，其对肿瘤的生长有何作用？

6. 肿瘤的生长方式有哪些？所形成的肿瘤各有哪些大体特点？

7. 恶性肿瘤的转移方式有哪些？

8. 列表比较良、恶性肿瘤的区别。区别两种肿瘤有何意义？

9. 肿瘤对机体有什么影响？

10. 常见的上皮组织肿瘤有哪些？

11. 常见的肉瘤有哪些？

12. 癌的一般特点是什么？

13. 肉瘤的一般特点是什么？

14. 何谓原位癌？认识它有何意义？

15. 什么是癌前病变？常见的癌前病变有哪些？

16. 癌基因在肿瘤发生发展过程中的作用如何？

17. 什么是肿瘤抑制基因？举例说明肿瘤抑制基因与肿瘤发生的关系。

18. 与肿瘤发生相关的病毒有哪些？请举例说明。

19. 肿瘤的分级和临床分期有何不同？其意义如何？

（四）拓展题

1. 结合肿瘤病理学的基本知识分析为什么肿瘤的扩散是恶性肿瘤的重要特征之一？肿瘤扩散的主要途径有哪些？恶性肿瘤的扩散对机体有哪些影响？

2. 做好肿瘤患者的护理工作，护理工作者应掌握哪些肿瘤病理学的基本知识？对于肿瘤晚期的患者，临床护理工作的重点和挑战是什么？

四、复习思考题参考答案

（一）名词解释（略）

（二）选择题

A 型题

1. C	2. D	3. E	4. E	5. D	6. E	7. C	8. E	9. A	10. D
11. C	12. D	13. D	14. B	15. C	16. B	17. A	18. B	19. D	20. E
21. E	22. E	23. D	24. E	25. B	26. E	27. E	28. D	29. D	30. B

X 型题

31. ABCDE	32. ACDE	33. ABCD	34. ABC	35. ABC
36. ABCD	37. ACD	38. ABD	39. ABCDE	40. AC

（三）问答题

1. 肿瘤是机体在各种致瘤因素作用下，在基因水平上失去对局部组织细胞生长的正常调控，导致克隆性异常增生而形成的新生物。肿瘤性增生表现为生长旺盛，并具有相对的自主性，即使致瘤因素已不存在时，仍能持续性生长。说明肿瘤细胞的遗传异常可以传给其子代细胞，它不仅与机体不协调，而且有害无益。

机体在生理状态下以及在炎症、损伤修复等病理状态下也常有细胞、组织的增生，称为非肿瘤性增生。

这类增生有的属于正常新陈代谢所需的细胞更新;有的是针对一定刺激或损伤的防御性、修复性反应,皆为机体生存所需。增生的细胞、组织能分化成熟,并在一定程度上能恢复原来正常组织的结构和功能。这类增生是有一定限度的,一旦增生的原因消除后就不再继续。与肿瘤性增生有着本质上的区别。

2. 一般肿瘤的切面多呈灰白或灰红色,但可因其含血量,有无变性、坏死、出血,以及是否含有色素等而呈现各种不同的颜色。有时可从肿瘤的色泽大致推测其为何种肿瘤,如血管瘤多呈红色或暗红色,脂肪瘤呈黄色,色素痣呈黑色,绿色瘤呈绿色等。

3. 肿瘤的硬度与肿瘤的种类、肿瘤实质与间质的比例以及有无变性坏死等有关。如骨瘤很硬,脂肪瘤质软;实质多于间质的肿瘤一般较软,反之则较硬;瘤组织发生坏死时变软,有钙质沉着(钙化)或骨质形成(骨化)时则变硬。

4. 异型性是指肿瘤组织无论在细胞形态和组织结构上,都与其发源的正常组织有不同程度的差异。其包括两个方面,即细胞异型性和组织结构异型性。肿瘤异型性的大小反映了肿瘤组织的成熟程度(即分化程度)。分化是指肿瘤组织在形态和功能上与其来源的正常组织的相似之处,相似的程度称为肿瘤的分化程度。一个肿瘤的组织形态和功能越接近某种正常组织,其分化程度越高或分化越好;若相似性小,则说明其分化程度低或分化差。良性肿瘤细胞异型性小,一般都与其起源的正常细胞相似;而其却具有组织结构的异型性,如子宫平滑肌瘤的细胞和正常子宫平滑肌细胞很相似,只是其排列与正常组织不同,呈编织状。恶性肿瘤的组织结构异型性和细胞异型性都很明显。区别这种异型性的大小是诊断肿瘤,确定其良、恶性的主要组织学依据。

5. 肿瘤组织包括实质和间质,肿瘤的间质成分不具特异性,一般系由结缔组织和血管组成,有时还可有淋巴管,起着支持和营养肿瘤实质的作用。通常生长迅速肿瘤,其间质血管多较丰富而结缔组织较少;生长缓慢的肿瘤,其间质血管则较少。此外,肿瘤间质内往往有或多或少的淋巴细胞等单个核细胞浸润,这是机体对肿瘤组织的免疫反应。

6. 有膨胀性、外生性和浸润性生长。膨胀性生长是大多数良性肿瘤所表现的生长方式。由于瘤细胞生长缓慢,不侵袭周围正常组织,随着肿瘤体积的逐渐增大,犹如逐渐膨胀的气球,将四周组织推开或挤压,肿瘤往往呈结节状,周围常有完整的包膜,与周围组织分界清楚。外生性生长发生在体表、体腔表面或管道器官(如消化道,泌尿生殖道等)腔面,常向表面生长,形成突起的乳头状、息肉状、蕈状或菜花状的肿物。良性和恶性肿瘤都可呈外生性生长,但恶性肿瘤在外生性生长的同时,其基底部往往也呈浸润性生长。浸润性生长为大多数恶性肿瘤的生长方式。瘤细胞侵入周围组织间隙、淋巴管或血管内,浸润并破坏周围组织。因而此类肿瘤没有包膜,与邻近的正常组织紧密连接在一起而无明显界限。

7. ①淋巴道转移:癌常通过淋巴结转移,首先进入淋巴结边缘窦。②血道转移:恶性肿瘤细胞多经静脉入血,少数亦可经淋巴管间接入血。③种植性转移:体腔内器官的恶性肿瘤,侵及器官表面时,瘤细胞可以像播种一样脱落,并种植在体腔其他器官的表面,形成多个转移瘤。

8. 良性肿瘤与恶性肿瘤的区别详见表5-1。

良性肿瘤和恶性肿瘤对机体的影响不同。良性肿瘤一般易于治疗,效果好;恶性肿瘤危害较大,治疗措施复杂,效果尚不理想。不论是把恶性肿瘤误诊为良性肿瘤,导致延误治疗或者治疗不彻底,还是将良性肿瘤误诊为恶性肿瘤,导致不必要的治疗,都会使患者遭受不应有的痛苦、伤害和精神负担,给患者造成不良的影响,甚至引起医疗纠纷。因此,区别良性肿瘤与恶性肿瘤,对于正确的治疗和护理肿瘤患者具有重要的临床意义。

9. 肿瘤因其良恶性的不同,对机体的影响也有所不同。良性肿瘤因其分化较成熟,生长缓慢,停留于局部,不浸润,不转移,故一般对机体的影响相对较小,主要表现为局部压迫和阻塞症状。其影响的发生主要与其发生部位和继发变化有关。恶性肿瘤由于分化不成熟,生长较迅速,浸润破坏器官的结构和功能,并可发生转移,因而对机体的影响严重。恶性肿瘤除可引起与上述良性肿瘤相似的局部压迫和阻塞症状外,发生于消化道者更易并发溃疡、出血,甚至穿孔,导致腹膜炎,后果更为严重。有时肿瘤产物或合并感染可引起发热。肿瘤压迫、浸润局部神经还可引起顽固性疼痛等症状。恶性肿瘤的晚期患者,往往发生恶病质,致患者死亡。此外,一些异位内分泌肿瘤还可引起异位内分泌综合征以及肿瘤产物或异常免疫反应或其他不明原因引起的副肿瘤综合征。

10. 良性上皮组织肿瘤：乳头状瘤、腺瘤(囊腺瘤、纤维腺瘤、多形性腺瘤、息肉状腺瘤)。恶性上皮组织肿瘤：鳞状细胞癌、基底细胞癌、移行上皮癌、腺上皮癌(腺癌、黏液癌、实性癌)。

11. 纤维肉瘤、脂肪肉瘤、横纹肌肉瘤、平滑肌肉瘤、血管肉瘤、骨肉瘤、软骨肉瘤。

12. 由上皮发生的恶性肿瘤统称为癌，多见于 40 岁以上的人群，是人类最常见的一类恶性肿瘤。癌常以浸润性生长为主，故与周围组织分界不清。发生在皮肤、黏膜表面的癌常呈息肉状、蕈伞状或菜花状，表面常有坏死及溃疡形成；发生在器官内的常为不规则的结节状，呈树根状或蟹足状向周围浸润，质地较硬，切面常为灰白色，较干燥。镜下，癌细胞可呈腺状、巢状或条索状排列，与间质分界清楚。亦可在间质内呈弥漫性浸润生长，与间质分界不清。网状纤维染色见癌细胞之间多无网状纤维，而网状纤维只见于癌巢的周围。癌在早期一般多经淋巴道转移，到晚期才发生血道转移。

13. 肉瘤比癌少见，多发生于青少年。肉眼观呈结节状或分叶状。由于其生长较快，除浸润性生长外，也可挤压周围组织形成假包膜。肉瘤体积常较大，质软，切面多呈灰红色，均质性，湿润，外观多呈鱼肉状，肉瘤易发生出血、坏死、囊性变等继发性改变。镜下，肉瘤细胞大多弥漫排列，不形成细胞巢，与间质分界不清，网状纤维染色可见肉瘤细胞间存在网状纤维。肿瘤间质的结缔组织少，但血管较丰富，故肉瘤多先由血道转移。

14. 原位癌是指限于上皮层内的癌，没有突破基底膜向下浸润。原位癌是一种早期癌，因而早期发现和积极治疗，可防止其发展为浸润性癌，从而提高癌的治愈率。

15. 癌前病变是指某些在统计学上具有明显癌变可能，如不及时治愈则可转变为癌的良性疾病和病变。常见的癌前病变有：黏膜白斑、慢性子宫颈炎伴子宫糜烂、乳腺增生性纤维囊性变、结肠及直肠的息肉状腺瘤、慢性萎缩性胃炎及胃溃疡、慢性溃疡性结肠炎、皮肤慢性溃疡、肝硬化等。

16. 目前认为肿瘤是一种基因病或干细胞性疾病。肿瘤发生的中心环节是各种致瘤因子和遗传因素引起的细胞非致死性的 DNA 损伤，DNA 损伤可以激活原癌基因和 / 或使肿瘤抑制基因失活，引起凋亡调节基因和 / 或 DNA 修复基因的改变，继而导致表达水平的异常，使靶细胞发生转化。编码能够促进细胞发生恶性转化并自主生长蛋白的基因称为癌基因，癌基因在正常细胞内的对应基因称为原癌基因。可以认为癌基因是由原癌基因衍生而来的、具有转化细胞能力的基因。原癌基因是细胞增生和分化的生理调节基因，其产物通常为生长因子、生长因子受体、信号转导蛋白和核调节蛋白。癌基因则具有异常的促进细胞增生的能力，其编码的蛋白称为癌蛋白。癌蛋白可持续地转化靶细胞，并且使靶细胞的生长变得不再需要生长因子或者其他刺激信号。

17. 肿瘤抑制基因或称抑癌基因，是在细胞生长与增殖的调控中起重要作用的基因，其产物能够抑制细胞生长，其功能的丧失可导致细胞发生转化。抑癌基因突变或丢失(纯合型丢失)的时候，其功能丧失。目前了解最多的抑癌基因是 *RB*、*p53*、*APC* 和 *p16* 基因。这些抑癌基因与很多恶性肿瘤如视网膜母细胞瘤、小细胞癌、结直肠家族性腺瘤性息肉病、骨肉瘤等发生发展密切相关。

18. 目前比较确定的与人类肿瘤发生发展密切相关的 DNA 病毒主要有以下几种：①人类乳头状瘤病毒(HPV)，其中如 HPV-6、HPV-11 等与生殖道和喉等部位的乳头状瘤有关；HPV-16、HPV-18 是宫颈癌发生的关键因素。②EB 病毒主要感染人类口咽部上皮细胞和 B 细胞，与鼻咽癌和伯基特淋巴瘤等肿瘤的发生有关。③乙型肝炎病毒(HBV)与肝细胞癌的发生密切相关。

19. 肿瘤的分级与分期仅用于恶性肿瘤。对恶性肿瘤进行分级，是为了描述其恶性程度。目前应用较多的是低级别和高级别两级分级法。肿瘤的分期代表恶性肿瘤的生长范围和播散程度。生长范围越广，播散程度越大，患者的预后越差。确定肿瘤的分期依据为原发肿瘤的大小、浸润深度、浸润范围、邻近器官受累情况、局部和远处淋巴结转移情况以及其他远处转移等。国际上广泛采用 TNM 分期系统。T 指肿瘤的原发灶，随着肿瘤体积的增大和邻近组织受累范围的增加，依次用 T_1~T_4 来表示；N 指局部淋巴结累及情况，淋巴结未受累时，用 N_0 表示，随着淋巴结受累及的程度和范围的加大，依次用 N_1~N_3 表示；M 指远处转移，无远处转移者用 M_0 表示，有远处转移者用 M_1 表示。肿瘤的分级和分期对于肿瘤临床治疗和护理非常重要，是制订治疗方案和评估预后的重要参考。一般来说，分期越高，生存率越低。

(四) 拓展题(略)

(韩安家)

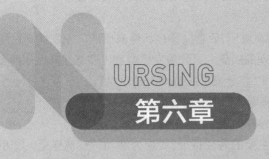

第六章

心血管系统疾病

一、学习目标

掌握:动脉粥样硬化症;原发性高血压。

熟悉:风湿病;感染性心内膜炎;慢性心瓣膜病。

了解:心肌病;病毒性心肌炎;心血管系统疾病护理的病理学基础。

二、重点、难点纲要

(一) 动脉粥样硬化

动脉粥样硬化(atherosclerosis, AS)主要累及全身大、中型动脉,其病变特征是动脉内膜脂质沉积、粥样斑块形成,致使管壁增厚、管腔狭窄,并引起相应器官缺血性改变。

1. 主要危险因素 包括高脂血症、高血压、吸烟、糖尿病等。低密度脂蛋白(LDL)和极低密度脂蛋白(VLDL)是 AS 发生的危险因素,尤其是氧化型 LDL 是最重要的"致动脉粥样硬化因子"。

2. 基本病变 包括脂纹脂斑、纤维斑块、粥样斑块及继发性病变等。

3. 重要器官动脉粥样硬化

(1) 主动脉粥样硬化:好发于主动脉后壁及其分支开口处,以腹主动脉病变最为严重,其次为胸主动脉、主动脉弓和升主动脉。病变严重者可形成主动脉瘤,大出血是最严重的并发症。

(2) 脑动脉粥样硬化:常见于基底动脉、大脑中动脉和 Willis 环。可引起脑萎缩、脑软化、致命性脑出血等。

(3) 肾动脉粥样硬化:主要位于肾动脉开口处和主干近侧端,常引起顽固性高血压和肾脏凹陷性大瘢痕,称为动脉粥样硬化性固缩肾。

(4) 四肢动脉粥样硬化:以下肢动脉为重,可引起间歇性跛行、萎缩或干性坏疽。

(5) 冠状动脉粥样硬化:好发于左冠状动脉前降支,可引起心绞痛、心肌梗死、心肌纤维化和冠状动脉性猝死等冠心病。心绞痛是指由于冠状动脉供血不足和 / 或心肌耗氧量骤增,导致心肌急性短暂性缺血、缺氧所引起的临床综合征。心绞痛典型表现为阵发性胸骨后或心前区疼痛、憋闷或压迫感,可向左肩、左臂放射,持续数分钟,休息或服用硝酸酯类药物可缓解。心肌梗死可分为心内膜下心肌梗死和透壁性心肌梗死,病理变化上属于贫血性梗死,常发生心脏破裂、室壁瘤、附壁血栓形成、急性心包炎等合并症。

(二) 高血压

高血压(hypertension)分为原发性高血压和继发性高血压,后者又称症状性高血压。原发性高血压是指不明原因引起的以体循环动脉血压持续升高为主要表现的疾病。可分为良性高血压和恶性高血压两类。

1. 诊断标准 成人收缩压≥140mmHg(18.4kPa)和/或舒张压≥90mmHg(12.0kPa)。

2. 良性高血压基本病变 分为功能紊乱期、动脉病变期和内脏病变期三期。

(1) 功能紊乱期:基本病变为全身细小动脉间歇性痉挛收缩,无器质性病变。

(2) 动脉病变期:①细动脉硬化,是良性高血压最主要的病变特征,表现为细动脉玻璃样变。②小动脉硬化,主要表现为内膜及中膜胶原纤维和弹性纤维增生,中膜平滑肌细胞肥大和增生,使血管壁增厚,管腔狭窄。

(3) 内脏病变期:心脏、肾脏、脑、视网膜是主要受累脏器。①高血压性心脏病,在代偿期表现为左心室向心性肥大,晚期左心室失代偿,出现离心性肥大,严重时致心力衰竭。②高血压肾脏病变,由于肾小球入球小动脉玻璃样变、肌型小动脉硬化,使相应肾小球纤维化、玻璃样变,所属肾小管萎缩消失;间质纤维组织增生,部分肾小球、肾小管代偿性肥大扩张;肉眼观,呈颗粒性固缩肾。③高血压脑的病变,包括高血压脑病,即脑水肿,严重时出现高血压危象;脑软化,即脑梗死,表现为多数微梗死灶;脑出血,是最严重的并发症,高血压脑出血常见部位是基底节、内囊,出血导致颅内压增高,并发脑疝,可出现对侧肢体瘫痪、失语、昏迷,甚至死亡。④高血压视网膜病变,视网膜中央动脉玻璃样变,眼底镜检查血管迂曲,反光增强,动、静脉交叉处静脉受压,严重时视神经乳头水肿,视网膜出血等。

(三) 风湿病

风湿病(rheumatism)是一种与A组乙型溶血性链球菌感染有关的变态反应性炎症。主要累及全身结缔组织,以风湿小体形成为特征。常侵犯心脏、关节、血管和皮肤,以心脏病变最严重。急性期又称为风湿热,有发热、心脏和关节损伤、环形红斑、皮下结节、红细胞沉降率加快、抗"O"抗体增高等。风湿热常反复发作,可形成慢性心瓣膜病。

1. 基本病变 分为三期。

(1) 变质渗出期:以结缔组织黏液样变性、胶原纤维纤维素样坏死为特点,伴少量淋巴细胞、浆细胞、单核细胞浸润。

(2) 增生期(肉芽肿期):以风湿小体形成为主要特点,主要由纤维素样坏死、风湿细胞、淋巴细胞和浆细胞构成,是风湿病的特征性病变,具有诊断价值。

(3) 纤维化期:风湿小体逐渐纤维化,形成梭形瘢痕。

2. 风湿性心脏病 可以表现为风湿性心内膜炎、风湿性心肌炎和风湿性心外膜炎。

(1) 风湿性心内膜炎:主要侵犯二尖瓣,其次为二尖瓣和主动脉瓣同时受累。瓣膜闭锁缘上形成单行排列、直径1~2mm、灰白色、疣状赘生物(白色血栓)。病变后期,赘生物机化,反复发作,可形成慢性心瓣膜病。

(2) 风湿性心肌炎:常与风湿性心内膜炎同时发生,主要累及心肌间质,常以风湿小体形成为主。

(3) 风湿性心外膜炎:呈浆液或纤维素性炎症,主要累及心包脏层,形成心包积液或绒毛心。

3. 风湿性关节炎 主要累及膝、踝、肩、腕、肘等大关节,以浆液渗出为主,易被吸收,一般不留后遗症。

4. 风湿性皮肤病 包括环形红斑、皮下结节,前者主要为真皮浅层血管充血、水肿;后者则主要是纤维素样坏死和风湿小体,具有诊断意义。

(四) 感染性心内膜炎

感染性心内膜炎(infective endocarditis)是指由病原微生物侵犯心内膜而引起的炎症性疾病。病原微生物包括各种细菌、病毒、真菌、立克次体等,以细菌最为多见。心瓣膜病、人工瓣膜(包括机械瓣膜和生物瓣膜)、静脉药瘾者和免疫抑制等是感染性心内膜炎的主要诱因。根据病情和病程,可分为急性和亚急性两类,两者的比较见表6-1。

表 6-1　急性感染性心内膜炎与亚急性感染性心内膜炎的比较

	急性感染性心内膜炎	亚急性感染性心内膜炎
临床过程	数周	数月
病原体	毒力较强的化脓菌	毒力较弱的草绿色链球菌
感染诱因	脓毒血症、败血症	菌血症
受累瓣膜	正常瓣膜,多为主动脉瓣、二尖瓣,穿孔常见	原有病变的瓣膜,多为二尖瓣、主动脉瓣,极少穿孔
赘生物	较大,含大量细菌,中性粒细胞	较小,少量细菌及中性粒细胞
合并症	栓塞性脓肿、急性心瓣膜功能不全	无菌性梗死、瓣膜口狭窄或关闭不全、变态反应

(五) 心瓣膜病

心瓣膜病(valvular vitium of the heart)是心瓣膜的器质性病变,表现为瓣膜口的狭窄或者瓣膜关闭不全。常见的原因是风湿性心内膜炎反复发作引起。

1. 二尖瓣狭窄(mitral stenosis)　引起左房肥大、扩张,肺淤血,继之出现肺动脉压力增高,右心室肥大、扩张和体循环淤血。X线显示左心房增大,呈倒置的"梨形心"。听诊心尖区闻及舒张期隆隆样杂音。

2. 二尖瓣关闭不全(mitral insufficiency)　由于血液反流同样引起左房肥大、扩张,肺淤血,继之出现肺动脉压力增高,右心室肥大、扩张和体循环淤血等,但是在舒张期左心室接受左房较多血量,因此,左心室出现肥大、扩张。X线显示左右心房、心室均肥大、扩张,呈"球形心"。听诊心尖区全收缩期吹风样杂音。

3. 主动脉瓣狭窄(aortic valve stenosis)　由于血液流出阻力增加,左室肥大、扩张,出现左心衰竭、肺淤血、肺动脉压力增高,右心室肥大、扩张和体循环淤血。X线呈"靴形心"。主动脉瓣区出现收缩期杂音。

4. 主动脉瓣关闭不全(aortic insufficiency)　由于血液反流,出现左心室肥大、扩张及一系列血流动力学变化。主动脉瓣区出现舒张期杂音。

(六) 心肌病和心肌炎

心肌病(cardiomyopathy)是指原因不明的、以心肌病变为原发损害的一类心脏病。包括扩张型心肌病、肥厚型心肌病和限制型心肌病。

1. 扩张型心肌病　以心腔高度扩张、收缩功能障碍(充血性心力衰竭)为特征。

2. 肥厚型心肌病　以左心室壁显著肥厚、室间隔不对称增厚和舒张期心室充盈受限及左心室流出道受阻为特征,临床主要表现为心排血量减少。

3. 限制型心肌病　以心室充盈受限和舒张期容量减少为特征。

心肌炎可由病毒、细菌、寄生虫、免疫反应引起,也可为特发性心肌炎。表现为心肌局限性或弥漫性炎症。

三、复习思考题

(一) 名词解释

1. 动脉粥样硬化　　　　2. 粥样斑块　　　　3. 原发性高血压

4. 高血压脑病　　　　5. 原发性颗粒性固缩肾　　6. 室壁瘤

7. 心绞痛　　　　　　8. 心肌梗死　　　　　9. 风湿小体

10. 感染性心内膜炎

(二) 选择题(A型题及X型题)

A型题(单选题,每题仅有一个正确答案)

1. 动脉粥样硬化的危险因素**不包括**

　　A. 吸烟　　　　　　B. 糖尿病　　　　　　C. 原发性高血压

　　D. 动脉内膜的损伤　　E. 雌激素增加

2. 动脉粥样硬化早期病变的主要细胞成分是

    A. 淋巴细胞   B. 平滑肌细胞   C. 泡沫细胞

    D. 单核细胞   E. 成纤维细胞

3. 动脉粥样硬化的早期肉眼病变是

    A. 脂纹   B. 纤维斑块   C. 粥样斑块

    D. 出血   E. 玻璃样变

4. 粥样斑块中所**不具备**的成分是

    A. 泡沫细胞   B. 坏死物质   C. 平滑肌细胞

    D. 中性粒细胞   E. 胆固醇结晶

5. 动脉粥样硬化最危险的继发性改变是

    A. 钙化   B. 动脉瘤形成并破裂出血   C. 斑块破裂

    D. 斑块内出血   E. 溃疡形成

6. 动脉粥样硬化的继发性改变**不包括**

    A. 溃疡   B. 动脉瘤形成   C. 出血

    D. 血栓形成   E. 肉芽组织形成

7. 动脉粥样硬化好发部位是

    A. 冠状动脉   B. 降主动脉   C. 腹主动脉

    D. 颈动脉   E. 大脑中动脉

8. 下列动脉受累易引起冠状动脉粥样硬化的是

    A. 右冠状动脉主干   B. 左冠状动脉主干   C. 右冠状动脉内旋支

    D. 左冠状动脉内旋支   E. 左冠状动脉前降支

9. 关于心肌梗死的描述,**错误**的是

    A. 多由冠状动脉粥样硬化引起   B. 多发生于冠状动脉前降支供血的区域

    C. 多为出血性梗死   D. 多为区域性心肌梗死

    E. 多死于急性心功能不全

10. 下列选项是心肌梗死的好发部位的是

    A. 左室前壁、心尖部、室间隔前 2/3 及前乳头肌

    B. 左室后壁、室间隔后 1/3 及右心室,并可累及窦房结

    C. 右室前壁、心尖部、室间隔前 2/3 及前内乳头肌

    D. 右室后壁、室间隔后 1/3 及左心室,并可累及窦房结

    E. 左冠状动脉旋支供血的左室侧壁

11. 心肌梗死合并心脏破裂最常见于

    A. 右心室下 1/3、室间隔和右心室乳头肌

    B. 左心室后壁、室间隔后 1/3 及右心室

    C. 右心室前壁及前内乳头肌

    D. 左心室下 1/3、室间隔和左心室乳头肌

    E. 右心室近心尖部

12. 与风湿病发病密切相关的病原体是

    A. 脑膜炎球菌   B. 乙型溶血性链球菌   C. 金黄色葡萄球菌

    D. 流感嗜血杆菌   E. 草绿色链球菌

13. 风湿性心肌炎属于

    A. 渗出性炎   B. 变质性炎   C. 化脓性炎

    D. 肉芽肿性炎   E. 浆液性炎

14. 风湿性心肌炎的特征性病变是
    A. 心肌细胞萎缩
    B. 心肌细胞肥大
    C. 阿绍夫小体形成
    D. 心肌细胞变性坏死
    E. 大量慢性炎细胞浸润

15. 风湿性心内膜炎时,最常受累的瓣膜是
    A. 肺动脉瓣
    B. 三尖瓣
    C. 主动脉瓣
    D. 二尖瓣
    E. 主动脉瓣和肺动脉瓣

16. 关于风湿性心内膜炎赘生物的描述,正确的是
    A. 赘生物由纤维素组成
    B. 赘生物易脱落
    C. 本质上是白色血栓
    D. 赘生物由血小板、纤维素、红细胞组成
    E. 赘生物内可有细菌

17. 风湿病常见的联合瓣膜损害是
    A. 二尖瓣和肺动脉瓣
    B. 二尖瓣和三尖瓣
    C. 二尖瓣和主动脉瓣
    D. 主动脉瓣和肺动脉瓣
    E. 主动脉瓣和三尖瓣

18. 下列病原体是亚急性感染性心内膜炎最常见的病原体的是
    A. 金黄色葡萄球菌
    B. 铜绿假单胞菌
    C. 乙型溶血性链球菌
    D. 大肠埃希菌
    E. 草绿色链球菌

19. 急性感染性心内膜炎瓣膜赘生物的特点**不包括**
    A. 可见坏死组织
    B. 可见肉芽组织
    C. 可见细菌团
    D. 松脆易脱落
    E. 颜色污秽

20. 下列病变**不是**二尖瓣狭窄引起的是
    A. 肺淤血
    B. 右心室增大
    C. 左心室增大
    D. 左心房增大
    E. 肺动脉高压

21. 二尖瓣狭窄时,首先出现的改变是
    A. 右心室增大
    B. 肺动脉高压
    C. 左心室增大
    D. 左心房增大
    E. 肺淤血水肿

22. 二尖瓣关闭不全可引起心脏的形态改变是
    A. 球形心
    B. 靴形心
    C. 梨形心
    D. 绒毛心
    E. 虎斑心

23. 下列选项为高血压代偿期心脏病变的是
    A. 左心室向心性肥大
    B. 左心室明显扩张
    C. 心肌出现弥漫性纤维化
    D. 左心室乳头肌明显增粗
    E. 左心室肌收缩力加强

24. 原发性高血压的主要特征性病变是
    A. 小动脉壁平滑肌增生
    B. 肌性动脉粥样硬化
    C. 小动脉壁纤维素样坏死
    D. 动脉壁中层硬化
    E. 细动脉壁玻璃样变

25. 高血压脑出血最常见的部位是
    A. 小脑
    B. 内囊及基底节
    C. 蛛网膜下腔
    D. 大脑皮质
    E. 脑室

26. 高血压最严重的并发症是
    A. 心脏离心性肥大
    B. 脑梗死
    C. 原发性颗粒性固缩肾
    D. 脑出血
    E. 视网膜出血

27. 有关恶性高血压的叙述中,**错误**的是
    A. 舒张压升高明显
    B. 多见于青壮年
    C. 细动脉玻璃样变
    D. 病变进展迅速
    E. 较早出现肾功能衰竭

28. 良性高血压血压升高的主要因素是

    A. 小动脉壁纤维素样坏死   B. 细小动脉壁玻璃样变   C. 肌型动脉中膜增厚

    D. 肌型动脉内膜增厚   E. 中型动脉粥样硬化

29. 良性高血压通常**不会**发生的病理变化是

    A. 细动脉纤维素样坏死   B. 细动脉玻璃样变   C. 心脏向心性肥大

    D. 颗粒性固缩肾   E. 高血压脑病

30. 恶性高血压时,病变最显著的器官是

    A. 心脏   B. 肺   C. 肝脏   D. 脾   E. 肾

X 型题(多选题,每题可有一至五个答案)

31. 下列选项是动脉粥样硬化主要特点的是

    A. 主要累及大、中动脉   B. 病变累及血管壁内膜   C. 引起血管壁增厚、变硬

    D. 管腔狭窄   E. 细动脉硬化

32. 冠状动脉粥样硬化可引起的结果是

    A. 心绞痛   B. 心肌梗死   C. 冠状动脉性猝死

    D. 原发性心肌病   E. 心功能不全

33. 关于脑动脉粥样硬化的描述,正确的有

    A. 常见于基底动脉和大脑中动脉   B. 不引起脑出血

    C. 可引起脑萎缩   D. 可引起脑梗死

    E. 可形成动脉瘤

34. 关于动脉粥样硬化的描述,正确的有

    A. 高脂血症,尤其是低密度脂蛋白(LDL)的增高是发生 AS 的危险因素

    B. 主动脉粥样硬化最多好发于腹主动脉

    C. 病灶中的泡沫细胞可来源于单核细胞、平滑肌细胞和纤维细胞

    D. 肾动脉粥样硬化可导致肾组织梗死

    E. 脑动脉粥样硬化最常见于大脑后动脉

35. 良性高血压患者,肾脏病理变化表现为

    A. 颗粒性固缩肾   B. 小动脉内膜增厚   C. 细动脉玻璃样变

    D. 部分肾单位萎缩   E. 部分肾单位肥大

36. 关于原发性高血压的描述,正确的有

    A. 良性高血压的基本病变是细动脉硬化

    B. 高血压性心脏病时先引起左心室离心性肥大

    C. 高血压可引起脑水肿、脑软化

    D. 恶性高血压的特征性病变是细动脉纤维素样坏死

    E. 恶性高血压好发于中老年人

37. 关于风湿病的叙述,正确的有

    A. 是累及全身结缔组织的变态反应性疾病

    B. 可引起小舞蹈症

    C. 风湿性心内膜炎可引起慢性心瓣膜病

    D. 风湿性关节炎常可导致关节畸形

    E. 环形红斑在临床有诊断意义

38. 风湿小体含有的成分包括

    A. 风湿细胞   B. 成纤维细胞   C. 淋巴细胞

    D. 巨细胞   E. 纤维素样坏死

39. 风湿性心内膜炎的病变包括
    A. 赘生物内有细菌团 B. 赘生物小而附着牢固 C. 赘生物由纤维素构成
    D. 二尖瓣最常被累及 E. 赘生物位于二尖瓣的闭锁缘

40. 下列特点见于亚急性感染性心内膜炎的是
    A. 可引起败血症 B. 由致病力强的细菌引起 C. 瓣膜赘生物较大,污秽,易脱落
    D. 赘生物脱落可引起栓塞 E. 常发生于正常的心瓣膜上

41. 关于感染性心内膜炎的说法,正确的有
    A. 由病原微生物直接侵犯心内膜而引起
    B. 亚急性感染性心内膜炎易致瓣膜穿孔
    C. 可导致慢性心瓣膜病
    D. 急性感染性心内膜炎的瓣膜赘生物中可见大量草绿色链球菌
    E. 常见于二尖瓣和主动脉瓣

42. 下列心脏病理变化见于二尖瓣狭窄的包括
    A. 右心室肥大、扩张 B. 肺淤血水肿 C. 左心房肥大、扩张
    D. 左心室肥大、扩张 E. 二尖瓣瓣膜增厚、粘连

43. 二尖瓣关闭不全可引起
    A. 心尖区可听到收缩期吹风样杂音 B. 左心室肥大、扩张
    C. 左心房扩张 D. 肺淤血
    E. 肺动脉高压

44. 主动脉瓣关闭不全可引起
    A. 左心室肥大、扩张 B. 脉压增大 C. 主动脉瓣区收缩期杂音
    D. 水冲脉 E. 冠状动脉供血不足

45. 主动脉瓣狭窄可引起
    A. 左心室肥大、扩张 B. 脉压增大 C. 主动脉瓣区收缩期杂音
    D. 冠状动脉供血不足 E. 肺淤血

(三) 问答题
1. 简述动脉粥样硬化的基本病变及继发性改变。
2. 请比较急性与亚急性感染性心内膜炎的异同点。
3. 试述二尖瓣狭窄的血流动力学改变、主要脏器的病理变化。
4. 试述冠状动脉粥样硬化性心脏病的主要类型、心肌梗死的好发部位及其常见合并症。
5. 试比较高血压引起的脑病变与动脉粥样硬化引起的脑病变。

(四) 拓展题
1. 哪些原因会引起患者左心肥大？并分析其可能的发生机制。
2. 患者在早晨如厕时发生晕厥,经抢救无效死亡,死者生前可能患有何病？护理上如何预防以降低这些病的致死率？

四、复习思考题参考答案

(一) 名词解释(略)
(二) 选择题
A 型题
1. E 2. C 3. A 4. D 5. B 6. E 7. C 8. E 9. C 10. A

11. D　12. B　13. D　14. C　15. D　16. C　17. C　18. E　19. B　20. C

21. D　22. A　23. A　24. E　25. B　26. D　27. C　28. B　29. A　30. E

X 型题

31. ABCD　　32. ABCE　　33. ACDE　　34. ABD　　35. ABCDE

36. ACD　　37. ABCE　　38. ABCE　　39. BDE　　40. ACD

41. ACE　　42. ABCE　　43. ABCDE　　44. ABDE　　45. ACDE

（三）问答题

1. 基本病变包括：①脂纹脂斑，黄色小斑点或条纹，平坦或微隆起于内膜表面；镜下见成堆泡沫细胞。②纤维斑块，内膜面见灰黄或瓷白色散在不规则隆起；镜下可见表面为玻璃样变的胶原纤维，其下为泡沫细胞、脂质及炎症细胞。③粥样斑块，明显隆起于内膜表面的灰黄色斑块，表层为纤维帽，深部为黄色粥糜样物质；镜下可见纤维帽，深层为无定形坏死物质，其中有裂隙状的胆固醇结晶和钙盐，底部和边缘可见少许泡沫细胞和淋巴细胞浸润以及少许肉芽组织增生。

继发性改变：①斑块内出血；②斑块破裂和溃疡形成；③血栓形成；④钙化；⑤动脉瘤形成。

2. 异同点见表 6-1。

3. 二尖瓣狭窄时，由于舒张期血液从左心房流入左心室受阻，左心房淤血，引起左心房肥大、扩张，肺淤血，继之出现肺动脉压力增高，右心室肥大、扩张，右心房肥大、扩张和体循环淤血。

主要脏器病变：肺淤血和体循环淤血，后者包括肝脏、脾脏、下肢等。

4. 冠状动脉粥样硬化性心脏病的主要类型包括心绞痛、心肌梗死、心肌纤维化及冠状动脉性猝死。

心肌梗死的好发部位：最常见的部位是左冠状动脉前降支供血区（50%），左室前壁、心尖部、室间隔前 2/3 及前内乳头肌；其次为右冠状动脉供血区（25%~30%），左室后壁、室间隔后 1/3 及右心室，并可累及窦房结。

心肌梗死的常见合并症：①心力衰竭；②心源性休克；③心脏破裂；④室壁瘤；⑤附壁血栓；⑥急性心包炎；⑦心律失常。

5. 高血压引起的脑病变包括：①高血压脑病，即脑水肿，严重时出现高血压危象。②脑软化，即脑梗死，表现为多数微梗死灶。③脑出血，是最严重的并发症。高血压脑出血最常见部位是基底节、内囊，因为该处由前外侧中央动脉供血。出血导致颅内压增高，并发脑疝，可出现对侧肢体瘫痪、失语、昏迷，甚至死亡。

脑动脉粥样硬化：常见于基底动脉、大脑中动脉和 Willis 环。粥样斑块造成血管腔狭窄，长期供血不足可致脑萎缩，智力减退，甚至痴呆；伴血栓形成而引起管腔闭塞，导致脑梗死（脑软化）；脑动脉粥样硬化病灶还可形成小动脉瘤，多见于 Willis 环部，当血压骤升时，破裂引起脑出血。

（四）拓展题（略）

（陈振文）

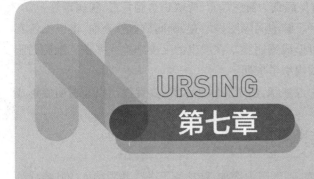

第七章

呼吸系统疾病

一、学 习 目 标

掌握:常见细菌性肺炎,慢性阻塞性肺疾病的病变特点及临床病理联系。

熟悉:病毒性肺炎、支原体肺炎的病理变化及临床病理联系;肺癌的大体类型及组织学类型。

了解:肺硅沉着病的病因、病理变化及结局;鼻咽癌的组织学类型及扩散途径。

二、重点、难点纲要

(一) 肺炎

1. 细菌性肺炎　包括大叶性肺炎和小叶性肺炎。

(1) 大叶性肺炎:主要由肺炎链球菌引起的以肺泡腔内弥漫性纤维素渗出为主的急性炎症。

典型病变分四期:①充血水肿期,肺泡壁毛细血管扩张充血,肺泡腔内以大量浆液渗出为主;患者咳粉红色泡沫痰。②红色肝样变期,肺泡壁毛细血管扩张充血,肺泡腔内以大量红细胞和纤维素渗出为主;患者呼吸困难明显,咳铁锈色痰,有肺实变体征,X线检查可见大片致密阴影。③灰色肝样变期,肺泡壁毛细血管受压呈贫血状,肺泡腔内有大量中性粒细胞、纤维素渗出;患者呼吸困难症状有改善,仍有肺实变体征。④溶解消散期,纤维素被溶解,肺组织结构和功能恢复正常。

结局及并发症:一般经过 5~10d,体温下降,症状和体征消失。并发症少见,可有肺肉质变、感染性休克、败血症、脓毒血症、肺脓肿和脓胸。

(2) 小叶性肺炎:又称支气管肺炎;是以细支气管为中心,以肺小叶为单位的肺急性化脓性炎症。多见于儿童、年老体弱、久病卧床者。多为其他疾病的并发症。

病变特点:呈灶状分布于两肺各叶,以两肺下叶和背侧多见;病灶灰黄,大小在 1cm 左右,可融合。镜下见双肺散在炎症灶,以细支气管为中心,呈化脓性炎,累及周围肺组织。

临床病理联系:患者因细菌感染、支气管黏膜受炎症及渗出物的刺激引起发热、咳嗽、咳脓性痰等症状;因病变呈小灶状分布,X线检查见肺内散在不规则的小片状或斑点状阴影,肺实变体征不明显。由于病变部位含有渗出物,听诊时可闻及湿啰音。

并发症:多见,如呼吸衰竭、心力衰竭、肺脓肿、脓胸、支气管扩张症。

2. **病毒性肺炎** 上呼吸道病毒向下蔓延所致。常见病毒为流感病毒、呼吸道合胞病毒、腺病毒等。

病理变化：表现为间质性肺炎，肺泡病变相对较轻。肺泡间隔明显增宽，肺间质血管充血，淋巴细胞和单核细胞浸润，严重时累及肺泡腔，肺泡腔内渗出物可形成透明膜。在增生的上皮细胞或多核巨细胞的胞质或胞核内可见病毒包涵体，是诊断病毒性肺炎的重要组织学依据。

临床病理联系：患者因病毒感染而有发热、全身中毒症状，由于肺间质水肿、炎性渗出以及透明膜形成等，引起患者频繁咳嗽、气促、呼吸困难等症状。

3. **支原体肺炎** 由肺炎支原体引起的一种间质性肺炎。病理改变与病毒性肺炎相似。

(二) 慢性阻塞性肺疾病及慢性肺源性心脏病

慢性阻塞性肺疾病（COPD）是一组以慢性气道阻塞、呼气阻力增加、肺功能不全为共同特征的肺疾病的总称。包括慢性支气管炎、肺气肿、支气管哮喘和支气管扩张症等。

1. **慢性支气管炎** 是支气管黏膜及其周围组织的慢性非特异性炎症。临床上以反复咳嗽、咳痰或伴有喘息症状为特征，且症状每年至少持续3个月，连续两年以上。主要病变：①呼吸道黏液-纤毛排送系统的病变；②黏膜下腺体增生、肥大，黏液腺增生；③支气管壁的慢性炎症和支撑组织的破坏。因小气道狭窄或阻塞可导致阻塞性通气障碍。

2. **肺气肿** 末梢肺组织因弹性减弱而过度充气呈持久性扩张，并伴有肺泡间隔破坏、肺泡融合，使肺容积增大的一种病理状态。分型包括肺泡性肺气肿（又可分为腺泡中央型、腺泡周围型和全腺泡型肺气肿）和间质性肺气肿。另外，还有瘢痕旁肺气肿、老年性肺气肿、代偿性肺气肿和肺大疱。

3. **支气管哮喘** 是一种以发作性、可逆性支气管痉挛为特征的支气管慢性炎性疾病。主要病变为支气管壁的平滑肌细胞增生肥大，固有层和黏膜下以嗜酸性粒细胞为主的炎症细胞浸润。临床表现为呼气性呼吸困难、喘息、胸闷、肺部哮鸣音等。

4. **支气管扩张症** 肺内支气管持久性扩张伴有反复感染的肺部慢性疾病。病变肺切面可见支气管呈圆柱状或囊状扩张。因支气管受慢性炎症及化脓性炎症的刺激，患者常有慢性咳嗽、咳大量脓痰、反复咯血等症状。

5. **慢性肺源性心脏病** 简称肺心病，是由慢性肺部疾病、肺血管疾病及胸廓的病变引起肺循环阻力增加、肺动脉压力升高而导致的以右心室肥厚、扩张为特征的心脏病。慢性肺疾病中以慢性支气管炎并发阻塞性肺气肿最为常见。引起肺心病的机制有：肺毛细血管床减少、小血管纤维化、缺氧引起肺小血管痉挛及无肌型细动脉肌化。

病变：①肺部：除原发疾病的病变外，主要是肺小血管改变，表现为肌型小动脉中膜肥厚、内膜下出现纵行肌束，无肌型细动脉肌化，肺泡壁毛细血管床数量减少；严重时可发生肺小动脉炎、肺小动脉血栓形成和机化。②心脏：主要表现为右心室肌肥厚，心腔扩张，心尖钝圆，主要由右心室构成；肺动脉圆锥显著膨隆；肺动脉瓣下2cm处右心室室壁肌厚度大于5mm可作为病理诊断肺心病的形态标准。

(三) 呼吸系统常见肿瘤

1. **鼻咽癌** 发病与环境、EB病毒感染和遗传因素密切相关。

(1) 组织学分型：鳞状细胞癌常见，腺癌少见。

(2) 扩散途径：向上蔓延破坏颅底骨，损伤脑神经；向外侵及咽鼓管、进入中耳；向前进入鼻腔、眼眶；向后侵犯颈段脊椎。鼻咽癌常在早期就经淋巴道转移，先到咽后壁淋巴结，然后至颈深上淋巴结。也可经血道转移。

2. **肺癌** 绝大多数起源于支气管的黏膜上皮，少数起源于支气管黏膜下层的腺上皮或肺上皮。

(1) 大体类型：中央型（肺门型）、周围型、弥漫型。

(2) 主要组织学类型：包括鳞状细胞癌和腺癌等。

(3) 扩散途径：中央型直接侵犯纵隔、心包及周围组织；而周围型可直接侵犯胸膜。淋巴道转移先至支气管肺门淋巴结，再扩散至纵隔、锁骨上、腋窝和颈部淋巴结。晚期血道转移至脑、肾上腺、骨、肝等处。

三、复习思考题

(一) 名词解释

1. 大叶性肺炎　　　　2. 肺肉质变　　　　3. 小叶性肺炎
4. 透明膜　　　　　　5. 严重急性呼吸综合征　　6. 慢性阻塞性肺疾病
7. 肺气肿　　　　　　8. 肺泡性肺气肿　　　9. 肺大疱
10. 慢性肺源性心脏病

(二) 选择题 (A 型题及 X 型题)

A 型题 (单选题,每题仅有一个正确答案)

1. 发生肺肉质变的主要原因是
   - A. 渗出的中性粒细胞数量少或功能缺陷
   - B. 患者全身免疫功能低下
   - C. 感染的细菌数量过多或毒力过强
   - D. 胶原纤维大量增生
   - E. 单核巨噬细胞系统功能亢进

2. 下述选项**不是**小叶性肺炎特点的是
   - A. 常由多种细菌混合感染引起
   - B. 病变呈灶状、小叶分布
   - C. 支气管旁淋巴结常有急性炎症反应
   - D. 病灶可融合而发展为肺肉质变
   - E. 多见于儿童、年老体弱、久病卧床者

3. 小叶性肺炎的病变性质是
   - A. 急性浆液性炎
   - B. 化脓性炎
   - C. 纤维素性炎
   - D. 间质性肺炎
   - E. 黏液性卡他性炎

4. 下列病程中,大叶性肺炎患者常咳出"铁锈色痰"的病程是
   - A. 充血水肿期
   - B. 灰色肝样变期
   - C. 红色肝样变期
   - D. 溶解消散期
   - E. 肺肉质变后

5. 大叶性肺炎通常好发于
   - A. 儿童
   - B. 青年
   - C. 老年
   - D. 体弱多病者
   - E. 久病卧床者

6. 大叶性肺炎的病变性质属于
   - A. 出血性炎
   - B. 纤维素性炎
   - C. 化脓性炎
   - D. 浆液性炎
   - E. 肉芽肿性炎

7. 下列选项**不是**大叶性肺炎的特点的是
   - A. 多由肺炎链球菌感染引起
   - B. 由肺泡开始
   - C. 属于纤维素性炎
   - D. 破坏小支气管壁和肺泡壁结构
   - E. 患者可咳出铁锈色痰

8. 下列选项中通常在肺泡腔内形成透明膜的疾病是
   - A. 大叶性肺炎
   - B. 小叶性肺炎
   - C. 病毒性肺炎
   - D. 真菌性肺炎
   - E. 衣原体肺炎

9. 下述是病毒性肺炎病变的选项是
   - A. 大叶性病变
   - B. 小叶性病变
   - C. 间质性肺炎
   - D. 肺泡性肺炎
   - E. 吸入性肺炎

10. 诊断病毒性肺炎最具有价值的是
    A. 肺间质中单核细胞、淋巴细胞浸润
    B. 肺泡腔内浆液渗出
    C. 肺泡上皮细胞增生
    D. 透明膜形成
    E. 肺泡上皮细胞或多核巨细胞胞质或胞核内出现病毒包涵体

11. 肺气肿最常继发于
    A. 慢性支气管炎　　　　　B. 支气管肺炎　　　　　C. 支气管扩张
    D. 支气管哮喘　　　　　　E. 肺尘埃沉着病

12. 最常出现反复大量咯血的是
    A. 肺气肿　　　　　　　　B. 肺炎　　　　　　　　C. 肺源性心脏病
    D. 支气管哮喘　　　　　　E. 支气管扩张症

13. 慢性支气管炎咳黏液泡沫痰的病变基础是
    A. 支气管黏膜上皮损伤　　　　　　　　B. 黏液腺体肥大,黏膜上皮内杯状细胞增多
    C. 支气管壁纤维化、管腔狭窄　　　　　D. 支气管平滑肌破坏
    E. 支气管扩张

14. 最常见的慢性阻塞性肺疾病是
    A. 支气管扩张症　　　　　B. 支气管哮喘　　　　　C. 慢性支气管炎
    D. 硅肺　　　　　　　　　E. 慢性空洞性肺结核

15. 引起慢性支气管炎患者通气障碍的是
    A. 黏液腺肥大、增生　　　B. 上皮纤毛倒伏、脱落　　C. 软骨变性萎缩
    D. 小气道阻塞　　　　　　E. 管壁平滑肌萎缩

16. 下列**不属于**慢性阻塞性肺疾病的选项是
    A. 肺硅沉着病　　　　　　B. 慢性支气管炎　　　　C. 肺气肿
    D. 支气管哮喘　　　　　　E. 支气管扩张症

17. 慢性支气管炎伴哮喘的主要因素是
    A. 支气管黏膜内杯状细胞增多　　　　　B. 支气管黏膜水肿
    C. 支气管壁平滑肌痉挛　　　　　　　　D. 支气管腔内黏液增多
    E. 支气管管壁炎细胞浸润

18. 慢性肺源性心脏病的心脏病变特点是
    A. 左心房肥厚、扩张　　　B. 左心室肥厚、扩张　　　C. 右心房肥厚、扩张
    D. 右心室肥厚、扩张　　　E. 左、右心房及心室均肥厚、扩张

19. 引起慢性肺源性心脏病最常见的原因是
    A. 小叶性肺炎　　　　　　B. 肺结核球　　　　　　C. 慢性支气管炎
    D. 大叶性肺炎　　　　　　E. 急性支气管炎

20. 诊断肺心病右心室肥大的主要形态学标准是
    A. 心脏增大　　　　　　　　　　　　　B. 心尖钝圆
    C. 右心室扩张　　　　　　　　　　　　D. 肺动脉圆锥膨隆
    E. 肺动脉瓣下 2cm 处右心室壁厚度超过 5mm

21. 关于支气管扩张症的说法,**错误**的是
    A. 常由支气管壁的炎症损伤引起　　　　B. 病变位于肺叶及肺段等大支气管
    C. 常并发肺脓肿　　　　　　　　　　　D. 可导致肺心病
    E. 可发展成小叶性肺炎

22. 肺心病发病的主要环节是
    A. 慢性支气管炎
    B. 肺循环阻力增加和肺动脉高压
    C. 慢性阻塞性肺气肿
    D. 小气道阻塞
    E. 肺血管床减少

23. 慢性支气管炎时,黏膜上皮容易发生的化生是
    A. 黏液上皮化生
    B. 移行上皮化生
    C. 鳞状上皮化生
    D. 杯状细胞化生
    E. 肠上皮化生

24. 慢性支气管炎的主要临床表现是
    A. 慢性咳嗽和咳痰
    B. 咳铁锈色痰
    C. 肺实变
    D. 呼吸困难
    E. 严重缺氧

25. 下列选项**不是**肺硅沉着病合并症的是
    A. 肺癌
    B. 肺心病
    C. 肺气肿
    D. 自发性气胸
    E. 肺结核病

26. 下列病毒与鼻咽癌的发生密切相关的是
    A. HIV
    B. HBV
    C. EBV
    D. HPV
    E. HCV

27. 下列**不是**鼻咽癌的临床特点的选项是
    A. 早期症状明显
    B. 可有头痛
    C. 可引起耳鸣
    D. 易发生淋巴道转移
    E. 可有鼻出血

28. 下列与肺鳞状细胞癌**无关**的选项是
    A. 常发生于吸烟者
    B. 绝大多数发生于支气管鳞状上皮化生
    C. 多为中央型
    D. 可出现上腔静脉压迫综合征
    E. 易出现血性胸腔积液

29. 下列组织学类型的肺癌预后**最差**的是
    A. 鳞状细胞癌
    B. 小细胞癌
    C. 腺鳞癌
    D. 腺癌
    E. 黏液表皮样癌

X 型题 (多选题,每题可有一至五个答案)

30. 下述**不符合**大叶性肺炎病变特点的选项是
    A. 属化脓性炎
    B. 好发于青壮年
    C. 肺肉质变是并发症之一
    D. 常累及肺段或肺大叶
    E. 常累及两肺各叶

31. 下述是大叶性肺炎并发症的选项是
    A. 脓胸
    B. 肺肉质变
    C. 肺脓肿
    D. 感染性休克
    E. 败血症或脓毒血症

32. 下述是小叶性肺炎病变特征的选项是
    A. 代偿性肺气肿
    B. 肺泡腔内中性粒细胞浸润
    C. 病灶小,可散在累及两肺
    D. 病变范围以细支气管为中心
    E. 伴肺脓肿形成

33. 下述是小叶性肺炎常见并发症的选项是
    A. 心力衰竭
    B. 肺脓肿
    C. 脓毒血症
    D. 肺肉质变
    E. 呼吸衰竭

34. 下述属于间质性肺炎的是
    A. 支原体肺炎
    B. 小叶性肺炎
    C. 肺炎链球菌性肺炎
    D. 大叶性肺炎
    E. 病毒性肺炎

35. **不符合**病毒性肺炎病变特点的有
    A. 多由上呼吸道病毒感染蔓延引起   B. 炎症主要累及肺间质
    C. 基本病变为小叶性肺炎   D. 细胞内可出现包涵体
    E. 多见于年老体弱者

36. 下述是慢性支气管炎常可出现的并发症的是
    A. 肺气肿   B. 大叶性肺炎   C. 支原体肺炎
    D. 肺源性心脏病   E. 支气管扩张症

37. 下述是慢性支气管炎病变的是
    A. 支气管黏膜上皮变性、坏死、增生及鳞状上皮化生
    B. 黏液腺增生、肥大
    C. 管壁慢性炎性细胞浸润及纤维化
    D. 管壁平滑肌束断裂、萎缩
    E. 软骨变性、萎缩、钙化或骨化

38. 下述疾病可能引起肺心病发生的是
    A. 慢性支气管炎   B. 支气管扩张症   C. 肺气肿
    D. 硅肺   E. 大叶性肺炎

39. 下述符合肺心病病变特点的描述是
    A. 心脏增大,心尖由左心室构成
    B. 左心衰竭
    C. 肺动脉瓣下 2cm 处右心室室壁肌厚度超过 5mm
    D. 肺动脉高压
    E. 右心室心肌细胞肥大

40. 下述是肺硅沉着病基本病理变化的是
    A. 硅结节形成   B. 肺气肿   C. 硅肺结核病
    D. 肺间质弥漫性纤维化   E. 肺心病

41. 下述是鼻咽癌特点的选项是
    A. 早期就可发现鼻咽部明显肿块
    B. 以未分化型非角化性癌最为多见
    C. 未分化癌大多来自黏膜上皮的嗜银细胞
    D. 好发于鼻咽前壁
    E. 往往早期发生淋巴道转移

42. 下述是肺鳞状细胞癌特点的选项是
    A. 与吸烟关系密切   B. 常为周围型   C. 常经鳞状上皮化生癌变而来
    D. 常早期经血道转移   E. 常伴肺门淋巴结转移

43. 下述**不是**肺腺癌特点的选项是
    A. 多为中央型   B. 常有吸烟史   C. 可伴有黏液分泌
    D. 女性多见   E. 常有乳头形成

44. 下列选项是肺癌可以引起的是
    A. 上腔静脉压迫综合征   B. 库欣综合征   C. 肺性骨关节病
    D. 副肿瘤综合征   E. 血性胸腔积液

(三) 问答题

1. 患者男性,25 岁,酗酒后突起寒战、高热,体温 39.5℃,3d 后感胸痛、咳嗽,咳铁锈色痰。X 线检查,左肺下叶有大片密实阴影。患者可能患有的疾病是什么?请列出诊断依据并描述该病变的特点。

2. 试述小叶性肺炎的病变特点及临床病理联系。

3. 何谓肺肉质变？如何形成？

4. 试述病毒性肺炎基本病理学特点。

5. 试述肺气肿引起肺心病的病变基础。

6. 肺癌大体类型和常见的组织学类型有哪些？

(四) 拓展题

1. 慢性肺源性心脏病是怎样发生发展的？与哪些疾病有关？如何预防及护理？

2. 空气污染可引起哪些呼吸系统疾病？哪些场所可能是重度污染区？如何防范？

四、复习思考题参考答案

(一) 名词解释 (略)

(二) 选择题

A 型题

1. A	2. D	3. B	4. C	5. B	6. B	7. D	8. C	9. C	10. E
11. A	12. E	13. B	14. C	15. D	16. A	17. C	18. D	19. C	20. E
21. B	22. B	23. C	24. A	25. A	26. C	27. A	28. E	29. B	

X 型题

30. AE	31. ABCDE	32. ABCDE	33. ABCE	34. AE
35. CE	36. ADE	37. ABCDE	38. ABCD	39. CDE
40. AD	41. BE	42. ACE	43. AB	44. ABCDE

(三) 问答题

1. 患者可能的疾病为大叶性肺炎。

诊断依据：①青年男性，起病急；②寒战、高热，咳嗽、胸痛，咳铁锈色痰；③肺大片实变。

典型病变：①充血水肿期。肺泡间隔毛细血管扩张充血，肺泡腔以浆液渗出为主。②红色肝样变期。肺泡间隔毛细血管扩张充血，肺泡腔大量红细胞和纤维素渗出为主。③灰色肝样变期。肺泡壁毛细血管受压呈贫血状，肺泡腔大量中性白细胞、纤维素渗出。④溶解消散期。纤维素被溶解，肺组织结构恢复正常。

2. 小叶性肺炎是以细支气管为中心及所属肺小叶为单位的肺组织化脓性炎症，又称支气管肺炎。多见于儿童、年老体弱、久病卧床者。多为其他疾病的并发症。

病变特点：病灶分布于两肺各叶，以两肺下叶和背侧多见。病灶灰黄、直径 1cm 左右。镜下病灶中央可见细支气管化脓性炎及其所属的肺泡内化脓性炎。

临床病理联系：患者发热、咳嗽、咳脓性痰，X 线检查呈小片状阴影。

3. 肺肉质变：大叶性肺炎时，肺泡腔内的渗出物被肉芽组织机化，形成褐色肉样纤维组织。原因：中性粒细胞渗出过少或功能障碍，致使纤维素不能被溶解吸收。

4. 基本病变为间质性肺炎。大体病变不明显。镜下：①支气管、细支气管壁及周围，小叶间隔、肺泡间隔内充血、水肿；②肺泡间隔明显增宽，以淋巴细胞、浆细胞、巨噬细胞为主的炎症细胞浸润；③肺泡腔内一般无渗出物或仅有少量浆液；④肺泡腔内浆液渗出物浓缩凝结形成透明膜；⑤增生的上皮细胞或多核巨细胞的胞质或胞核可见病毒包涵体。

5. 肺气肿时：①细小支气管通气、换气障碍→通气血流比例失调 $PaO_2\downarrow$、$PaCO_2\uparrow$、$H^+\uparrow$，肺细动脉痉挛、肌化和小动脉痉挛致内膜纤维组织增生，引起肺循环阻力增加、肺动脉高压；②肺泡壁毛细血管床减少致肺循环阻力增加、肺动脉高压。最终导致右心室肥大、扩张，形成肺源性心脏病。

6. 肺癌大体类型：中央型、周围型、弥漫型。

常见组织学类型：鳞状细胞癌、腺癌、小细胞癌、大细胞癌。

（四）拓展题（略）

（胡忠良）

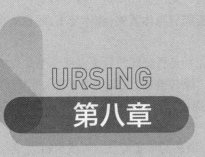

第八章

消化系统疾病

一、学 习 目 标

掌握:消化性溃疡;病毒性肝炎;肝硬化。

熟悉:胃炎;食管癌;胃癌;大肠癌;原发性肝癌。

了解:阑尾炎;炎症性肠病;消化系统疾病护理的病理学基础。

二、重点、难点纲要

(一)胃肠疾病

1. 慢性胃炎　慢性浅表性胃炎:是最常见的慢性胃炎,病变多发生于胃窦部。胃镜检查可见胃黏膜充血水肿,表面有灰白色或灰黄色分泌物,有时可见散在糜烂和点状出血。镜下观察可见黏膜浅层淋巴细胞、浆细胞浸润,黏膜内小血管充血扩张,固有腺体无萎缩改变,活动期可见中性粒细胞浸润。

慢性萎缩性胃炎:以胃黏膜固有腺体萎缩伴肠上皮化生为特点。根据发病原因分为 A 型和 B 型(表8-1),两型病变基本一致,我国以 B 型为主。胃镜检查:黏膜明显变薄,黏膜皱襞变平甚至消失;黏膜颜色

表8-1　慢性萎缩性胃炎 A 型与 B 型的区别

	A 型	B 型
病变部位	胃底、胃体部	胃窦部
病因	与自身免疫有关	多由浅表性胃炎发展而来
癌变	无关	密切
抗内因子抗体	+	−
恶性贫血	有	无
维生素 B_{12} 吸收障碍	有障碍	无障碍
血清抗壁细胞抗体	+	−
血清促胃液素水平	升高	正常

变浅,呈灰白或灰黄色;黏膜下血管分支清晰可见,有时可见出血和糜烂。镜下可见:胃黏膜全层不同程度的淋巴细胞、浆细胞浸润,并常有淋巴滤泡形成;胃黏膜固有腺体萎缩,腺体变小,数量减少;胃黏膜上皮出现肠上皮化生和假幽门腺化生。

2. 消化性溃疡　胃溃疡多位于胃小弯近幽门部,尤其是胃窦部前后壁多见。通常为单个,圆形或椭圆形,直径多小于2cm,可深达肌层甚至浆膜层。溃疡边缘较整齐,底部平坦干净,周围黏膜皱襞呈放射状向溃疡处集中。镜下,溃疡底部从表层到深层可分为四层:炎性渗出层,坏死组织层,肉芽组织层,瘢痕组织层。

十二指肠溃疡常见于十二指肠球部的前壁或后壁,溃疡的形态特点与胃溃疡相似,但直径较小,一般在1cm以内。

结局和并发症:愈合,出血,穿孔,幽门狭窄,恶变(主要见于胃溃疡)。

(二) 肝脏疾病

1. 病毒性肝炎　病毒性肝炎是一组由肝炎病毒引起的,以肝细胞变性、坏死为主要病变的传染病。常见的肝炎病毒有6型,即甲型(HAV)、乙型(HBV)、丙型(HCV)、丁型(HDV)、戊型(HEV)、庚型(HGV)。除HBV为DNA病毒外,其余5种均为RNA病毒。

(1) 基本病理变化:各种肝炎病毒所引起的病理变化基本相似,均以肝细胞变性坏死为主,伴有不同程度的炎细胞浸润、肝细胞再生和纤维组织增生。

肝细胞变性包括:①肝细胞水肿,严重者气球样变;②嗜酸性变性;③肝细胞脂肪变性。

肝细胞坏死包括:肝细胞溶解性坏死和嗜酸性坏死。溶解性坏死最常见,分为四型:①点状坏死,为单个至数个肝细胞坏死,常见于急性(普通型)肝炎;②碎片状坏死,为肝小叶周边界板肝细胞片状或灶状坏死,常见于慢性肝炎活动期;③桥接坏死,指连接两个汇管区、两个中央静脉或一个中央静脉和一个汇管区的带状融合性坏死灶,见于中度和重度慢性肝炎;④大片坏死,累及肝小叶的大部或全部,多见于急性重型肝炎。

炎细胞渗出:主要为淋巴细胞和单核细胞浸润,有时可见浆细胞及中性粒细胞。

肝细胞再生和纤维组织增生:库普弗细胞和贮脂细胞增生,在肝纤维化和肝硬化的发生中发挥重要作用。

(2) 临床病理类型和病变特点

急性(普通型)肝炎:病变特点是广泛的肝细胞胞质疏松化和气球样变,肝小叶内有散在点状坏死及嗜酸小体形成,汇管区及肝小叶内有少量的炎细胞浸润。大多在半年内恢复。

慢性(普通型)肝炎:分为轻、中、重度。轻度慢性肝炎主要特点为点状坏死,偶见轻度碎片状坏死,汇管区慢性炎细胞浸润,可见少量纤维组织增生。中度慢性肝炎肝细胞坏死明显,有中度的碎片状坏死和特征性的桥接坏死出现。肝小叶内有纤维间隔形成,但小叶结构大部分保存。重度慢性肝炎有重度碎片状坏死和大范围的桥接坏死,肝细胞不规则再生,增生的纤维组织分割并包绕肝细胞导致小叶结构破坏,呈早期肝硬化改变。

重型肝炎:少见,分为急性重型肝炎和亚急性重型肝炎。①急性重型肝炎:肝细胞弥漫而广泛的大块坏死,肝小叶内和汇管区有大量淋巴细胞和巨噬细胞浸润,无明显肝细胞再生现象;肉眼观察可见肝体积缩小,被膜皱缩,质软如泥,呈黄色或红褐色,故又称急性黄色肝萎缩或急性红色肝萎缩。②亚急性重型肝炎:多数由急性重型肝炎迁延而来,病程较长,可达数周至数月,肝细胞的大片坏死和肝细胞结节状再生并存,小叶内外有明显的炎细胞浸润;肝脏体积缩小,被膜皱缩,因胆汁淤积可呈黄绿色,切面可见小岛屿状再生结节。

2. 肝硬化　肝硬化是由各种原因引起的肝细胞弥漫性变性坏死、纤维组织增生和肝细胞结节状再生,三种病变反复交替进行,形成假小叶,肝内血液循环被改建,导致肝脏变形、变硬的一种慢性肝病。

结合病因和病变特点等,肝硬化可分为:门脉性、坏死后性、胆汁性、淤血性、寄生虫性和色素性肝硬化等。

病理特点:肝脏表面呈小结节状;镜下形成假小叶。

肝硬化早期可无明显症状,后期出现不同程度的门静脉高压症和肝功能障碍。

门静脉高压症原因:增生的纤维组织和假小叶对小叶下静脉、中央静脉和肝窦的压迫,以及肝动脉和门静脉间形成异常吻合支,使压力高的肝动脉血液流入门静脉,引起门静脉压力增高,胃、肠、脾等器官的静脉血回流受阻。临床表现为:①脾大,若伴有脾功能亢进,可出现贫血和出血倾向。②胃肠淤血、水肿,有食欲减退、消化不良的表现。③腹水。④侧支循环形成,食管下段静脉丛曲张,若破裂,可致上消化道大出血;直肠静脉丛曲张,可致便血;脐周及腹壁静脉曲张,形成"海蛇头"现象。

肝功能障碍临床表现为:白蛋白合成减少,导致低蛋白血症、水肿和腹水;凝血酶原和Ⅶ、Ⅸ和Ⅹ合成障碍导致出血倾向;肝细胞受损和毛细胆管淤胆导致黄疸;雌激素灭活障碍而导致肝掌、蜘蛛痣、睾丸萎缩、男性乳腺发育等;肝性脑病。

3. 原发性肝癌 由肝细胞或肝内胆管上皮细胞发生的恶性肿瘤。多为青壮年,男性多于女性。一般认为与乙型和丙型肝炎病毒感染、肝硬化、黄曲霉毒素有关。早期肝癌指单个癌结节直径在3cm以下,或2个癌结节直径之和在3cm以下者。中晚期肝癌的癌组织可局限于肝脏一叶,也可弥漫分布于整个肝脏。大体分为:巨块型,多结节型,弥漫型。组织学类型分为:①肝细胞癌,最多见,来源于肝细胞,癌周肝组织常见肝硬化改变;②胆管细胞癌,来源于肝内胆管上皮,多为腺癌,较少合并肝硬化;③混合性肝癌,具有肝细胞癌和胆管细胞癌两种结构。

(三) 消化道常见恶性肿瘤

消化道常见恶性肿瘤特点见表8-2。

表8-2 消化道常见恶性肿瘤特点

	食管癌	胃癌	大肠癌
起源	食管黏膜上皮或腺体	胃黏膜上皮或腺体	大肠黏膜上皮或腺体
发病人群	40岁以上多见,男多于女	40~60岁多见,男多于女	老年人多见,目前年轻化趋势
好发部位	食管中下段	好发于胃窦部,尤以小弯侧多见	直肠最多见
早期癌	限于黏膜或黏膜下层,无淋巴结转移	限于胃黏膜和黏膜下层,无论是否有淋巴结转移	限于黏膜或黏膜下层,无淋巴结转移
进展期癌的大体类型	髓质型、蕈伞型、溃疡型、缩窄型	息肉型、蕈伞型、溃疡型、浸润型(弥漫浸润型胃癌又称为革囊胃)	隆起型、溃疡型、浸润型、胶样型
组织学类型	鳞状细胞癌最常见,腺癌次之	乳头状腺癌、管状腺癌、黏液腺癌、印戒细胞癌、未分化癌等	主要为腺癌
转移途径	①直接穿透食管壁侵入邻近器官;②沿淋巴道转移至食管旁、纵隔、肺门及颈部等处淋巴结;③经血道转移至肝和肺	①浸润到浆膜,直接扩散到邻近器官;②经淋巴道转移到局部淋巴结和远处淋巴结;③经血道转移至肝、肺、骨和脑等;④腹腔种植	①直接侵及邻近器官;②经淋巴道转移到淋巴结;③经血道转移到肝、肺、骨等处;④腹腔和盆腔种植

三、复习思考题

(一) 名词解释

1. 肠上皮化生　　　　　2. 假幽门腺化生　　　　　3. 气球样变

4. 点状坏死　　　　　　5. 碎片状坏死　　　　　　6. 桥接坏死

7. 肝硬化　　　　　　　8. 肝性脑病　　　　　　　9. 假小叶

10. 早期胃癌　　　　　　11. 革囊胃　　　　　　　12. Krukenberg瘤

（二）选择题（A型题及X型题）

A型题（单选题，每题仅有一个正确答案）

1. 萎缩性胃炎与浅表性胃炎最确切的区别是
   - A. 病变部位
   - B. 黏膜充血、水肿
   - C. 黏膜厚度
   - D. 胃固有腺萎缩
   - E. 炎症细胞浸润的深度

2. 胃黏膜活检报告为肠上皮化生，可能性最大的是
   - A. 胃癌
   - B. 慢性萎缩性胃炎
   - C. 胃溃疡
   - D. 慢性浅表性胃炎
   - E. 先天性肠黏膜异位

3. 下列疾病属于癌前病变的是
   - A. 慢性浅表性胃炎
   - B. 慢性萎缩性胃炎
   - C. 十二指肠溃疡
   - D. 慢性肥厚性胃炎
   - E. 胃应激性溃疡

4. 慢性胃溃疡病变位置最常见于
   - A. 胃前壁
   - B. 胃后壁
   - C. 胃大弯及胃底部
   - D. 胃大弯近幽门处
   - E. 胃小弯近幽门部

5. 下列**不符合**胃消化性溃疡的说法是
   - A. 幽门螺杆菌感染
   - B. 溃疡边缘常较整齐
   - C. 常反复发作
   - D. 溃疡直径通常在2cm以下
   - E. 患者胃酸分泌减少

6. 胃消化性溃疡**不易**愈合的局部因素主要是
   - A. 局部溃疡过深
   - B. 溃疡周边组织水肿
   - C. 局部溃疡过大
   - D. 溃疡底部神经纤维变性、断裂
   - E. 溃疡底部小动脉增殖性内膜炎

7. 胃溃疡最常见的并发症是
   - A. 出血
   - B. 幽门梗阻
   - C. 穿孔
   - D. 粘连
   - E. 癌变

8. 关于急性阑尾炎的叙述，**错误**的是
   - A. 临床上常有转移性右下腹部疼痛、体温升高、呕吐等表现
   - B. 细菌感染和阑尾腔的阻塞是其发病的两个主要因素
   - C. 阑尾炎因细菌感染引起，且有特定的病原菌
   - D. 急性者有三种主要类型，即单纯性、蜂窝织炎性和坏疽性
   - E. 并发症中主要有因阑尾穿孔引起的急性弥漫性腹膜炎和阑尾周围脓肿

9. 按发病率递减的顺序，食管癌最常见的部位依次是
   - A. 食管中段、下段、上段
   - B. 食管上段、下段、中段
   - C. 食管下段、中段、上段
   - D. 食管中段、上段、下段
   - E. 食管下段、上段、中段

10. 下列选项**不属于**早期食管癌的必要条件的是
    - A. 癌变面积要小于$1.0cm^2$
    - B. 一般无明显临床症状
    - C. 浸润深度未超出黏膜下层
    - D. 无淋巴结转移
    - E. 钡餐检查可有轻度局限性僵硬

11. 食管肿瘤，镜下见瘤细胞有明显异型性，排列呈巢状，中央有红染无结构层状角化物充塞，应诊断为
    - A. 高分化鳞癌
    - B. 腺癌
    - C. 鳞腺癌
    - D. 癌肉瘤
    - E. 纤维肉瘤

12. 胃肠道癌血行转移最常见于
    - A. 肝脏
    - B. 肺脏
    - C. 肾脏
    - D. 脑
    - E. 骨

13. 进展期胃癌最常见的肉眼类型为
    A. 浸润型　　　　　　B. 胶样癌　　　　　　C. 革囊胃
    D. 溃疡型　　　　　　E. 息肉型

14. 早期胃癌是指癌组织
    A. 尚未侵犯黏膜下层　B. 未突破基底膜　　　C. 未侵犯浆膜层
    D. 未侵犯肌层　　　　E. 直径小于3cm

15. 下列选项**不是**结肠癌特点的是
    A. 多见于中老年人　　　　　　　　　　B. 癌胚抗原CEA是常见的肿瘤抗原
    C. 可向肠腔内突出,表面形成溃疡　　　D. 发生部位最多见于直肠、乙状结肠
    E. 常早期血行转移

16. 大肠癌最常发生的部位是
    A. 直肠　　　　　　　B. 乙状结肠　　　　　C. 盲肠
    D. 升结肠　　　　　　E. 横结肠及降结肠

17. 关于Krukenberg瘤,下列选项正确的是
    A. 肺癌种植转移在胸膜上　B. 胃癌种植转移在肠壁上　C. 胃癌种植转移在膀胱上
    D. 胃黏液癌种植转移在卵巢上　E. 肝癌种植转移在卵巢上

18. 我国引起门脉性肝硬化的主要原因是
    A. 化学毒物　　　　　B. 酒精中毒　　　　　C. 黄曲霉毒素
    D. 营养缺乏　　　　　E. 病毒性肝炎

19. 肝细胞内出现透明小体常见于
    A. 肝炎后肝硬化　　　B. 淤血性肝硬化　　　C. 酒精性肝硬化
    D. 胆汁性肝硬化　　　E. 血吸虫性肝硬化

20. 肝细胞呈明显的碎片状坏死主要见于
    A. 急性重型肝炎　　　B. 轻度慢性肝炎　　　C. 重度慢性肝炎
    D. 急性普通型肝炎　　E. 亚急性重型肝炎

21. 关于病毒性肝炎的肝细胞基本病变,下列选项可能是**错误**的是
    A. 气球样变　　　　　B. 炎细胞浸润　　　　C. 嗜酸性变性
    D. 纤维素样坏死　　　E. 肝细胞再生

22. 下列各型肝炎中肝脏重量减轻最明显的是
    A. 急性普通型肝炎　　B. 急性重型肝炎　　　C. 亚急性重型肝炎
    D. 重度慢性肝炎　　　E. 轻度慢性肝炎

23. 肝脏有新旧不等大片肝细胞坏死,并肝细胞结节再生,主要见于
    A. 轻度慢性肝炎　　　B. 急性重型肝炎　　　C. 重度慢性肝炎
    D. 急性普通型肝炎　　E. 亚急性重型肝炎

24. 下列有关门脉性肝硬化病变描述**错误**的是
    A. 肝体积缩小,重量减轻　　　　　　　B. 肝硬度增加呈结节状
    C. 显微镜下见假小叶形成　　　　　　　D. 肝细胞脂肪变性和坏死
    E. 小胆管慢性炎,增生淤胆

25. 男性,49岁,20年前曾患"乙肝",近几年面、胸部等常出现蜘蛛状血管痣。1个月前发现黄疸,肝脏表面高低不平,质较硬,X线检查发现肺内多个球形阴影,AFP阳性,最可能的诊断是
    A. 肝硬化,肺转移性肝癌　　　　　　　B. 肝硬化,肝转移性肺癌
    C. 门脉性肝硬化,合并肝癌及肺转移癌　D. 胆汁性肝硬化,合并肝癌及肺转移癌
    E. 肝硬化,肺癌合并肝癌(双原发癌)

26. 下列**不是**肝硬化引起门静脉高压症原因的选项是
    A. 假小叶压迫中央静脉　　　　　　　　　　B. 门静脉与肝动脉之间形成异常吻合支
    C. 肝动脉与肝静脉之间形成异常吻合支　　　D. 假小叶压迫小叶下静脉
    E. 肝窦与中央静脉血管床减少

27. 门脉性肝硬化最**严重**的并发症是
    A. 男性乳房发育　　　　B. 腹水　　　　C. 肝性脑病
    D. 低蛋白血症　　　　　E. 痔静脉曲张

28. 急性重型肝炎的发生机制,正确的说法可能是
    A. 免疫功能正常,感染病毒少,毒力弱
    B. 免疫功能缺陷,缺乏有效免疫反应
    C. 免疫功能不足,仅能杀灭部分病毒
    D. 免疫功能过强,感染病毒多,毒力强
    E. 机体营养状况差

29. 怀疑肝癌时下列诊断方法最可靠的是
    A. 超声波检查　　　　　B. 放射性核素扫描　　　　C. AFP 检测
    D. 腹腔积液细胞学检查　E. 肝穿刺活体组织检查

30. 下列因素与消化道肿瘤预后的关系**不密切**的是
    A. 肿瘤的浸润深度　　　B. 肿瘤的肉眼类型　　　　C. 肿瘤细胞的分化程度
    D. 肿瘤侵犯淋巴结　　　E. 肿瘤的组织学类型

31. 关于克罗恩病的叙述,**错误**的是
    A. 有裂隙状溃疡形成
    B. 因病变局限、且呈节段性分布,故称为局限性肠炎
    C. 在临床上常呈慢性经过
    D. 肠黏膜高度水肿
    E. 病变主要累及回肠末端,次为结肠,消化道其他处则不发生

32. 克罗恩病的镜下病变**不包括**
    A. 黏膜下层增厚、水肿,淋巴管扩张
    B. 黏膜下淋巴组织高度增生,并有淋巴滤泡形成
    C. 黏膜面有裂隙状溃疡形成
    D. 黏膜下层可形成肉芽肿,由类上皮细胞及多核巨细胞组成
    E. 肉芽肿中心有干酪样坏死

33. 下列**不是**慢性溃疡性结肠炎病变特点的选项是
    A. 假息肉形成　　　　　B. 黏膜隐窝小脓肿　　　　C. 肠镜下见片状溃疡
    D. 中毒性巨结肠　　　　E. 病变常累及全消化道

34. 患者,27 岁,女。因便中带血,腹部绞痛就诊。3 周前,患者左膝关节红肿、疼痛。查体:T 38℃,R 32 次 /min,BP 130/90mmHg,腹部触诊发现左下腹部疼痛。实验室检查示中度贫血,大便常规查见红细胞和白细胞。肠镜检查发现结肠广泛发红,出血,散在黏膜糜烂。取活检病理示腺体数量减少,可见分枝状腺体及腺体结构扭曲,可见隐窝脓肿及隐窝周围炎。该患者最可能的诊断是
    A. 腺瘤　　　　　　　　B. 克罗恩病　　　　　　　C. 溃疡性结肠炎
    D. 假膜性肠炎　　　　　E. 腺癌

35. 一位 60 岁的老年男性被送到急诊室中,查体发现患者卫生状态极差,并闻到一股酒味,巩膜黄疸,双手震颤,肝掌、蜘蛛痣,脐周静脉曲张,脾大及腹水。查血显示谷丙转氨酶(ALT),谷草转氨酶(AST),碱性磷酸酶及胆红素水平均不同程度升高。入院后,患者呕血一次。最可能的诊断是

A. 急性酒精性肝炎　　　　　　B. 急性胃炎　　　　　　　　C. 肝硬化

D. 脂肪肝　　　　　　　　　　E. 肝癌

X 型题（多选题，每题可有一至五个答案）

36. 与慢性胃溃疡发生有关的因素包括

A. 胰岛 D 细胞的腺瘤　　　　B. 胃的壁细胞总数增多　　　C. 胃酸氢离子的逆向弥散

D. 十二指肠内容物反流入胃　　E. 交感神经过度兴奋

37. 慢性胃溃疡的底部组成成分包括

A. 渗出物　　　　　　　　　　B. 坏死组织　　　　　　　　C. 脂肪组织

D. 肉芽组织　　　　　　　　　E. 瘢痕组织

38. 十二指肠溃疡常见的合并症包括

A. 穿孔　　　　　　　　　　　B. 出血　　　　　　　　　　C. 幽门梗阻

D. 癌变　　　　　　　　　　　E. 消化不良

39. 慢性萎缩性胃炎的肉眼病变包括

A. 胃黏膜薄而平滑　　　　　　B. 黏膜呈褐色　　　　　　　C. 黏膜表面呈细颗粒状

D. 黏膜下血管分支清晰可见　　E. 黏膜皱襞粗大

40. 门静脉高压症侧支循环的吻合支曲张可有

A. 食管下段静脉丛　　　　　　B. 脐周静脉网　　　　　　　C. 阴部静脉丛

D. 脊椎静脉丛　　　　　　　　E. 直肠静脉丛

41. 急性重型肝炎时浸润的炎症细胞主要包括

A. 中性粒细胞　　　　　　　　B. 淋巴细胞　　　　　　　　C. 嗜酸性粒细胞

D. 巨噬细胞　　　　　　　　　E. 浆细胞

42. 坏死后性肝硬化的病变特点包括

A. 相当于大结节型和大小结节混合型肝硬化

B. 肝功能障碍明显

C. 癌变率较高

D. 与亚急性重型肝炎关系密切

E. 假小叶间纤维间隔薄而均匀

43. 下列选项中，在病毒性肝炎时易见到的肝细胞坏死包括

A. 梗死　　　　　　　　　　　B. 点状坏死　　　　　　　　C. 碎片状坏死

D. 溶解性坏死　　　　　　　　E. 嗜酸性坏死

44. 肝硬化时，假小叶的特点有

A. 假小叶内肝细胞索排列紊乱　　　　B. 假小叶内可见到汇管区

C. 假小叶内静脉偏位或有两个以上的中央静脉　　D. 假小叶内可无中央静脉

E. 假小叶内以中性粒细胞浸润为主

45. 肝硬化时对雌激素破坏减少，可出现

A. 鼻出血　　　　　　　　　　B. 月经过多　　　　　　　　C. 蜘蛛状血管痣

D. 男性乳腺发育症　　　　　　E. 睾丸萎缩

46. 可以引发肝癌的肝硬化包括

A. 坏死后性肝硬化　　　　　　B. 淤血性肝硬化　　　　　　C. 胆汁性肝硬化

D. 酒精性肝硬化　　　　　　　E. 门脉性肝硬化

47. 肝硬化时的肝功能不全表现包括

A. 蜘蛛状血管痣　　　　　　　B. 海蛇头　　　　　　　　　C. 肝细胞性黄疸

D. 男性乳房发育　　　　　　　E. 出血倾向

48. 大肠癌的组织形态学类型可为
    A. 鳞癌　　　　　　B. 腺癌　　　　　　C. 黏液腺癌
    D. 印戒细胞癌　　　E. 淋巴上皮癌

49. 大肠癌常见的临床表现可有
    A. 大便习惯改变　　B. 便血　　　　　　C. 右下腹肿块
    D. 低位性肠梗阻　　E. 贫血

50. 原发性肝癌的组织起源是
    A. 肝细胞　　　　　B. 肝内胆管上皮细胞　　C. 肝外胆管上皮细胞
    D. 肝血窦内皮细胞　E. 库普弗细胞

(三) 问答题

1. 胃癌的扩散途径有哪些?

2. 哪些疾病可引起上消化道出血,简述引起出血的病理基础。

3. 请列表说明良性胃溃疡与溃疡型胃癌的肉眼形态特征。

4. 简述消化性溃疡的临床病理特征和结局及并发症。

5. 试比较病毒性肝炎各临床病理类型的形态学特点和各自转归。

6. 原发性肝癌发生与哪些致病因素有关? 分为哪几种组织学类型? 分别叙述各种类型的组织学特点。

7. 临床体检时发现某患者肝大,根据你所学的知识,有哪些疾病的可能(举例三至四种),并简述所举各疾病的病变特点(肉眼和镜下)。

(四) 拓展题

1. 引起腹水的病因有哪些? 其发生的病理基础是什么? 护理中应注意什么?

2. 患者,男性,45 岁,反复上腹钝痛 1 年,突发上腹部刀割样疼痛 1h,面色苍白、出冷汗、脉搏细速、四肢冰冷。其最可能的诊断是什么? 护理工作最重要的是什么?

四、复习思考题参考答案

(一) 名词解释(略)

(二) 选择题

A 型题

1. D　2. B　3. B　4. E　5. E　6. E　7. A　8. C　9. A　10. A
11. A　12. A　13. D　14. D　15. E　16. A　17. D　18. E　19. C　20. C
21. D　22. B　23. E　24. D　25. C　26. C　27. C　28. D　29. E　30. B
31. E　32. E　33. E　34. C　35. C

X 型题

36. ABCD　37. ABDE　38. ABC　39. ACD　40. ABE
41. BD　42. ABCD　43. BCDE　44. ABCD　45. CDE
46. ADE　47. ACDE　48. ABCD　49. ABCDE　50. AB

(三) 问答题

1. ①直接蔓延;②转移:淋巴道转移、血道转移和种植转移。

2. ①消化性溃疡合并出血:当溃疡底部表面毛细血管破裂时,大便潜血阳性;当溃疡侵蚀较大血管时,可有上消化道大出血。②肝硬化合并食管下段及胃底静脉曲张破裂出血:肝硬化导致门静脉压力增高,血液回流受阻,部分门静脉血液经过侧支回流到体静脉,食管下段静脉和胃冠状静脉之间吻合支开放,引起食管下段及胃底静脉曲张破裂出血。③食管癌、胃癌出血:癌组织坏死或破坏血管引起出血。

3. 良性胃溃疡与溃疡型胃癌的肉眼形态特征见表 8-3。

表 8-3 良性胃溃疡与溃疡型胃癌的肉眼形态特征

特征	良性溃疡(胃溃疡)	恶性溃疡(溃疡型胃癌)
外形	圆形或椭圆形	不规则,皿状或火山喷口状
大小	直径一般 <2cm	直径常 >2cm
深度	较深(底部低于正常)	较浅(底有时高出胃黏膜)
边缘	平整,不隆起	不规则,隆起
底部	平坦,清洁	凹凸不平,出血,坏死
周围黏膜	皱襞向溃疡集中	皱襞中断或呈结节状肥厚

4. 消化性溃疡包括胃溃疡和十二指肠溃疡。胃溃疡多位于胃小弯近幽门部,圆形或椭圆形,直径多小于 2cm。溃疡边缘较整齐,底部较平坦干净,可深达肌层甚至浆膜层,周围黏膜可有轻度水肿,黏膜皱襞呈放射状向溃疡处集中。十二指肠溃疡常见于十二指肠球部的前壁或后壁,溃疡的形态特点与胃溃疡相似,但直径较小,一般在 1cm 以内。镜下观察溃疡底部从表层到深层可分为四层:①渗出层,由少量炎症渗出物覆盖;②坏死层,主要由坏死的细胞碎片组成;③肉芽组织层;④瘢痕层。

结局和并发症:①愈合;②出血,是最常见的合并症;③穿孔,多见于十二指肠溃疡;④幽门狭窄;⑤恶变,约 1% 胃溃疡发生恶变,十二指肠溃疡几乎不恶变。

5. ①普通型病毒性肝炎:包括急性普通型病毒性肝炎和慢性普通型病毒性肝炎。急性普通型病毒性肝炎:广泛变性、点状坏死,多数在 6 个月内治愈,部分转变为慢性肝炎;慢性普通型病毒性肝炎:根据炎症、坏死、纤维化程度,分为轻、中、重三型,晚期逐步转变为肝硬化,若在慢性肝炎的基础上,发生新鲜的大片坏死,即转变为重型肝炎。②重型病毒性肝炎:包括急性重型肝炎和亚急性重型肝炎。急性重型肝炎:广泛而严重的弥漫性肝细胞坏死,无明显再生现象,多数在短期内死亡,少数迁延为亚急性重型肝炎;亚急性重型肝炎:大片肝细胞坏死,伴有结节状肝细胞再生,多数常继续发展而转变为坏死后性肝硬化,仅少数治疗得当及时,病变可停止发展并有治愈可能。

6. (1) 与肝癌发生有关的因素:①病毒性肝炎,主要为乙型肝炎和丙型肝炎;②肝硬化,以坏死后性肝硬化为最多,门脉性肝硬化最少;③真菌,以黄曲霉菌最为多见;④亚硝胺类化合物等。

(2) 组织学上将肝癌分为三种类型:①肝细胞癌,最多见,由肝细胞发生的癌。根据分化程度不同有不同的特点,分化较好者癌细胞类似肝细胞,分化较差者癌细胞异型性明显。癌细胞可排列成条索状、腺管状或实体团块状。②胆管细胞癌,较为少见,由肝内胆管上皮发生的癌。多为腺癌或单纯癌。③混合性肝癌,具有上述两种结构,最少见。

7. 可能的疾病有:①肝脏本身的疾病,包括肿瘤(如良性肿瘤包括肝腺瘤、海绵状血管瘤等),恶性肿瘤(最常见的是肝细胞癌、胆管细胞癌),感染性疾病(如肝脓肿、阿米巴肝脓肿、肝梅毒树胶肿等)。②原发于其他脏器的疾病,主要是肝脏的转移性肿瘤,多来自消化道肿瘤。病变特点略。

(四) 拓展题(略)

(陈振文)

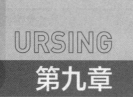

泌尿系统疾病

一、学 习 目 标

掌握:常见肾小球肾炎的基本病理变化和病理类型;肾盂肾炎的病理变化。
熟悉:肾小球肾炎和肾盂肾炎的病因及发病机制;肾细胞癌及尿路上皮癌的病理特点。
了解:肾小球肾炎和肾盂肾炎防治和护理的病理学基础。

二、重点、难点纲要

(一) 肾小球肾炎的基本病理变化
1. 肾小球病变 ①肾小球细胞增多:包括内皮细胞、系膜细胞增生和壁层上皮细胞增生形成新月体。②基膜增厚:由于免疫复合物沉积在毛细血管基膜,可引起基膜基质增生、增厚。③炎性渗出和坏死:肾小球囊腔内中性粒细胞、单核细胞浸润和血管壁纤维素样坏死。④玻璃样变和硬化:光镜下肾小球内出现玻璃样变即大量均质的淡伊红基质沉积,细胞减少;严重时可导致毛细血管袢塌陷,管腔闭塞,整个肾小球硬化。
2. 肾小管和肾间质的病变 ①肾小管萎缩和变性,肾小管管腔内可见异常成分如蛋白、红细胞、白细胞和脱落上皮细胞在肾小管内浓缩淤积而形成异物性圆柱体,称为管型。②间质炎细胞浸润,纤维组织增生。
(二) 常见肾炎的主要临床表现及其病理分类
肾小球肾炎(glomerulonephritis,GN)的主要临床表现及其病理分类见表9-1。

表9-1 肾小球肾炎的主要临床表现及病理分类

主要临床表现类型	主要临床表现	常见病理类型
肾炎综合征	起病急,明显血尿、蛋白尿、水肿、高血压,严重者出现氮质血症	急性弥漫性增生性 GN、IgA 肾病、系膜增生性 GN
急进性肾炎综合征	明显血尿、蛋白尿,迅速出现少尿、无尿、氮质血症和急性肾衰竭	新月体性 GN
肾病综合征	"三高一低":大量蛋白尿、严重水肿、高脂血症和低蛋白血症	微小病变性 GN、膜性 GN、膜性增生性 GN、局灶节段性肾小球硬化
慢性肾功能不全	多尿、夜尿、低比重尿、高血压、贫血、氮质血症和尿毒症	慢性硬化性 GN

（三）常见肾小球肾炎的病理与临床

1. 急性弥漫性增生性肾小球肾炎（acute diffuse proliferative glomerulonephritis） 是以弥漫性肾小球毛细血管袢内皮细胞和系膜细胞增生为主要病变的一种急性炎症。大多数病例有咽炎和皮肤感染史,尤其是 A 族乙型溶血性链球菌感染,故又有链球菌感染后肾小球肾炎之称。为临床最常见的肾炎类型。

病变特点及临床病理联系见图 9-1。

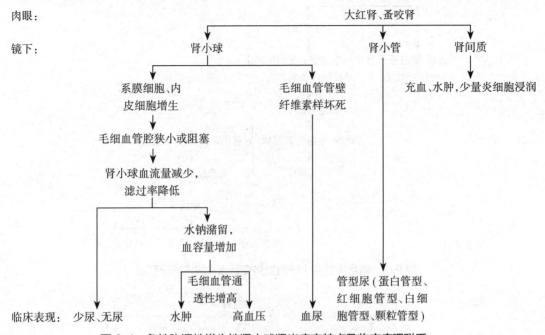

图 9-1 急性弥漫性增生性肾小球肾炎病变特点及临床病理联系

免疫荧光:IgG 和 C3 呈颗粒状荧光。

电镜:脏层上皮细胞下与基膜间有致密物质沉积,呈驼峰状或小丘状。

预后:儿童患者预后较好。成人患者预后较差,15%~50% 病例发展为慢性硬化性肾小球肾炎。

2. 新月体性肾小球肾炎（crescentic glomerulonephritis） 以肾小球球囊壁层上皮细胞增生,形成新月体为特征。早期新月体以细胞成分为主,称为细胞性新月体,以后被纤维组织增生代替,形成纤维性新月体。病变进展较快,因此又称为快速进行性肾小球肾炎。

病变特点及临床病理联系见图 9-2。

预后:患者常因少尿、无尿,于数周或数月内发展为尿毒症。一般认为其预后与新月体的数目有关,受累肾小球超过 80% 者预后差。

3. 膜性肾小球肾炎（membranous glomerulonephritis） 是成人肾病综合征的主要原因。病理改变以肾小球毛细血管基膜外侧上皮下大量免疫复合物沉积致基膜弥漫性增厚为主要特征,肾小球常无明显炎症病变,故又称膜性肾病。

病变特点及临床病理联系见图 9-3。

免疫荧光:显示肾小球 IgG 和 C3 颗粒状荧光,沿血管袢排列。

电镜:上皮细胞下基膜外侧有大量细小的颗粒状电子致密物沉积。基膜增厚。

预后:膜性肾小球肾炎起病隐匿,病程长,一般预后不好,对肾上腺皮质激素效果不显著。晚期可发展为肾小球硬化,引起肾功能衰竭。

4. 微小病变性肾小球病（minimal change glomerulopathy） 多见于儿童,是小儿肾病综合征最常见的原因。光镜下肾小球病变轻微,其病理改变以电镜下见弥漫性肾小球脏层上皮细胞足突融合或消失为特点,也称足突病（foot process disease）。

病变特点及临床病理联系见图 9-4。

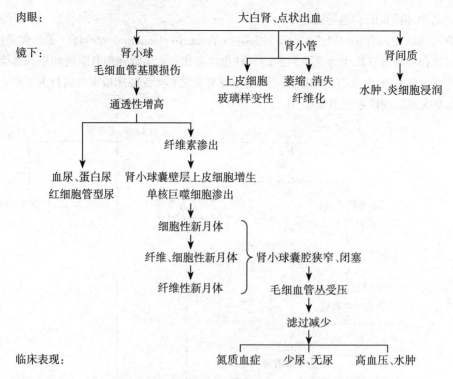

图9-2　新月体性肾小球肾炎病变特点及临床病理联系

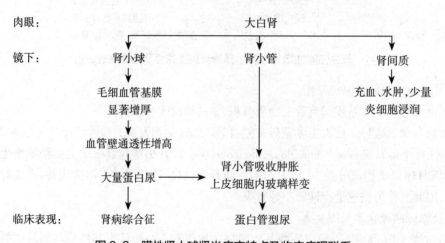

图9-3　膜性肾小球肾炎病变特点及临床病理联系

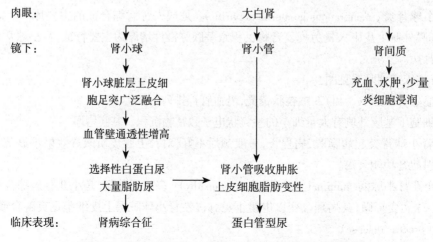

图9-4　微小病变性肾小球病病变特点及临床病理联系

预后:儿童患者对皮质激素敏感,治疗效果好,90% 以上病例可完全恢复。成人预后稍差。

5. IgA 肾病(IgA nephropathy) IgA 肾病在我国十分常见,多发于儿童和青年,发病前常有非特异性上呼吸道感染史。起病以反复发作性肉眼或镜下血尿为特点,可伴有蛋白尿。病理以肾小球系膜细胞增生,基质增多,伴肾小球系膜区广泛 IgA 沉积为特点。

病变特点及临床病理联系见图 9-5。

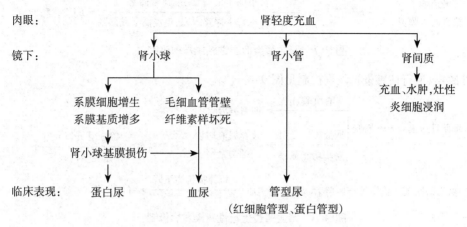

图 9-5 IgA 肾病的病变特点及临床病理联系

免疫荧光:系膜区有 IgA 沉积。

电镜:系膜区有电子致密物沉积及系膜细胞增生。

预后:IgA 肾病多呈慢性进行性过程,约半数患者病变逐渐发展,可出现慢性肾功能不全。持续高血压、持续蛋白尿均为预后不良的指标,护理时应注意监测。

6. 慢性硬化性肾小球肾炎(chronic sclerosing glomerulonephritis) 是各型肾小球肾炎发展的终末阶段。病变特点是大量肾小球发生玻璃样变和硬化,多见于成人。

病变特点及临床病理联系见图 9-6。

预后:预后差,最终常因尿毒症或高血压引起的心力衰竭、脑出血而死亡。

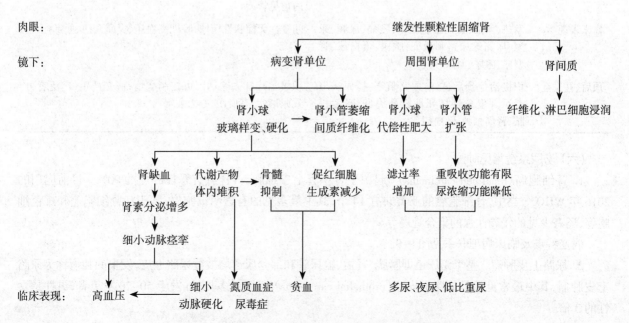

图 9-6 慢性硬化性肾小球肾炎病变特点及临床病理联系

(四) 肾盂肾炎的病因与发病机制

肾盂肾炎(pyelonephritis) 是一种常见的主要累及肾盂、肾间质和肾小管的炎症,分为急性和慢性两种。多见于女性。临床表现主要有发热、腰部酸痛、血尿和脓尿等,并可出现尿频、尿急、尿痛等尿路刺激症状。

肾盂肾炎主要由革兰氏阴性菌引起,多为大肠埃希菌。经两种途径感染。

(1) 血源性感染(下行性感染),发病机制见图 9-7。

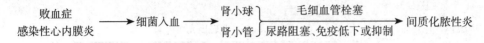

图 9-7 肾盂肾炎血源性感染发病机制

(2) 上行性感染(逆行性感染),发病机制见图 9-8。

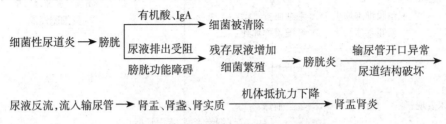

图 9-8 肾盂肾炎上行性感染发病机制

(五) 急性肾盂肾炎和慢性肾盂肾炎病理改变与临床表现的比较

根据发病病程和病变特点,肾盂肾炎分为急性肾盂肾炎和慢性肾盂肾炎两种。两者在病理改变及临床表现有许多不同。两者的比较见表 9-2。

表 9-2 急性肾盂肾炎和慢性肾盂肾炎的比较

	急性肾盂肾炎	慢性肾盂肾炎
大体表现	肾体积增大,表面可见脓肿灶,髓质有黄色条纹,肾盂积脓	肾体积缩小,双侧病变不对称,表面不规则凹陷瘢痕,乳头萎缩,肾盂、肾盏变形
组织学表现	肾间质化脓性炎、脓肿形成,肾小管坏死,肾盂充血水肿、中性粒细胞浸润	肾间质和肾盂纤维组织增生和淋巴细胞、浆细胞浸润,部分肾小球囊壁纤维化,部分肾小球硬化及萎缩、肾小管萎缩及坏死。部分肾小球代偿性肥大,肾小管扩张,内可见管型
临床表现	发热、寒战,血白细胞增多,腰痛,尿频、尿急、尿痛等尿路刺激征;脓尿、蛋白尿、管型尿、菌尿、血尿	间歇性无症状性菌尿;晚期高血压、氮质血症、尿毒症
预后、并发症	积极治疗预后良好;尿路阻塞、糖尿病患者可并发急性坏死性肾乳头炎、肾盂积脓、肾周脓肿、败血症	积极治疗并去除诱因可控制病情;病变严重、广泛者可致尿毒症、高血压、心力衰竭

(六) 泌尿系统常见肿瘤

1. 肾细胞癌(renal cell carcinoma) 起源于肾小管上皮细胞,占肾所有恶性肿瘤的90%。目前应用的2016年WHO分类中,肾细胞癌的亚类共有14个,其中最多见的有透明细胞癌、乳头状肾细胞癌和嫌色细胞癌,还有少见的侵袭性强的集合管癌等。

病变特点及临床病理联系见图 9-9。

2. 尿路上皮肿瘤 整个泌尿道即膀胱、肾盂、输尿管和部分尿道均被覆尿路上皮,发生的肿瘤称为尿路上皮肿瘤,其中最常见的是尿路上皮癌(urothelial carcinoma),膀胱最多见,好发于50~70岁患者,男性是女性的3倍。

病变特点及临床病理联系见图 9-10。

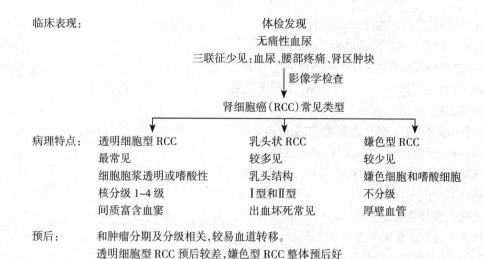

临床表现：　　　　　　　　　　　　　体检发现
　　　　　　　　　　　　　　　　　　无痛性血尿
　　　　　　　　　　三联征少见:血尿、腰部疼痛、肾区肿块
　　　　　　　　　　　　　　　　　　影像学检查

肾细胞癌(RCC)常见类型

病理特点：　透明细胞型 RCC　　　　乳头状 RCC　　　　嫌色型 RCC
　　　　　　最常见　　　　　　　　　较多见　　　　　　较少见
　　　　　　细胞胞浆透明或嗜酸性　　乳头结构　　　　　嫌色细胞和嗜酸细胞
　　　　　　核分级 1~4 级　　　　　Ⅰ型和Ⅱ型　　　　不分级
　　　　　　间质富含血窦　　　　　　出血坏死常见　　　厚壁血管

预后：　和肿瘤分期及分级相关,较易血道转移。
　　　　透明细胞型 RCC 预后较差,嫌色型 RCC 整体预后好

图 9-9　常见的肾细胞癌病变特点及临床病理联系

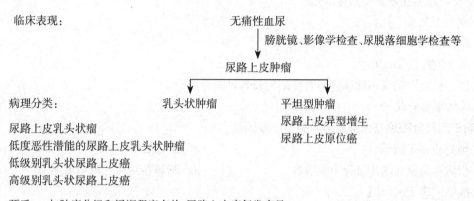

临床表现：　　　　　　　　　　无痛性血尿
　　　　　　　　　　膀胱镜、影像学检查、尿脱落细胞学检查等

尿路上皮肿瘤

病理分类：　　　　　乳头状肿瘤　　　　平坦型肿瘤
　　　　　　　　　　　　　　　　　　　尿路上皮异型增生
尿路上皮乳头状瘤　　　　　　　　　　 尿路上皮原位癌
低度恶性潜能的尿路上皮乳头状肿瘤
低级别乳头状尿路上皮癌
高级别乳头状尿路上皮癌

预后：　与肿瘤分级和浸润程度有关,尿路上皮癌复发多见

图 9-10　尿路上皮肿瘤分类及临床病理联系

三、复习思考题

(一) 名词解释

1. 急性弥漫性增生性肾小球肾炎　　　2. 新月体性肾小球肾炎　　　3. 膜性肾小球肾炎

4. 微小病变性肾小球病　　　　　　　5. IgA 肾病　　　　　　　　　6. 局灶节段性肾小球硬化

7. 肾炎综合征　　　　　　　　　　　8. 肾病综合征　　　　　　　　9. 尿毒症

10. 肾盂肾炎　　　　　　　　　　　 11. 肾细胞癌　　　　　　　　 12. 肾母细胞瘤

13. 尿路上皮癌

(二) 选择题(A 型题及 X 型题)

A 型题(单选题,每题仅有一个正确答案)

1. 关于急进性肾炎综合征的特点,**错误**的是

　A. 起病急　　　　　　　　　　　　　　　　B. 肉眼血尿

　C. 不同程度的蛋白尿、水肿、高血压　　　　D. 严重者出现氮质血症

　E. 多尿

2. 有关急性链球菌感染后肾小球肾炎的描述,**不正确**的是

　A. 多见于儿童　　　　　　　　　　　　　　B. 上皮下驼峰样沉积物

C. 肾小球毛细血管内有链球菌菌栓　　　　　D. 明显血尿

E. 肾小球内皮及系膜细胞增生

3. 下列**不是**肾病综合征的主要临床表现的选项是

    A. 低蛋白血症　　　　　　　B. 大量蛋白尿　　　　　　　C. 严重水肿

    D. 高脂血症　　　　　　　　E. 低脂血症

4. 对于肾小球肾炎患者的护理要求，**不正确**的是

    A. 观察尿量的改变（少尿、无尿、多尿或夜尿）

    B. 观察尿液性状的改变（血尿、蛋白尿和管型尿）

    C. 随时测量血压

    D. 警惕急性肾衰的发生

    E. 每天早晨测量血压一次

5. 与透明细胞型肾细胞癌最相关的基因变异是

    A. *RET*　　　　　　B. *VHL*　　　　　　C. *MET*　　　　　　D. *P53*　　　　　　E. *Rb*

6. 诊断肾母细胞瘤最重要的标准是

    A. 发生于儿童

    B. 腹部肿块

    C. 综合治疗效果良好

    D. 镜下见到原始肾小球和肾小管样结构及各种间叶成分

    E. 大体呈多彩状

7. 透明细胞型肾细胞癌细胞质透明的主要原因是

    A. 细胞质富于脂质　　　　　　　　　　B. 细胞质富于糖原

    C. 脂质和糖原在制片过程中被溶解　　　D. 脂肪在制片过程中被溶解

    E. 细胞质富于内质网

8. 急性弥漫性增生性肾小球肾炎中增生的细胞主要是

    A. 肾小球毛细血管内皮细胞和系膜细胞　　B. 肾球囊脏层上皮细胞及系膜细胞

    C. 肾球囊脏层上皮细胞和壁层上皮细胞　　D. 肾球囊壁层上皮细胞及毛细血管内皮细胞

    E. 肾小球周围的成纤维细胞

9. 下列肾炎常表现为大红肾或蚤咬肾的是

    A. 急性弥漫性增生性肾小球肾炎　　　　B. 新月体性肾小球肾炎

    C. 系膜增生性肾小球肾炎　　　　　　　D. 微小病变性肾小球病

    E. 膜性增生性肾小球肾炎

10. 新月体的主要构成细胞是

    A. 增生的肾小球毛细血管内皮细胞和系膜细胞

    B. 增生的肾球囊壁层上皮细胞和单核细胞

    C. 增生的肾球囊脏层上皮细胞和壁层上皮细胞

    D. 增生的肾球囊脏层上皮细胞和单核细胞

    E. 增生的肾球囊脏层上皮细胞和系膜细胞

11. 早期膀胱癌的主要临床表现是

    A. 肾病综合征　　　　　　B. 无痛性血尿　　　　　　C. 发热、腰部疼痛

    D. 多尿、夜尿、低比重尿　　E. 少尿、水肿、高血压

12. 微小病变性肾小球病电镜检查的特征性病变是

    A. 基膜增厚　　　　　　　B. 系膜细胞增生　　　　　　C. 电子致密物沉积

    D. 上皮细胞足突融合　　　E. 肾小管上皮细胞脂滴增多

13. 下列关于膜性肾小球肾炎的主要病变特点,**错误**的是
    A. 大白肾
    B. 基膜弥漫性增厚,细胞增生不明显
    C. 肾小球内无明显的炎症反应
    D. 上皮下基膜内有颗粒状致密物质沉积
    E. 大红肾

14. 微小病变性肾小球病的临床特点,正确的是
    A. 高度选择性蛋白尿
    B. 镜下血尿
    C. 高血压
    D. 轻度水肿
    E. 尿频、尿急、尿痛

15. 引起儿童肾病综合征最常见的肾炎类型是
    A. 急性弥漫性增生性肾小球肾炎
    B. 新月体性肾小球肾炎
    C. 系膜增生性肾小球肾炎
    D. 微小病变性肾小球病
    E. 膜增生性肾小球肾炎

16. 终末期肾炎发生高血压的最主要原因是
    A. 肾小管重吸收增加,尿浓缩功能增强
    B. 少尿
    C. 肾小球滤过率减少
    D. 高脂血症
    E. 肾素分泌增加

17. 引起成人肾病综合征最常见的肾炎类型是
    A. 急性弥漫性增生性肾小球肾炎
    B. 系膜增生性肾小球肾炎
    C. 膜性肾小球肾炎
    D. 膜增生性肾小球肾炎
    E. 微小病变性肾小球病

18. 引起肾盂肾炎最常见的致病菌是
    A. 铜绿假单胞菌
    B. 大肠埃希菌
    C. 产气杆菌
    D. 葡萄球菌
    E. 链球菌

19. 下列关于肾盂肾炎的描述,**错误**的是
    A. 由细菌引起的化脓性炎
    B. 主要侵犯肾小管、肾间质和肾盂
    C. 女性多见
    D. 尿路阻塞是引起肾盂肾炎最常见的诱因
    E. 常累及肾小球

20. 关于慢性硬化性肾小球肾炎患者的护理要求,**错误**的是
    A. 密切观察尿量和尿液性状,体重变化
    B. 观察尿毒症以及并发症的症状和体征
    C. 指导患者避免加速肾衰进程的诱因
    D. 做好心理护理工作
    E. 每天测量血压一次

21. 下列关于快速进行性肾小球肾炎的描述,**错误**的是
    A. 又称为毛细血管外增生性肾小球肾炎
    B. 多数病因不明
    C. 多发于老年人
    D. 表现为血尿、蛋白尿
    E. 可出现氮质血症

22. 引起肾盂肾炎最重要的诱因是
    A. 尿路阻塞
    B. 手术和器械损伤
    C. 机体抵抗力下降
    D. 膀胱输尿管逆流
    E. 膀胱肿瘤

23. 临床诊断急性肾盂肾炎的最可靠依据,正确的是
    A. 血尿和菌尿
    B. 蛋白尿和菌尿
    C. 尿频、尿急、尿痛
    D. 白细胞管型尿和菌尿
    E. 血培养找到细菌

24. 慢性肾盂肾炎大体标本的特点是
    A. 双侧肾对称性缩小,表面弥漫性细颗粒
    B. 双侧肾病变不对称,表面不规则凹陷性瘢痕

C. 呈大红肾

D. 双侧肾肿胀对称,表面多个小脓肿

E. 肾盂显著扩张成囊腔,肾皮质变薄

25. 肾小球毛细血管基膜增厚伴有齿状突起形成的特点,主要见于

    A. 微小病变性肾小球病　　　　B. 新月体性肾小球肾炎　　　　C. 膜性肾小球肾炎

    D. 膜增生性肾小球肾炎　　　　E. 链球菌感染后肾小球肾炎

26. 下列肾炎临床上主要表现为反复发作的镜下或肉眼血尿的是

    A. 弥漫性毛细血管内增生性肾小球肾炎　　　　B. 膜性肾小球肾炎

    C. IgA 肾病　　　　D. 膜增生性肾小球肾炎

    E. 新月体性肾小球肾炎

27. 肾细胞癌最常见的组织学类型是

    A. 透明细胞癌　　　　B. 鳞状细胞癌　　　　C. 腺癌

    D. 嫌色细胞癌　　　　E. 乳头状细胞癌

28. 关于肾小球肾炎发病机制,**错误**的是

    A. 中性的复合物常沉积于系膜区　　　　B. 含负离子的复合物常沉积在内皮下

    C. 含正离子的复合物常沉积在上皮下　　　　D. 基底膜本身可以形成自身抗原

    E. 复合物常沉积于小血管壁

29. 以下关于透明细胞型肾细胞癌的病变特征描述,正确的是

    A. 肿瘤位于肾髓质　　　　B. 肿瘤无明显包膜,边界不清　　　　C. 常呈多彩状

    D. 坏死少见　　　　E. 不易发生转移

30. 尿路上皮癌最易好发的部位是

    A. 膀胱顶部　　　　B. 膀胱后壁

    C. 膀胱前壁　　　　D. 膀胱侧壁和膀胱三角区近输尿管开口处

    E. 膀胱下壁

31. 高级别乳头状尿路上皮癌的镜下病变特点,**错误**的是

    A. 细胞核浓染　　　　B. 异型性明显　　　　C. 出现病理性核分裂象

    D. 细胞排列紊乱,极性消失　　　　E. 核仁不明显

32. 下列是引起急性弥漫性增生性肾小球肾炎患者水肿的主要原因的是

    A. 肾小管重吸收功能降低　　　　B. 继发性醛固酮增多

    C. 肾小球滤过率减少,毛细血管通透性增高　　　　D. 低蛋白血症

    E. 高蛋白血症

33. 下列疾病是由细菌直接感染形成的是

    A. 急性弥漫性增生性肾小球肾炎　　　　B. 膜性肾小球肾炎

    C. 膜增生性肾小球肾炎　　　　D. 急性肾盂肾炎

    E. 快速进行性肾小球肾炎

34. 快速进行性肾小球肾炎患者少尿甚至无尿的主要原因是

    A. 肾小球囊腔狭窄、闭塞,滤过减少　　　　B. 肾小球毛细血管基膜损伤,通透性增高

    C. 肾小管萎缩、消失,重吸收功能降低　　　　D. 继发性醛固酮增多

    E. 水钠潴留

35. 以下肾小球肾炎的发病机制与免疫复合物**无关**的是

    A. 微小病变性肾小球病　　　　B. 急性弥漫性增生性肾小球肾炎

    C. 膜增生性肾小球肾炎　　　　D. 膜性肾小球肾炎

    E. 新月体性肾小球肾炎

36. 以下关于膀胱尿路上皮癌的叙述,**不正确**的是
    A. 患者多为 50~70 岁
    B. 发病与长期接触苯胺染料、吸烟、膀胱血吸虫病等因素有关
    C. 男性发病率是女性的 2~3 倍
    D. 临床上主要表现为无痛性血尿
    E. 低级别和高级别的差别在于膀胱镜所见

37. 下列关于嫌色型肾细胞癌的病理学描述,正确的是
    A. 细胞界限不清　　　　B. 常见大核仁　　　　C. 核膜光滑
    D. 常见乳头结构　　　　E. 可见核周空晕

X 型题(多选题,每题可有一至五个答案)

38. 以下关于急性弥漫性增生性肾小球肾炎的叙述,正确的是
    A. 临床上主要表现为急性肾炎综合征
    B. 镜下为系膜细胞和内皮细胞增生
    C. 可发展为新月体性肾小球肾炎或慢性硬化性肾小球肾炎
    D. 肉眼观为"大白肾"
    E. 预后与年龄有关

39. 快速进行性肾小球肾炎的临床病理特点,正确的是
    A. 多见于儿童
    B. 病变特点为肾小球球囊壁层上皮细胞增生,形成新月体
    C. 肾小球毛细血管袢受压引起少尿
    D. 临床表现为肾病综合征
    E. 预后较差,患者常于数周或数月内死于肾衰竭

40. 临床上表现为肾病综合征的肾小球疾病主要包括
    A. 系膜增生性肾小球肾炎　　　B. 微小病变性肾小球病　　　C. 膜性肾小球肾炎
    D. 膜性增生性肾小球肾炎　　　E. 局灶节段性肾小球硬化

41. 肾病综合征的临床表现包括
    A. 高脂血症　　　　B. 高血压　　　　C. 高度水肿
    D. 高度蛋白尿　　　E. 低蛋白血症

42. 在临床操作过程中应如何避免诱发肾盂肾炎
    A. 操作轻柔,避免膀胱或输尿管的损伤
    B. 采取尿标本应严格无菌操作
    C. 留置导尿管时间不宜过长
    D. 对于确须放置导尿管一段时间的患者要严格做好消毒工作
    E. 插导尿管时应严格无菌操作

43. 肾癌患者可有症状包括
    A. 肾区肿块　　　　B. 无痛性肉眼血尿　　　　C. 腰痛
    D. 发热　　　　　　E. 高血压

44. 下列是引起慢性肾小球肾炎患者贫血的主要原因的是
    A. 长期血尿
    B. 体内代谢产物堆积对骨髓造血功能的抑制作用
    C. 高血压
    D. 促红细胞生成素分泌减少
    E. 长期慢性消耗

45. 下列可能是诱发肾盂肾炎的因素或疾病的选项是
    A. 输尿管结石 　　　　B. 膀胱肿瘤 　　　　C. 前列腺肥大
    D. 滞留性导尿管 　　　E. 肾实质结核灶

46. 下列选项可能是慢性肾小球肾炎患者发生高血压的原因是
    A. 肾小球玻璃样变、硬化 　　B. 肾素分泌增多 　　C. 细小动脉硬化
    D. 促红细胞生成素分泌减少 　E. 细小动脉痉挛

47. 肾盂肾炎的常见感染途径包括
    A. 医源性感染 　　　　B. 外伤性感染 　　　　C. 上行性感染
    D. 多途径感染 　　　　E. 血源性感染

48. 引起肾小球肾炎的外源性抗原包括
    A. 乙型肝炎病毒 　　　B. 食物 　　　　C. 溶血性链球菌
    D. Fe^{2+} 　　　　　E. 血吸虫卵

49. 下列关于 IgA 肾病的肾小球基本病理特征,正确的是
    A. 系膜细胞增生 　　　B. IgA 沉积为主 　　　C. 系膜区电子致密物沉积
    D. 系膜基质增多 　　　E. 毛细血管壁明显增厚

50. 关于慢性肾盂肾炎的主要病变特点,正确的是
    A. 由细菌感染,反复发作发展而来
    B. 双侧肾病变不对称,表面不规则凹陷性瘢痕
    C. 部分肾小球球囊壁纤维化
    D. 部分肾小管扩张,呈"甲状腺样变"
    E. 肾盂和肾盏变形常发生急性坏死性乳头炎

(三) 问答题
1. 简述急性弥漫性增生性肾小球肾炎的病理变化(肉眼、光镜、电镜和免疫荧光)以及临床病理联系。
2. 简述新月体性肾小球肾炎的病理变化(肉眼、光镜、电镜和免疫荧光)及临床表现。
3. 简述 IgA 肾病的病理变化(肉眼、光镜、电镜和免疫荧光)及临床表现。
4. 简述慢性硬化性肾小球肾炎的病理特点。
5. 简述急性肾盂肾炎的发病机制和感染途径。
6. 比较急性弥漫性增生性肾小球肾炎和急性肾盂肾炎的异同点。

(四) 拓展题
1. 血尿是泌尿系统疾病的常见症状,出现血尿的泌尿系统疾病有哪些?
2. 何谓肾病综合征? 以肾病综合征为主要表现的肾病有哪些?

四、复习思考题参考答案

(一) 名词解释(略)
(二) 选择题
A 型题

1. E	2. C	3. E	4. E	5. B	6. D	7. C	8. A	9. A	10. B
11. B	12. D	13. E	14. A	15. D	16. E	17. C	18. B	19. E	20. E
21. C	22. A	23. D	24. B	25. C	26. C	27. E	28. E	29. C	30. D
31. E	32. C	33. D	34. A	35. A	36. E	37. E			

X 型题

38. ABCE	39. BCE	40. ABCDE	41. ACDE	42. ABCDE
43. ABCDE	44. BD	45. ABCD	46. ABCE	47. CE
48. ACE	49. ABCD	50. ABCDE		

（三）问答题

1. 急性弥漫性增生性肾小球肾炎是以弥漫性毛细血管内皮细胞和系膜细胞增生为主要病变并伴有中性粒细胞和多核细胞浸润的一种急性炎症，又称毛细血管内增生性肾小球肾炎。大多数病例与感染有关，最常见的病原体为乙型溶血性链球菌，故又有链球菌感染后肾小球肾炎之称。

病理变化：①肉眼观双肾均匀肿大，表现为"大红肾"或"蚤咬肾"；②镜下系膜细胞和内皮细胞明显增生、肿胀，不同程度中性粒细胞等炎细胞浸润；③电镜观察可见脏层上皮和基膜细胞间有驼峰状电子致密物沉积；④免疫荧光检查显示 IgG 和 C3 呈颗粒状沉积于基膜。

临床表现为肾炎综合征。由于肾小球急性炎症，血管通透性增加及结构破坏，出现血尿和蛋白尿，肾小球细胞增生严重者致肾小球滤过率下降，可出现少尿，严重者可出现氮质血症。肾小球滤过率下降引起水钠潴留导致水肿，水钠潴留可使血容量增加，引起高血压。预后与年龄有关，儿童患者大多能恢复。成人预后较差，部分可转变为慢性肾炎。

2. 新月体性肾小球肾炎病变特点是大量肾小球球囊壁层上皮细胞增生，形成新月体，为一组病情进展迅速的肾小球肾炎。

病理变化：①肉眼观双肾均匀肿大，颜色苍白；②光镜下见多数肾小球有新月体形成（占肾小球总数50% 以上），开始为细胞性新月体，后期转化为纤维性新月体，肾小球囊腔变窄或闭塞，并压迫毛细血管袢；③电镜观察可见囊壁上皮细胞增生形成新月体；④免疫荧光检查结果与病变具体类型有关，Ⅰ型表现为 IgG 和 C3 沿毛细血管壁呈线状沉积，Ⅱ型则为颗粒状荧光，Ⅲ型通常无荧光反应。

临床表现为快速进行性肾小球肾炎，并可迅速发展为肾衰竭。预后一般认为与新月体的数目有关，如受累肾小球 <50% 者则预后相对较好。

3. IgA 肾病是临床以反复发作性肉眼或镜下血尿为特点，可伴有蛋白尿的一种肾炎。在我国很常见，多发于儿童和青年，发病前常有非特异性上呼吸道感染史。病理以肾小球系膜细胞增生，基质增多，伴肾小球系膜区广泛 IgA 沉积为特点。

病理变化：①肉眼观肾轻度充血肿胀；②光镜下见肾小球有程度不一的系膜细胞增生伴系膜区基质增多；③电镜观察证实系膜区有电子致密物沉积及系膜细胞增生；④最突出的特点是免疫荧光显示系膜区有 IgA 沉积，并同时伴有 C3 荧光。

临床上常为无症状性复发性血尿，可伴有轻度蛋白尿。多呈慢性进行性过程，约半数患者病变逐渐发展，可出现慢性肾功能不全。持续高血压、持续蛋白尿均为预后不良的指标，护理时应注意监测。

4. 慢性硬化性肾小球肾炎是各型肾小球肾炎的终末阶段，又称为终末期肾病。病理变化：肉眼观双肾对称性缩小，质硬，表面呈弥漫性细颗粒状，均匀分布，称颗粒性固缩肾。切面皮质变薄，皮髓质分界不清，肾盂周围脂肪增多。光镜下见多数肾小球纤维化和玻璃样变性，间质纤维组织增生、收缩，使病变的肾小球相互靠近集中；相应的肾小管萎缩、纤维化，甚至消失，间质淋巴细胞浸润；残存的肾小球和肾小管代偿性肥大和扩张，肾小管管腔内可见各种管型，小动脉硬化，管壁增厚，管腔狭小。

5. 急性肾盂肾炎发病机制：致病因素主要是革兰氏阴性菌，多数为大肠埃希菌。肾盂肾炎的感染途径有两种：上行性感染和血源性感染，以上行性感染最多见。常见于女性，如下尿道炎（尿道炎、膀胱炎），通过输尿管，上行至肾盂，引起肾盂肾炎。上行性感染的诱因包括：①泌尿道完全或不完全阻塞，如结石、肿瘤、前列腺增生、泌尿道畸形等造成的机械性阻塞，亦可以是膀胱壁与输尿管肌麻痹（如麻醉）造成的功能性阻塞；②泌尿道黏膜损伤，如手术操作、膀胱镜检查、导尿等；③膀胱输尿管反流。血源性感染常累及两侧肾，病原菌主要为葡萄球菌，如化脓菌由体内化脓性病灶入血，进而引起肾盂肾炎。

6. 急性弥漫性增生性肾小球肾炎与急性肾盂肾炎在病因、发病机制、病理改变及临床表现均有区别。

两者比较要点见表 9-3。

表 9-3　急性弥漫性增生性肾小球肾炎与急性肾盂肾炎的比较

	急性弥漫性增生性肾小球肾炎	急性肾盂肾炎
病变性质	变态反应性炎	化脓性炎
主要受累部位	肾小球	肾小管、肾间质和肾盂
病因	与感染密切相关,常见病原体为乙型溶血性链球菌	由细菌感染直接引起,主要是大肠埃希菌
发病机制	大多数由免疫反应引起,最常见为抗原抗体复合物(原位及循环免疫复合物)沉积引起	细菌感染直接引起
病变特点	弥漫性肾小球损伤,双肾同时受累,大红肾、蚤咬肾;肾小球肿胀,系膜细胞和内皮细胞明显增生	肾肿大充血,表面可见脓肿;病变可为单侧或双侧性;肾盂、肾间质化脓性炎,肾小管腔内充满脓细胞和菌落
临床表现	肾炎综合征	高热,寒战,腰痛,尿频、尿急、尿痛,脓尿、菌尿
结局	治愈或转为新月体性肾小球肾炎、慢性硬化性肾小球肾炎,导致肾功能不全	治愈或转为慢性肾盂肾炎,最终导致肾功能不全

(四) 拓展题(略)

(贺慧颖)

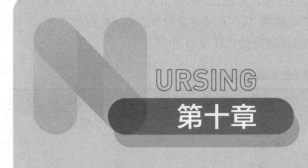

第十章

生殖系统和乳腺疾病

一、学习目标

熟悉：慢性子宫颈炎、宫颈上皮内瘤变、宫颈癌、子宫体疾病、妊娠滋养层细胞疾病的类型及病变特点；乳腺癌的病变类型及特点。

了解：前列腺增生症、前列腺癌的病变特点；睾丸和阴茎肿瘤、卵巢肿瘤、乳腺增生性病变的类型；宫颈疾病和乳腺疾病的临床护理联系。

二、重点、难点纲要

(一) 女性生殖系统疾病

1. 子宫颈疾病

(1) 慢性子宫颈炎(chronic cervicitis)：是育龄期妇女最常见的妇科疾病，是子宫颈慢性非特异性炎症。常表现为子宫颈糜烂、子宫颈息肉、子宫颈囊肿。

(2) 宫颈鳞状上皮内病变(squamous intraepithelial lesion,SIL)：是指子宫颈上皮异型增生和原位癌的统称。根据异型增生累及上皮的范围和程度，将 SIL 分为低级别(LSIL)和高级别(HSIL)。累及上皮全层者又称为宫颈原位癌。若异型增生细胞延伸到子宫颈腺体内，但未突破腺体的基膜，称为宫颈原位癌累及腺体。

(3) 子宫颈癌(cervical carcinoma)：是女性生殖系统常见的恶性肿瘤之一，以 40~60 岁多见。宫颈癌肉眼可分为四型：①糜烂型；②外生菜花型；③内生浸润型；④溃疡型。宫颈癌在组织学上 80% 为鳞状细胞癌，其次为腺癌，其他类型很少见。

2. 子宫体疾病

(1) 子宫内膜异位症(endometriosis)：是指子宫内膜腺体和间质出现于子宫内膜以外的部位。最常见于卵巢。

(2) 子宫内膜增生(endometrial hyperplasia)：多见于围绝经期或青春期。根据增生程度不同分为两型：①子宫内膜增生不伴不典型性；②子宫内膜不典型增生。

(3) 子宫内膜癌(endometrial carcinoma)：多见于 55~65 岁。肿瘤大体上可分为弥漫型和局灶型,组织学上多为子宫内膜样腺癌。

（4）子宫平滑肌瘤（leiomyoma of uterus）：是女性生殖系统最常见的良性肿瘤。其发生可能与雌激素水平过高有关，临床上常表现为痛经或阴道流血，也可以无临床症状，仅在常规的盆腔检查或尸检时才发现。

3. 妊娠滋养层细胞疾病　葡萄胎、侵蚀性葡萄胎和绒毛膜癌的比较见表10-1。

表 10-1　葡萄胎、侵蚀性葡萄胎和绒毛膜癌的比较

	葡萄胎	侵蚀性葡萄胎	绒毛膜癌
组织起源	滋养层细胞	滋养层细胞	滋养层细胞
良恶性	良性	交界性	恶性
血 HCG	增高	增高	增高
绒毛结构	有	有	无
滋养细胞增生	轻度	轻到重度	异型性明显
浸润范围	蜕膜层	肌层	肌层,可远处转移
组织坏死	无	可有	显著

4. 卵巢肿瘤　卵巢肿瘤是女性生殖系统常见的肿瘤。常见的类型包括：上皮性肿瘤、性索-间质肿瘤和生殖细胞肿瘤。

（1）卵巢上皮性肿瘤：最常见的卵巢肿瘤，包括以生发上皮（体腔上皮）为主要成分的肿瘤如浆液性囊腺瘤和黏液性囊腺瘤，和伴有明显的间质成分的肿瘤如囊性腺纤维瘤和 Brenner 瘤等。

（2）卵巢性索-间质肿瘤：包括颗粒细胞瘤、卵泡膜细胞瘤和支持-间质细胞瘤等。多数是良性或具有恶性潜能的肿瘤。

（3）卵巢生殖细胞肿瘤：包括畸胎瘤、无性细胞瘤和卵黄囊瘤等，其中绝大多数为成熟型囊性畸胎瘤。

（二）男性生殖系统疾病

1. 前列腺疾病

（1）前列腺增生（prostatic hyperplasia）：病变前列腺体积增大、重量增加，质韧呈结节状，挤压后可有乳白色液体溢出。组织学表现为前列腺腺体、平滑肌和纤维组织不同程度地增生。

（2）前列腺癌（prostatic carcinoma）：多发生于前列腺周围区，常为单个或多个质硬结节，色灰白，前列腺体积增大、质地变硬。组织学类型主要为腺癌。

2. 睾丸和阴茎肿瘤

（1）睾丸肿瘤：精原细胞瘤是最常见的睾丸肿瘤，常发生于隐睾。瘤细胞的形态与原始生殖细胞相似。对放疗和化疗均敏感，预后相对较好。

（2）阴茎癌：常见于阴茎头、包皮内侧面或冠状沟。组织学上常为分化良好的鳞状细胞癌。

（三）乳腺疾病

1. 乳腺纤维囊性改变（fibrocystic changes of breast）　是一组非肿瘤性病变。乳腺末梢导管和腺泡扩张、间质纤维组织和上皮不同程度增生。若病变导管和腺泡上皮出现异型增生时，有进展为乳腺癌的可能，应视为癌前病变。

2. 乳腺纤维腺瘤　是乳腺最常见的良性肿瘤，可见于青春期后的任何年龄，以 20~35 岁女性多见。单发或多发，单侧或双侧发生。肿瘤主要由增生的纤维间质和腺体组成。

3. 乳腺癌（carcinoma of breast）　常见于 40 岁以上女性。乳腺癌好发于乳腺外上象限。组织学上可分成非浸润性癌（原位癌）和浸润性癌。

（1）非浸润性癌：指癌细胞局限于导管和腺泡内，基底膜完整。非浸润性癌可分为导管原位癌和小叶原位癌。

1）导管原位癌（ductal carcinoma in situ）：较小叶原位癌常见。

2）小叶原位癌（lobular carcinoma in situ）：发生于终末导管和腺泡，累及一个或多个小叶。双侧乳腺可同

时受累,可多中心性发生。肿块不明显,临床检查不易发现。

(2)浸润性癌:当癌细胞突破乳腺导管或腺泡的基底膜向间质浸润时,则成为浸润性癌。浸润性癌可分为浸润性导管癌、浸润性小叶癌和特殊类型的浸润性癌等。

1)浸润性导管癌(invasive ductal carcinoma):指导管原位癌的癌细胞突破基底膜向间质浸润,癌组织形态多种多样。是最常见的乳腺癌类型。

2)浸润性小叶癌(invasive lobular carcinoma):由小叶原位癌发展而来。浸润性小叶癌的癌细胞较小,癌细胞呈单行条索状散于纤维组织中。

3)特殊类型浸润性癌:包括小管癌、黏液癌等。

4)乳腺癌的预后取决于多种因素,如原发肿瘤的大小、淋巴结的转移程度、肿瘤分级和组织学类型,以及肿瘤有无脉管侵犯等。此外,与雌激素受体和孕激素受体是否表达也有密切的关系,表达水平高者对内分泌治疗相对有效,预后较好。而 HER2 过表达者预后差,应进行抗 *HER2* 基因靶向治疗。

三、复习思考题

(一)名词解释

1. 宫颈上皮内瘤变　　　　2. 子宫内膜异位症　　　　3. 葡萄胎

4. 绒毛膜癌　　　　　　　5. 畸胎瘤　　　　　　　　6. 乳腺纤维囊性改变

7. 导管原位癌　　　　　　8. 浸润性导管癌

(二)选择题(A 型题及 X 型题)

A 型题(单选题,每题仅有一个正确答案)

1. 女性生殖系统最常见的良性肿瘤是

　　A. 子宫平滑肌瘤　　　　　B. 卵巢畸胎瘤　　　　　C. 卵巢浆液性囊腺瘤

　　D. 葡萄胎　　　　　　　　E. 卵巢黏液性囊腺瘤

2. 慢性子宫颈炎的肉眼形态可呈红色糜烂状,其病变本质是

　　A. 黏膜缺损　　　　　　　B. 柱状上皮替代鳞状上皮　　C. 鳞状上皮层脱落消失

　　D. 表面出血　　　　　　　E. 腺上皮鳞状化生

3. 下列选项**不是**慢性子宫颈炎病理组织学特征的是

　　A. 宫颈腺上皮鳞状化生　　B. 间质内慢性炎症细胞浸润　　C. 伴有息肉

　　D. 伴有类上皮细胞　　　　E. 形成潴留囊肿

4. 宫颈癌致病的高危病毒类型是

　　A. HPV6 型　　　　　　　B. CMV18 型　　　　　　C. HPV16 型

　　D. HBV6 型　　　　　　　E. EB 病毒 11 型

5. 宫颈癌好发部位是

　　A. 宫颈阴道部鳞状上皮　　　　　　　　B. 宫颈管腺体

　　C. 宫颈外口柱状上皮　　　　　　　　　D. 宫颈内口柱状上皮

　　E. 宫颈鳞状上皮和柱状上皮交界处

6. 与葡萄胎相比,侵蚀性葡萄胎的特征是

　　A. 出血坏死明显　　　　　B. 有侵袭行为　　　　　C. 绒毛高度水肿

　　D. 血 HCG 升高　　　　　E. 滋养细胞增生

7. 乳腺癌最多好发于

　　A. 外上象限　　　　　　　B. 内下象限　　　　　　C. 内上象限

　　D. 乳晕区　　　　　　　　E. 外下象限

8. 提示乳腺癌预后差的标记是
   A. ER 阳性   B. PR 阳性   C. CK 阳性
   D. HER2 阳性   E. HER2 阴性

9. 下列乳腺疾病中属于癌前病变的是
   A. 乳腺纤维腺瘤   B. 乳腺纤维囊性变   C. 乳腺腺病
   D. 浆细胞性乳腺炎   E. 乳腺脓肿

10. 乳腺癌最常见的组织学类型是
    A. 浸润性导管癌   B. 小管癌   C. 浸润性小叶癌
    D. 黏液癌   E. 鳞状细胞癌

11. 卵巢肿瘤最常起源于
    A. 性索-间质   B. 间叶组织   C. 生殖细胞
    D. 淋巴组织   E. 上皮组织

12. 卵巢生殖细胞肿瘤中最常见的是
    A. 良性实性畸胎瘤   B. 恶性实性畸胎瘤   C. 良性囊性畸胎瘤
    D. 囊性畸胎瘤恶变   E. 无性细胞瘤

13. 子宫颈癌较典型的临床表现是
    A. 接触性出血   B. 白带增多   C. 功能性子宫出血
    D. 脓性白带   E. 下腹部、腰骶部疼痛

14. 畸胎瘤来源于
    A. 胎儿畸形变   B. 内胚层组织   C. 外胚层组织
    D. 间叶组织   E. 多个胚层的组织成分

15. 子宫颈癌最常见的组织学类型是
    A. 鳞状细胞癌   B. 腺癌   C. 黏液癌
    D. 大细胞癌   E. 透明细胞癌

16. 当重度异型增生累及宫颈上皮全层时诊断为
    A. 重度不典型增生   B. 早期浸润癌   C. 原位癌
    D. 不典型增生伴癌变   E. 癌前病变

17. 葡萄胎的诊断依据是
    A. 子宫体积增大   B. 宫腔内充满大小不一的水泡
    C. 阴道无痛性流血   D. 血 HCG 升高
    E. 胎心音消失

18. 下列肿瘤中最易发生血道转移的是
    A. 宫颈癌   B. 侵蚀性葡萄胎   C. 绒毛膜癌
    D. 卵巢囊腺癌   E. 乳腺浸润性导管癌

19. 关于乳腺癌的描述,**错误**的是
    A. 与雌激素分泌紊乱有关   B. 好发于乳腺外上象限   C. 可有乳头凹陷
    D. 呈浸润型生长   E. 早期易发生血道转移

20. **不会**引起血 HCG 升高的是
    A. 妊娠妇女   B. 葡萄胎   C. 子宫颈癌
    D. 侵蚀性葡萄胎   E. 卵巢胚胎性癌

21. 下述卵巢黏液性囊腺瘤的描述,**错误**的是
    A. 常为多房性囊性肿块   B. 腔内充满黏液   C. 囊内壁为单层高柱状上皮
    D. 常有乳头形成   E. 可发生癌变

22. 下列选项**不是**绒毛膜癌的病理特点的是
    A. 滋养层细胞增生　　　B. 可见绒毛水肿　　　C. 容易出血、坏死
    D. 间质无血管　　　　　E. 易发生血道播散

23. 前列腺癌的特点**不包括**
    A. 好发于前列腺周围区　　B. 血道转移最常转移至肺　　C. 可能与雄激素水平相关
    D. 组织学类型多数为腺癌　E. 很少侵犯直肠

X 型题（多选题，每题可有一至五个答案）

24. 慢性子宫颈炎的镜下特征包括
    A. 腺上皮和腺体增生　　B. 潴留囊肿　　　　　C. 息肉形成
    D. 腺瘤形成　　　　　　E. 鳞状化生

25. 宫颈癌的大体类型包括
    A. 糜烂型　　　　　　　B. 内生浸润型　　　　C. 肥厚型
    D. 外生菜花型　　　　　E. 溃疡型

26. 关于葡萄胎的正确描述包括
    A. 滋养层细胞增生　　　B. 血 HCG 升高　　　C. 宫腔内充满水泡
    D. 子宫大于妊娠月份　　E. 绒毛水肿

27. 绒毛膜癌的特点是
    A. 癌组织缺乏间质和血管　　B. 常转移至肺　　　C. 肿瘤常侵袭血管
    D. 常伴出血、坏死　　　　　E. 大体呈血肿样结节

28. 绒毛膜癌与侵蚀性葡萄胎之间的**不同**在于
    A. 易发生转移　　　　　B. 滋养细胞增生　　　C. 具侵袭性行为
    D. 出血坏死更明显　　　E. 无绒毛和水泡形成

29. 下列疾病中与雌激素水平较高有关的是
    A. 乳腺纤维囊性改变　　B. 乳腺纤维腺瘤　　　C. 子宫内膜癌
    D. 子宫平滑肌瘤　　　　E. 乳腺癌

30. 乳腺癌的发病因素包括
    A. 病毒　　　　　　　　B. 家族史　　　　　　C. 雌激素水平高
    D. 环境因素　　　　　　E. 放射线

31. 浸润性导管癌的组织学特征包括
    A. 癌细胞排列呈巢团状　　B. 侵犯血管和神经　　C. 癌细胞多呈梭形
    D. 核分裂象多见　　　　　E. 癌细胞呈单行线状排列

32. 乳腺癌的临床及影像特征有
    A. 乳头凹陷　　　　　　B. X 线检查显示微小钙化　　C. 无痛性肿块
    D. 腋窝淋巴结肿大　　　E. 皮肤呈橘皮样改变

（三）问答题

1. 简述子宫颈癌的病变特征及其扩散途径。
2. 比较葡萄胎、侵蚀性葡萄胎、绒毛膜癌的临床病理特点。
3. 简述宫颈鳞状上皮内病变的特点，并说明它在宫颈癌的发生发展过程中的意义。

（四）拓展题

1. 患者，女性，28 岁，葡萄胎流产后 3 个月，近日出现咳嗽、咯血，X 线检查发现双肺有棉花团样阴影。该患者最可能患有的疾病是什么？下一步该做什么检查？

2. 患者，女性，绝经后 5 年，突然出现阴道不规则出血，根据本章所学的内容，你认为可能由哪些疾病引起？

四、复习思考题参考答案

(一) 名词解释(略)

(二) 选择题

A 型题

1. A	2. B	3. D	4. C	5. E	6. B	7. A	8. D	9. B	10. A
11. E	12. C	13. A	14. E	15. A	16. C	17. B	18. C	19. E	20. C
21. D	22. B	23. B							

X 型题

24. ABCE	25. ABDE	26. ABCDE	27. ABCDE	28. ADE
29. ABCDE	30. BCDE	31. ABD	32. ABCDE	

(三) 问答题

1. 子宫颈癌肉眼可分为 4 型:①糜烂型;②外生菜花型;③内生浸润型;④溃疡型。子宫颈癌在组织学上 80% 为鳞状细胞癌,其次为腺癌,其他类型很少见。

扩散途径:①直接蔓延,可累及宫旁及膀胱、直肠;②淋巴道转移,是宫颈癌最重要的转移途径;③血道转移,少见。

2. 葡萄胎、侵蚀性葡萄胎和绒毛膜癌的比较见表 10-1。

3. 宫颈鳞状上皮内病变(SIL)是指宫颈鳞状上皮增生并出现不同程度的异型增生。根据异型增生细胞累及上皮的范围和程度,将 SIL 分为低级别(LSIL)和高级别(HSIL):LSIL 是指异型细胞局限于上皮层的下 1/3;HSIL 是指异型细胞累及上皮层的下 2/3 或累及全层。累及全层者又称为宫颈原位癌。

慢性子宫颈炎-上皮异型增生-原位癌-浸润癌是一个连续缓慢发展的过程,慢性子宫颈炎多数可被治愈,如果病变严重,且长期反复发作,使宫颈上皮反复坏死脱落和增生修复,在各种致病因素的作用下从鳞状上皮化生到出现异型增生(细胞层次增多、排列紊乱、细胞有一定的异型性)。异型增生经治疗后,多数病例病变消失而痊愈,一部分病例病变可持续存在。当异型增生累及宫颈上皮全层时,即成为宫颈原位癌,进一步可发展为浸润癌。并非所有的上皮异型增生都必然发展为子宫颈癌,LSIL 如经适当治疗,大多数可逆转或治愈。发展为 HSIL 和浸润癌的概率和所需时间与上皮内病变的程度有关,病变级别越高,其进展为原位癌甚至浸润癌的可能性越大,所需时间越短。LSIL 属低级别上皮内肿瘤,可查见低危型 HPV 感染。大约一半的 LSIL 可自然消退,约 10% 的 LSIL 需经 10 年以上转变为 HSIL,仅有不到 2% 的 LSIL 最终发展为浸润癌;而 HSIL 在 10 年内发展为浸润癌的概率则高达 20%。HSIL 属高级别上皮内肿瘤,多数可见高危型 HPV 基因与鳞状上皮基因的整合。所以,在临床诊断、治疗和护理时,要密切注意 SIL 的病变进展情况,加强护理宣传,要求患者重视随访,定期做宫颈脱落细胞学检查,必要时做活体组织检查,加以监控。尤其 SIL 合并 HPV 感染者有较高的恶变倾向,更应密切随访。

(四) 拓展题(略)

(石慧娟)

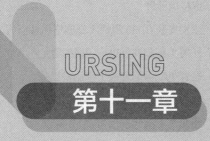

第十一章

淋巴造血系统疾病

一、学 习 目 标

熟悉:淋巴瘤的概念和分类、霍奇金淋巴瘤的临床病理特点、分类和病变特点。常见非霍奇金淋巴瘤的临床病理特点;髓系肿瘤的分类和病变特点。

了解:淋巴造血系统疾病病理表现与临床护理联系。

二、重点、难点纲要

淋巴造血系统疾病表现为淋巴组织和髓样组织各种成分量和 / 或质的变化。量的减少如贫血、白细胞减少症、血小板减少症等,量的增多如反应性白细胞增多症、反应性红细胞增多症、淋巴结反应性增生症等;质的改变即肿瘤性病变包括淋巴瘤、髓系肿瘤等。

(一) 淋巴瘤

淋巴瘤(lymphoma)指原发于淋巴结和结外淋巴组织的恶性肿瘤。按临床病理特征不同,可分为两大类:霍奇金淋巴瘤和非霍奇金淋巴瘤。常见淋巴组织肿瘤类型见表 11-1。

表 11-1　常见淋巴组织肿瘤类型

前体淋巴细胞肿瘤	成熟 T/NK 细胞肿瘤
B 淋巴母细胞性白血病 / 淋巴瘤	T 细胞前淋巴细胞白血病
T 淋巴母细胞性白血病 / 淋巴瘤	T 细胞大颗粒淋巴细胞性白血病
成熟 B 细胞肿瘤	侵袭性 NK 细胞白血病
慢性淋巴细胞性白血病 / 小淋巴细胞淋巴瘤	成人 T 细胞白血病 / 淋巴瘤
B 细胞前淋巴细胞白血病	结外鼻型 NK/T 细胞性淋巴瘤
脾边缘区淋巴瘤	肠病相关性 T 细胞淋巴瘤
毛细胞性白血病	肝脾 T 细胞性淋巴瘤
淋巴浆细胞性淋巴瘤	皮下脂膜炎样 T 细胞性淋巴瘤

续表

浆细胞性肿瘤	蕈样肉芽肿
黏膜相关淋巴组织结外边缘区淋巴瘤	原发皮肤 CD30 阳性 T 细胞增殖性疾病
结内边缘区淋巴瘤	外周 T 细胞性淋巴瘤,非特指性
滤泡性淋巴瘤	血管免疫母细胞性 T 细胞淋巴瘤
套细胞性淋巴瘤	间变性 T 细胞淋巴瘤,ALK 阳性
弥漫大 B 细胞淋巴瘤	间变性 T 细胞淋巴瘤,ALK 阴性
Burkitt 淋巴瘤	**霍奇金淋巴瘤**
	结节性淋巴细胞为主型霍奇金淋巴瘤
	经典型霍奇金淋巴瘤
	结节硬化型
	混合细胞型
	富于淋巴细胞型
	淋巴细胞消减型

1. 霍奇金淋巴瘤(Hodgkin lymphoma,HL) 占所有淋巴瘤的 10%~20%,是青年人中最常见的恶性肿瘤之一。

HL 原发于淋巴结,最常发生于颈部淋巴结。HL 的组织学特征是由肿瘤性的细胞成分 Reed-Sternberg 细胞(R-S 细胞)及其变异细胞和反应性间质成分组成。R-S 细胞是一种体积较大、双核或多核的瘤巨细胞,有突出的强嗜酸性中位核仁。典型的双核的 R-S 细胞似镜中之影,称镜影细胞(mirror image cell),其在诊断 HL 上具有重要意义。R-S 细胞的变异型包括:①单核 R-S 细胞或霍奇金细胞;②陷窝(lacunar)细胞;③LP 细胞(lymphocyte predominant cell),又称"爆米花"细胞(popcorn cell);④木乃伊细胞(mummified cell),又称"干尸"细胞。

HL 分为经典型霍奇金淋巴瘤与结节性淋巴细胞为主型霍奇金淋巴瘤两大类。经典型霍奇金淋巴瘤包括:①结节硬化型;②混合细胞型;③富于淋巴细胞型;④淋巴细胞减少型。

2. 非霍奇金淋巴瘤(non-Hodgkin lymphoma,NHL) 占我国全部淋巴瘤的 80%~90%。NHL 中 2/3 原发于淋巴结,1/3 原发于淋巴结外器官或组织。在我国,成年人淋巴结最常见的 NHL 为弥漫大 B 细胞淋巴瘤,儿童和青少年则是急性淋巴母细胞性白血病 / 淋巴瘤、Burkitt 淋巴瘤和间变性大细胞淋巴瘤。结外淋巴组织最常见的淋巴瘤为黏膜相关淋巴组织结外边缘区淋巴瘤和结外鼻型 NK/T 细胞淋巴瘤。

(二) 髓系肿瘤

髓系肿瘤(myeloid neoplasm)是骨髓内具有多向分化潜能的造血干细胞克隆性增生形成的肿瘤。骨髓中的造血干细胞可向髓细胞方向分化,形成粒细胞、单核细胞、红细胞和巨核细胞,其分化发育阶段形成的肿瘤,称为髓系肿瘤。髓系肿瘤包括六大类:①急性髓系白血病及其相关的前体细胞肿瘤;②骨髓增殖性肿瘤;③骨髓增生异常综合征;④骨髓增生异常 / 骨髓增殖性肿瘤;⑤伴有嗜酸性粒细胞增多和 *PDGFRA*、*PDGFRB* 或 *FGFR1* 基因异常的髓系和淋巴肿瘤;⑥急性未明系列白血病。

三、复习思考题

(一) 名词解释

1. 淋巴瘤   2. R-S 细胞   3. 镜影细胞

4. LP 细胞   5. "满天星"现象   6. 髓系肉瘤

(二)选择题(A 型题及 X 型题)

A 型题(单选题,每题仅有一个正确答案)

1. 关于淋巴瘤的叙述,正确的是
   A. 原发于骨髓原始造血细胞的恶性肿瘤　　B. 原发于淋巴结的良性肿瘤
   C. 原发于淋巴结和结外淋巴组织的恶性肿瘤　　D. 淋巴结的转移性恶性肿瘤
   E. 淋巴结的反应性增生

2. 下列关于霍奇金淋巴瘤的描述,正确的是
   A. 1/3 原发于淋巴结外器官
   B. 占我国全部淋巴瘤的 80%~90%
   C. 多处浅表淋巴结同时发生
   D. 病变常从一个或一组淋巴结开始,逐渐由近及远向附近淋巴结扩散
   E. 最常累及深部淋巴结

3. 关于霍奇金淋巴瘤的病理诊断,下列肿瘤细胞具有诊断意义的是
   A. 镜影细胞　　B. 霍奇金细胞　　C. 陷窝细胞
   D. LP 型细胞　　E. 多核瘤巨细胞

4. 关于 R-S 细胞的描述,**错误**的是
   A. 是一种体积较大、双核或多核的瘤巨细胞
   B. 瘤细胞呈圆形或椭圆形,细胞核大呈泡状
   C. 核膜厚而清楚,核内有一大的强嗜酸性中位核仁
   D. 典型的双核的 R-S 细胞似镜中之影,称镜影细胞
   E. 全称是 Rood-Sternberg 细胞

5. 关于霍奇金淋巴瘤分类,**不属于**经典型霍奇金淋巴瘤的是
   A. 结节硬化型　　B. 结节性淋巴细胞为主型
   C. 淋巴细胞减少型　　D. 富于淋巴细胞型
   E. 混合细胞型

6. 下列类型的霍奇金淋巴瘤常见"爆米花"细胞的是
   A. 结节性淋巴细胞为主型　　B. 结节硬化型　　C. 淋巴细胞减少型
   D. 富于淋巴细胞型　　E. 混合细胞型

7. 关于结节性淋巴细胞为主型霍奇金淋巴瘤,描述**错误**的是
   A. 多为中青年男性
   B. 主要表现为颈部和腋下肿块
   C. 病灶呈模糊的大而深染的结节状分布,结节内散在分布着上皮样细胞和"爆米花"细胞
   D. 免疫表型显示此类霍奇金淋巴瘤来源于 T 细胞
   E. 典型 R-S 细胞很少见或缺如

8. 下列类型的霍奇金淋巴瘤中常见陷窝细胞的是
   A. 结节性淋巴细胞为主型　　B. 结节硬化型　　C. 淋巴细胞减少型
   D. 富于淋巴细胞型　　E. 混合细胞型

9. 关于霍奇金淋巴瘤的病理诊断,**错误**的是
   A. HL 的诊断要依靠病理活检
   B. 典型的 R-S 细胞对该病具有诊断价值
   C. CD15 和 CD30 是最常用于霍奇金淋巴瘤的诊断和鉴别诊断的抗原标记
   D. 陷窝细胞的存在对结节硬化型霍奇金淋巴瘤具有诊断意义
   E. 常表达 CD3 和 CD20

10. 霍奇金淋巴瘤最常发生于
    A. 颈部和锁骨上淋巴结　　　B. 腋下淋巴结　　　C. 纵隔淋巴结
    D. 腹膜后淋巴结　　　E. 主动脉旁淋巴结

11. 若确诊霍奇金淋巴瘤,完全依赖于
    A. 颈部和锁骨上淋巴结无痛性、进行性肿大　　　B. 不规则发热、盗汗、体重下降和瘙痒
    C. 二维超声检查(B 超)　　　D. CT 检查
    E. 病理活检

12. 预后最差的霍奇金淋巴瘤是
    A. 结节性淋巴细胞为主型　　　B. 结节硬化型　　　C. 淋巴细胞减少型
    D. 富于淋巴细胞型　　　E. 混合细胞型

13. 关于非霍奇金淋巴瘤的叙述,正确的是
    A. 占我国全部淋巴瘤的 10%~20%
    B. 2/3 原发于淋巴结外器官或组织,1/3 原发于淋巴结
    C. 结外最常累及部位是肝、脾
    D. 某些非霍奇金淋巴瘤与淋巴细胞白血病有重叠,两者为同一疾病的不同发展阶段,为一个连续的谱系
    E. 我国恶性非霍奇金淋巴瘤大多为 T 细胞源性

14. 约 95% 病例的瘤细胞特异性表达原始淋巴细胞标记——末端脱氧核苷酸转移酶(TdT)的淋巴瘤是
    A. 急性淋巴母细胞白血病 / 淋巴瘤　　　B. 慢性淋巴细胞白血病 / 小淋巴细胞淋巴瘤
    C. 滤泡性淋巴瘤　　　D. 弥漫大 B 细胞淋巴瘤
    E. Burkitt 淋巴瘤

15. 关于 Ph 染色体,下列叙述正确的是
    A. 21 号染色体短臂易位至 9 号染色体长臂　　　B. 22 号染色体短臂易位至 9 号染色体长臂
    C. 22 号染色体长臂易位至 9 号染色体短臂　　　D. 21 号染色体长臂易位至 9 号染色体长臂
    E. 22 号染色体长臂易位至 9 号染色体长臂

16. Ph 染色体最常见于
    A. 急性淋巴母细胞白血病　　　B. 急性髓系白血病　　　C. 滤泡性淋巴瘤
    D. 慢性髓系白血病　　　E. Burkitt 淋巴瘤

17. 下列**不属于**侵袭性淋巴瘤的是
    A. 急性淋巴母细胞白血病 / 淋巴瘤　　　B. 弥漫大 B 细胞淋巴瘤
    C. Burkitt 淋巴瘤　　　D. 结外 NK/T 细胞淋巴瘤,鼻型
    E. 滤泡性淋巴瘤

18. 下列属于惰性淋巴瘤的是
    A. 结外 NK/T 细胞淋巴瘤,鼻型　　　B. 滤泡性淋巴瘤
    C. 弥漫大 B 细胞淋巴瘤　　　D. Burkitt 淋巴瘤
    E. 急性淋巴母细胞白血病 / 淋巴瘤

19. 关于滤泡性淋巴瘤的叙述,**错误**的是
    A. 源于滤泡生发中心的惰性 B 细胞肿瘤
    B. 淋巴结结构破坏,肿瘤性滤泡遍布淋巴结内,结节主要由中心细胞和中心母细胞组成
    C. 约 90% 病例的肿瘤细胞表达 Bcl-2
    D. 主要表现为局部或全身淋巴结无痛性肿大
    E. 多见于儿童

20. 关于 Burkitt 淋巴瘤的叙述,正确的是
    A. 滤泡生发中心细胞来源的惰性 B 细胞淋巴瘤
    B. 均由 EB 病毒感染引起
    C. 主要病理特点是中等大小、形态相对单一的肿瘤细胞弥漫性浸润,低倍镜下形成"满天星"图像
    D. 多见于老年人
    E. 常表现为腹股沟淋巴结无痛性肿大

21. 下列关于急性髓系白血病的叙述,**错误**的是
    A. BCR-ABL1 阳性
    B. 瘤细胞停止在早期髓性分化阶段
    C. 血小板减少导致的出血倾向是其主要的临床特征
    D. 骨髓涂片和外周血涂片可见原始细胞比例≥20%
    E. 原始髓系细胞的克隆性增生

22. 下列病毒感染与 Burkitt 淋巴瘤的发生密切相关的是
    A. EB 病毒　　　　　　　B. 人乳头瘤病毒　　　　　　C. 人巨细胞病毒
    D. 人疱疹病毒　　　　　　E. 人类免疫缺陷病毒

23. 关于弥漫大 B 细胞淋巴瘤,描述**错误**的是
    A. 来源于 B 细胞的侵袭性淋巴瘤
    B. 主要病理改变为相对单一形态的、体积较大的肿瘤性淋巴细胞的弥漫性浸润
    C. 肿瘤细胞表达 B 细胞分化抗原 CD20 和 CD79a
    D. 老年男性患者较多见,常表现为短期内淋巴结迅速长大或结外肿块
    E. 对化疗不敏感

24. 属于 EB 病毒相关性淋巴瘤的是
    A. 弥漫大 B 细胞淋巴瘤　　　　　　　　B. 结外 NK/T 细胞淋巴瘤,鼻型
    C. 滤泡性淋巴瘤　　　　　　　　　　　　D. 小淋巴细胞淋巴瘤
    E. 非特指性外周 T 细胞淋巴瘤

25. 下列抗体对于滤泡性淋巴瘤与淋巴结反应性增生的鉴别非常重要的是
    A. CD19　　　　　　　　B. CD20　　　　　　　　C. BCL-6
    D. BCL-2　　　　　　　　E. TdT

26. 关于结外 NK/T 细胞淋巴瘤,鼻型的描述,**错误**的是
    A. 是自然杀伤细胞来源的侵袭性肿瘤
    B. 约 2/3 病例发生于中线面部,1/3 发生于其他器官和组织
    C. 基本病变是肿瘤性淋巴细胞散布或呈弥漫性分布,凝固性坏死和炎细胞浸润罕见
    D. 在我国该肿瘤是淋巴结外最常见的非 B 细胞淋巴瘤
    E. 发病高峰年龄是 40 岁前后,男性多见,主要病变部位是鼻腔

27. 下列关于白血病的叙述正确的是
    A. 急性白血病骨髓中原始粒细胞 >20%
    B. 急性白血病肿瘤细胞在肝脏内主要沿肝窦在肝小叶内弥漫浸润
    C. 慢性白血病外周血可见大量幼稚白细胞
    D. 急性白血病的肝脾大较慢性白血病明显
    E. 慢性白血病是由急性白血病转变而来的

28. 关于慢性髓系白血病的叙述,**错误**的是
    A. 来源于向淋巴细胞和髓细胞分化的多潜能干细胞
    B. 外周血可见大量幼稚粒细胞

    C. Ph 染色体是其特征性的遗传学改变

    D. 为惰性肿瘤,患者主要是成年人

    E. 骨髓移植对年轻患者而言是较好的治疗选择

29. 霍奇金淋巴瘤中预后最好的是

    A. 结节性淋巴细胞为主型   B. 富于淋巴细胞型   C. 结节硬化型

    D. 混合细胞型   E. 淋巴细胞减少型

30. 最常见的非霍奇金淋巴瘤是

    A. 淋巴母细胞淋巴瘤   B. 滤泡性淋巴瘤   C. 结外 NK/T 细胞淋巴瘤,鼻型

    D. 弥漫大 B 细胞淋巴瘤   E. Burkitt 淋巴瘤

X 型题(多选题,每题可有一至五个答案)

31. 非霍奇金淋巴瘤与霍奇金淋巴瘤的临床病理区别在于

    A. 发病部位的随机性或不定性   B. 肿瘤扩散的不连续性

    C. 组织学分类的复杂性   D. 临床表现的多样性

    E. 免疫组化表达

32. 淋巴组织肿瘤主要包括

    A. 淋巴瘤   B. 淋巴细胞白血病   C. 毛细胞白血病

    D. 浆细胞肿瘤   E. 淋巴结转移性肿瘤

33. 在我国,主要发生在成人的非霍奇金淋巴瘤包括

    A. 淋巴母细胞淋巴瘤   B. 慢性淋巴细胞白血病   C. 滤泡性淋巴瘤

    D. 弥漫大 B 细胞淋巴瘤   E. Burkitt 淋巴瘤

34. 属于惰性非霍奇金淋巴瘤的包括

    A. 淋巴母细胞淋巴瘤   B. 慢性淋巴细胞白血病   C. 滤泡性淋巴瘤

    D. 弥漫大 B 细胞淋巴瘤   E. Burkitt 淋巴瘤

35. 变异的 R-S 细胞包括

    A. 陷窝细胞   B. Langerhans 细胞   C. 木乃伊细胞

    D. Aschoff 细胞   E. LP 细胞

36. 与 EB 病毒感染密切相关的淋巴造血系统肿瘤包括

    A. 慢性淋巴细胞白血病   B. 滤泡性淋巴瘤   C. 弥漫大 B 细胞淋巴瘤

    D. Burkitt 淋巴瘤   E. NK/T 细胞淋巴瘤

37. 以下关于"镜影细胞"的描述,正确的是

    A. 典型的双核的 R-S 细胞

    B. 瘤细胞呈圆形或椭圆形,细胞核大呈泡状,核膜厚而清楚,核内有一大的强嗜酸性中位核仁

    C. 细胞体积大,细胞质丰富而空亮,核多叶状而皱折,染色质稀疏,多个小核仁

    D. 对诊断霍奇金淋巴瘤具有重要意义

    E. 常见于非霍奇金淋巴瘤

38. 来源于 B 细胞的淋巴瘤包括

    A. 结节性淋巴细胞为主型霍奇金淋巴瘤   B. 滤泡性淋巴瘤

    C. 弥漫大 B 细胞淋巴瘤   D. Burkitt 淋巴瘤

    E. 小淋巴细胞淋巴瘤

39. 以下是 BCR-ABL 阳性慢性髓系白血病的病变特点的是

    A. 多见于儿童

    B. 可出现明显的脾脏肿大

    C. 外周血白细胞显著升高

    D. 骨髓活检见各分化阶段的粒细胞,以分叶核粒细胞存在为主

    E. 染色体检查可见 Ph 染色体

(三)问答题

1. 试述霍奇金淋巴瘤的基本病变特点、组织学类型。

2. 非霍奇金淋巴瘤与霍奇金淋巴瘤在病理改变和临床特点上有何不同?

3. 请列举至少三种侵袭性非霍奇金淋巴瘤并简述各自的病理特点。

4. 一患者颈部淋巴结无痛性肿大,应考虑哪些疾病?需要进一步做哪些检查才能确诊?

(四)拓展题

1. 淋巴瘤的致瘤因素有哪些?

2. 不同类型淋巴瘤的临床进展、治疗方案和预后不同,请举例说明几个常见 B 细胞性淋巴瘤的临床进展、治疗方案和预后情况。

四、复习思考题参考答案

(一)名词解释(略)

(二)选择题

A 型题

1. C	2. D	3. A	4. E	5. B	6. A	7. D	8. B	9. E	10. A
11. E	12. C	13. D	14. A	15. E	16. D	17. B	18. B	19. E	20. C
21. A	22. A	23. E	24. B	25. D	26. C	27. A	28. B	29. C	30. D

X 型题

31. ABCD	32. ABCD	33. BCD	34. BC	35. ACE
36. DE	37. ABD	38. ABCDE	39. BCDE	

(三)问答题

1. 霍奇金淋巴瘤的基本病变特点为淋巴结结构破坏,由肿瘤性的细胞成分 Reed-Sternberg 细胞(R-S 细胞)及其变异细胞和反应性间质成分组成。

组织学类型:霍奇金淋巴瘤分为经典型霍奇金淋巴瘤与结节性淋巴细胞为主型霍奇金淋巴瘤两大类。经典型霍奇金淋巴瘤包括:①结节硬化型;②混合细胞型;③富于淋巴细胞型;④淋巴细胞减少型。

2. 要点见 11-2。

表 11-2 霍奇金淋巴瘤与非霍奇金淋巴瘤的比较

		霍奇金淋巴瘤	非霍奇金淋巴瘤
病理改变		由肿瘤性细胞成分和反应性间质成分组成。前者包括诊断性 R-S 细胞以及变异的 R-S 细胞;后者主要包括数量不等的炎细胞	病理改变多样,根据亚型的不同而不同
临床特点	发病部位	多原发于淋巴结	发病部位随机或不定,2/3 原发于淋巴结,1/3 原发于淋巴结外器官或组织
	肿瘤扩散	呈连续性,病变往往从一个或一组淋巴结开始,逐渐由近及远向附近淋巴结扩散	不连续
	组织学分类	分为结节性淋巴细胞为主型霍奇金淋巴瘤和经典型霍奇金淋巴瘤两类	分类复杂,将肿瘤细胞形态、免疫表型、基因改变及临床表现结合在一起进行分类
	临床表现	临床表现较一致,90% 患者表现为局部淋巴结无痛性肿大,多发生在颈部和锁骨上淋巴结	临床表现多种多样,根据其亚型的不同而表现不同

3. ①弥漫大 B 细胞淋巴瘤：主要病理改变为相对单一形态的、体积较大的淋巴瘤细胞弥漫性浸润。瘤细胞表达成熟 B 细胞分化抗原。②Burkitt 淋巴瘤：主要病理特点为中等大小、形态相对单一的肿瘤细胞弥漫性浸润，瘤细胞间见散在吞噬碎屑的巨噬细胞，低倍镜下形成"满天星（starry sky）"现象，高分裂指数和高凋亡率是该肿瘤特征性的表现。瘤细胞表达成熟 B 细胞分化抗原以及滤泡生发中心细胞标志 CD10 和 Bcl-6，不表达 Bcl-2。③结外 NK/T 细胞淋巴瘤，鼻型：基本病变是体积大小不等，核形态不规则的瘤细胞弥漫浸润，核分裂象多见。常见显著的瘤组织坏死，并可见瘤细胞浸润血管壁和大量的反应性炎症细胞。肿瘤细胞表达部分 T 细胞分化抗原、NK 细胞相关抗原以及细胞毒性颗粒相关抗原。

4. 一患者颈部淋巴结无痛性肿大，应考虑：是反应性还是肿瘤性疾病，若是肿瘤性疾病，是原发性还是转移性肿瘤。包括淋巴结反应性增生、结核病、淋巴瘤或者转移癌等。可以通过淋巴结活检明确病变性质和病变类型，还可以进一步通过肿瘤细胞的免疫表型检测、细胞遗传学检测以及必要时进行基因重排分析对肿瘤进行鉴别诊断。

（四）拓展题（略）

（王进京）

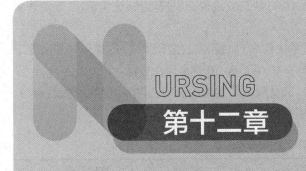

内分泌系统疾病

一、学习目标

熟悉：甲状腺肿的概念、分类及病变特点；单纯性甲状腺肿和毒性甲状腺肿的病理变化以及结节性甲状腺肿与甲状腺腺瘤的区别；甲状腺癌的类型及基本病理变化；糖尿病的概念和类型。

了解：其他内分泌肿瘤的常见类型；内分泌系统功能亢进与低下的病因和病变特点。甲状腺功能亢进症和糖尿病的临床护理联系。

二、重点、难点纲要

(一) 下丘脑及垂体疾病

在生理状态下，下丘脑、垂体和靶腺激素的相互作用处于平衡状态；当下丘脑-垂体功能减退时，靶腺功能也减退而腺体萎缩，分泌减少；当下丘脑-垂体功能亢进时，靶腺功能亦亢进而腺体激素分泌增多。激素分泌的减少或增多都会引起相应的临床症状或综合征 (表 12-1)。

表 12-1　垂体前叶功能亢进和低下的主要综合征

	综合病症	病理基础	临床表现
垂体功能亢进	垂体性巨人症	生长激素 (GH) 分泌过多	发生于青春期前，骨骺线未闭合，身材高大
	肢端肥大症	同上	青春期后发生，骨骺线已闭合，颅骨增厚，鼻、唇、舌肥大，手足宽厚，指/趾粗钝
	高催乳素血症	催乳素 (PRL) 分泌过多	女性：乳溢-闭经综合征 男性：性功能降低
垂体功能低下	垂体性侏儒症	GH 分泌低下	骨骼、躯体发育迟缓，身材矮小，智力发育正常
	Simmond 综合征	垂体前叶激素分泌障碍	相应靶器官萎缩，过早衰老，恶病质
	Sheehan 综合征	垂体前叶各种激素分泌减少	外周靶腺体萎缩和功能降低而导致全身萎缩和老化

下丘脑-垂体后叶轴的功能性或器质性疾病，均可引起其内分泌功能异常而出现各种综合征，如尿崩症和性早熟症等。

(1) 尿崩症(diabetes insipidus):是由于抗利尿激素(ADH)缺乏或减少而出现多尿、低比重尿、烦渴和多饮等的临床综合征。

(2) 性早熟症(precocious puberty):是因为中枢神经系统疾病(如脑肿瘤、脑积水等)或遗传异常而使下丘脑-垂体过早分泌释放促性腺激素所致,表现为女孩6~8岁,男孩8~10岁出现性发育。

垂体腺瘤是来源于垂体前叶上皮细胞的良性肿瘤,也是鞍区最常见的肿瘤,其中功能性腺瘤约65%。目前根据肿瘤分泌的激素不同和临床特点可以将之分为以下7类(表12-2):

表12-2 垂体腺瘤的分类和临床表现

肿瘤类型	分泌激素	临床表现
催乳素细胞腺瘤	催乳素(PRL)	乳溢-闭经综合征
生长素细胞腺瘤	生长激素(GH)	肢端肥大症、巨人症
促肾上腺皮质激素细胞腺瘤	促肾上腺皮质激素(ACTH)	库欣病
促甲状腺激素细胞腺瘤	促甲状腺激素(TSH)	垂体性甲状腺功能亢进
促性腺激素细胞腺瘤	促性腺激素(FSH、LH)	性功能减退或无症状
多种激素细胞腺瘤	两种以上激素(GH+PRL)(GH+ACTH)(PRL+GH)	混合症群
无功能垂体瘤	无	

(二) 甲状腺疾病

1. 弥漫性非毒性甲状腺肿(diffuse nontoxic goiter) 亦称单纯性甲状腺肿(simple goiter),多由于缺碘使甲状腺素分泌不足,促甲状腺素(TSH)分泌增多,甲状腺滤泡上皮增生,胶质堆积而使甲状腺肿大。病变可分为增生期、胶质贮积期和结节期。一般不伴甲状腺功能亢进。

2. 弥漫性毒性甲状腺肿(diffuse toxic goiter) 简称"甲亢",临床上主要表现为甲状腺肿大,基础代谢率和神经兴奋性升高,伴有甲状腺功能亢进。甲状腺弥漫对称增大,镜下滤泡上皮呈乳头状增生;胶质稀薄,滤泡周边出现大小不一的吸收空泡;间质充血,淋巴组织增生。

3. 甲状腺功能低下(hypothyroidism) 甲状腺功能低下是甲状腺素合成和释放减少或缺乏而出现的综合征。根据年龄不同可表现为克汀病或黏液水肿。①克汀病或呆小病(cretinism):主要由于地方性缺碘,在胎儿和婴儿期甲状腺素不足或缺乏,导致生长发育障碍,变现为大脑发育不全、智力低下、骨形成及成熟障碍,形成侏儒;②黏液水肿(myxedema):是少年及成人甲状腺功能低下,组织间质内出现大量类黏液(氨基多糖)积聚,表现为皮肤发凉、粗糙及非凹陷性水肿。

4. 甲状腺炎 甲状腺炎是以甲状腺炎症为特征的一组疾病,主要有急性甲状腺炎、亚急性甲状腺炎、慢性淋巴细胞性甲状腺炎、纤维性甲状腺炎。

5. 甲状腺肿瘤

(1) 甲状腺腺瘤:是甲状腺滤泡上皮发生的一种常见的良性肿瘤。中青年女性多见。多为单发,圆形或类圆形,有完整的包膜,可并发出血、囊性变、钙化。

(2) 甲状腺癌:是甲状腺滤泡上皮来源的恶性肿瘤。常见类型有:

1) 乳头状癌(papillary carcinoma):是甲状腺癌中最常见的类型,女性多见,肿瘤生长慢,恶性程度较低。肉眼观无明显包膜,质较硬,切面灰白。镜下见乳头多级分支,癌细胞核有特征性表现,包括毛玻璃状核,可见核沟及核内假包涵体,间质内常见呈同心圆状的钙化小体,即砂粒体(psammoma bodies),有助于诊断。

2) 滤泡癌(follicular carcinoma):比乳头状癌恶性程度高、预后差,早期易血道转移。

3) 髓样癌(medullary carcinoma):是由滤泡旁细胞(C细胞)发生的恶性肿瘤。90%的肿瘤能分泌降钙素。瘤细胞呈实体片巢状或乳头状、滤泡状排列,间质内常有淀粉样物质沉着。

4) 未分化癌(undifferentiated carcinoma):较少见,多发生在50岁以上。生长快,很早发生浸润和转移,恶性程度高,预后差。

（三）肾上腺疾病

1. 肾上腺皮质功能亢进

（1）库欣综合征：表现为满月脸、向心性肥胖、高血压、皮肤紫纹、多毛、糖耐量降低、性腺功能紊乱、骨质疏松等。

（2）醛固酮增多症：临床主要表现为高血压、高钠血症、低血钾、血清中肾素降低。

2. 肾上腺皮质功能低下

（1）急性肾上腺皮质功能低下：临床表现为血压下降、休克、昏迷等症状，严重者可致死。

（2）慢性肾上腺皮质功能低下：又称 Addison 病。临床表现为皮肤、黏膜及瘢痕处黑色素沉着、低血糖、低血压、食欲缺乏、肌力低下、易疲劳、体重减轻等。

3. 肾上腺肿瘤

（1）肾上腺皮质腺瘤（adrenocortical adenoma）：大多数皮质腺瘤是非功能性，部分为功能性，可引起醛固酮增多症或库欣综合征。

（2）肾上腺皮质癌（adrenocortical carcinoma）：多为功能性，常表现为女性男性化及肾上腺功能亢进，且易发生局部浸润和转移。

（3）嗜铬细胞瘤（pheochromocytoma）：是由肾上腺髓质嗜铬细胞发生的肿瘤，肿瘤细胞分泌儿茶酚胺，临床表现为间歇性或持续性高血压、头痛、出汗、心动过速等。

（四）胰岛疾病 见表 12-3。

表 12-3 胰岛素依赖型（1 型）糖尿病和非胰岛素依赖型（2 型）糖尿病比较

	胰岛素依赖型（1 型）糖尿病	非胰岛素依赖型（2 型）糖尿病
患病年龄	幼年或青少年	中老年
发病情况	起病急、病情重、发展快	起病缓、病情轻、发展慢
病因、发病机制	遗传、病毒感染、自身免疫反应	肥胖有关的胰岛素相对不足、组织对胰岛素不敏感
抗胰岛素抗体	阳性	阴性
血胰岛素水平	显著降低	可正常或相对不足
胰岛病变	胰岛数目减少，体积变小 B 细胞坏死，数目减少 淋巴细胞浸润	早期病变不明显 胰岛数目正常或轻度减少 间质内淀粉样变性
胰岛素治疗	依赖性	非依赖性

三、复习思考题

（一）名词解释

1. 尿崩症　　　　2. 肢端肥大症　　　　3. 垂体性巨人症

4. 克汀病　　　　5. 弥漫性非毒性甲状腺肿　　6. 弥漫性毒性甲状腺肿

7. 砂粒体　　　　8. 库欣综合征　　　　9. Sheehan 综合征

10. Simmond 综合征

（二）选择题（A 型题及 X 型题）

A 型题（单选题，每题仅有一个正确答案）

1. 弥漫性毒性甲状腺肿常伴有

　　A. 自身抗体形成　　　B. 促甲状腺素过多　　　C. 结节性甲状腺肿

　　D. 甲状腺腺瘤　　　　E. 慢性淋巴细胞性甲状腺炎

2. 由滤泡旁细胞(C 细胞)发生的甲状腺癌是
   A. 乳头状癌　　　　　　　B. 滤泡癌　　　　　　　　C. 髓样癌
   D. 小细胞型未分化癌　　　E. 巨细胞型未分化癌

3. 婴儿及幼儿时期甲状腺功能低下表现为
   A. 克汀病　　　　　　　　B. 黏液水肿　　　　　　　C. 弥漫性毒性甲状腺肿
   D. 侏儒症　　　　　　　　E. 克山病

4. 克汀病的主要表现是
   A. 甲状腺大　　　　　　　B. 骨骼发育异常,身材高大　　　C. 大脑发育不全,智力低下
   D. 基础代谢增高　　　　　E. 甲状腺危象

5. 嗜铬细胞瘤最常见于
   A. 腺垂体上皮细胞　　　　B. 肾上腺髓质　　　　　　C. 肾上腺皮质
   D. 甲状腺滤泡旁细胞　　　E. 胰岛细胞

6. 少年和成人甲状腺功能低下,表现为
   A. 黏液水肿　　　　　　　B. 弥漫性增生性甲状腺肿　　　C. 弥漫性胶样甲状腺肿
   D. 克汀病　　　　　　　　E. 佝偻病

7. 青春期前骨骺未闭合,生长素分泌过多可能引起
   A. 多毛症　　　　　　　　B. 肢端肥大症　　　　　　C. 巨人症
   D. Simmond 综合征　　　　E. Sheehan 综合征

8. 在甲状腺癌中,发病率最高而恶性度最低的类型是
   A. 乳头状癌　　　　　　　B. 滤泡癌　　　　　　　　C. 髓样癌
   D. 未分化癌　　　　　　　E. 嗜酸细胞腺癌

9. 垂体性侏儒症的特征是
   A. 属于遗传性疾病　　　　　　　　　　B. 性器官发育正常
   C. 患者智力不正常　　　　　　　　　　D. 腺垂体分泌生长激素部分缺乏或完全缺乏
   E. 患者常夭折

10. 地方性甲状腺肿的主要病因是
    A. 遗传因素　　　　　　　　　　　　　B. 机体对碘或甲状腺素需求量增加
    C. 长期摄入大量钙　　　　　　　　　　D. 缺碘
    E. 吃海产品过多

11. 非毒性甲状腺肿患者血液中水平升高的激素是
    A. TSH　　　　　B. T_3、T_4　　　　　C. PRL　　　　　D. ADH　　　　　E. GH

12. 下列甲状腺癌预后最差的是
    A. 髓样癌　　　　　　　　B. 滤泡癌　　　　　　　　C. 嗜酸细胞腺癌
    D. 乳头状癌　　　　　　　E. 未分化癌

13. 诊断甲状腺乳头状癌最重要的依据是
    A. 癌细胞核明显异型　　　B. 癌细胞核呈毛玻璃状　　C. 癌细胞有大量核分裂象
    D. 癌细胞核明显深染　　　E. 癌细胞核有粗大核仁

14. 垂体催乳素细胞腺瘤可引起
    A. 库欣综合征　　　　　　B. 肢端肥大　　　　　　　C. 乳溢-闭经综合征
    D. Simmond 综合征　　　　E. Sheehan 综合征

15. 关于糖尿病,下列说法正确的是
    A. 1 型糖尿病与肥胖有关　B. 2 型糖尿病与遗传有关　C. 常伴有明显的动脉粥样硬化
    D. 病变不累及细动脉　　　E. 肾脏一般不受累

16. 下列与嗜铬细胞瘤有关的是
    A. 阵发性高血压　　　　　　　　　　　B. 低血糖症
    C. 胃、十二指肠多发溃疡　　　　　　　D. 高脂血症
    E. 库欣综合征

17. 癌细胞分泌降钙素的甲状腺肿瘤是
    A. 乳头状癌　　　　　　B. 滤泡癌　　　　　　　　C. 髓样癌
    D. 未分化癌　　　　　　E. 胶样癌

18. 糖尿病的临床表现为
    A. 满月脸容貌　　　　　　　　　　　　B. 高钠血症、低钾血症及高血压
    C. 多饮、多尿、多食、血糖升高　　　　D. 皮肤、黏膜黑色素沉着
    E. 多食、多汗、心率加快

19. 下列关于肾上腺皮脂腺瘤的叙述正确的是
    A. 多为功能性
    B. 肿瘤一般较大,常超过 100g
    C. 易发生远处转移
    D. 瘤细胞主要为富于类脂的亮细胞及少数胞质粉染的暗细胞组成
    E. 临床主要表现为阵发性高血压

20. 下列关于嗜铬细胞瘤的叙述**错误**的是
    A. 绝大多数发生于肾上腺髓质
    B. 临床特征为皮肤或黏膜黑色素沉着
    C. 少数发生在肾上腺外的器官或组织内
    D. 触摸肿块可诱发的高血压
    E. 只有广泛浸润邻近器官、组织或发生远处转移才能确诊为恶性

21. 关于糖尿病的叙述,**错误**的是
    A. 糖、脂肪和蛋白质代谢紊乱　　　　　B. 青少年发病常有糖尿病家族史
    C. 是胰岛素相对不足或绝对缺乏所致　　D. 患者较早地出现动脉粥样硬化,且较重
    E. 患者食欲增加,不能控制饮食则更加肥胖

22. 有关尿崩症的叙述,**错误**的是
    A. 与血管升压素(ADH)缺乏或减少有关　　B. 临床以原发性尿崩症较为多见
    C. 患者有烦渴和多饮等临床症状　　　　　D. 可因神经垂体释放 ADH 不足引起
    E. 出现多尿、低密度尿

23. 关于甲状腺乳头状癌的叙述,**错误**的是
    A. 本癌发现时约 50% 已有颈淋巴结转移,因此预后很差
    B. 青少年女性多见
    C. 为最多见的甲状腺癌
    D. 生长较慢,预后较好
    E. 肿瘤间质中常见砂粒体

24. 下列关于 1 型糖尿病的叙述,**错误**的是
    A. 占糖尿病的 5%~10%
    B. 常见于幼年或青少年
    C. 遗传易感性的基础上由病毒感染等诱发
    D. 胰岛内炎症细胞浸润,B 细胞数量减少、颗粒脱失
    E. 胰岛细胞自身抗体阴性

25. 下列**不是**非毒性甲状腺肿临床表现的选项是

    A. 甲状腺大   B. 常有甲状腺功能低下

    C. 颈部压迫感和吞咽困难   D. 可无临床症状

    E. 少数可有甲状腺功能亢进的症状

X 型题(多选题,每题可有一至五个答案)

26. 垂体前叶功能亢进可引起的疾病或综合征包括

    A. 垂体性巨人症   B. 肢端肥大症   C. Sheehan 综合征

    D. 垂体性库欣综合征   E. 乳溢-闭经综合征

27. 下列是甲状腺乳头状癌病理组织学特点的是

    A. 核常呈透明或毛玻璃状   B. 核染色质少,无核仁   C. 鳞状上皮化生

    D. 砂粒体形成   E. 淀粉样变性

28. 非毒性甲状腺肿的临床表现包括

    A. 甲状腺大   B. 常有甲状腺功能低下

    C. 颈部压迫感和吞咽困难   D. 可无临床症状

    E. 少数可有甲状腺功能亢进的症状

29. 甲状腺髓样癌的特征包括

    A. 可有家族史   B. 分泌降钙素

    C. 核常呈透明或毛玻璃状   D. 间质内常有淀粉样物质沉着

    E. 电镜下癌细胞内有神经内分泌颗粒

30. 2 型糖尿病的特点包括

    A. 发病年龄多在 40 岁以上

    B. 发病是胰岛素相对不足和组织对胰岛素不敏感所致

    C. 胰岛数目正常或轻度减少

    D. 肥胖者多见

    E. 早期即血中胰岛素明显降低

(三) 问答题

1. 阐述弥漫性毒性甲状腺肿的病因及主要病变特点。

2. 试比较垂体性侏儒症和克汀病。

(四) 拓展题

1. 患者,女性,46 岁,农民。右侧颈部增粗 1 年余。查体:右侧甲状腺肿物,肿物不随吞咽活动上下移动。颈部 B 超显示:右侧甲状腺圆形或类圆形的低回声实质性肿块,边界不清、无包膜、部分可见钙化或血流。实验室检查甲状腺功能正常。该患者所患疾病最有可能是什么? 该疾病的镜下组织学特点是什么?

2. 根据所学知识,试着列举可引起甲状腺肿大的疾病有哪些?

四、复习思考题参考答案

(一) 名词解释(略)

(二) 选择题

A 型题

1. A   2. C   3. A   4. C   5. B   6. A   7. C   8. A   9. D   10. D

11. A   12. E   13. B   14. C   15. C   16. A   17. C   18. C   19. D   20. B

21. E   22. B   23. A   24. E   25. B

X 型题

26. ABDE   27. ABD   28. ACDE   29. ABDE   30. ABCD

(三) 问答题

1. 弥漫性毒性甲状腺肿是一种自身免疫性疾病,血清中可检出抗甲状腺的抗体;有的发病可能与遗传因素或精神刺激有关。患者甲状腺弥漫性增大,约 1/3 患者伴有眼球突出。病变组织切面灰红呈分叶状;滤泡上皮增生呈柱状,并形成乳头突入腔内,胶质稀薄,滤泡周边胶质出现许多大小不一的上皮细胞吸收空泡,间质充血,淋巴细胞浸润。

2. 要点见表 12-4。

表12-4　垂体性侏儒症和克汀病比较

	垂体性侏儒症	克汀病或呆小病
病因及病理基础	青春期前腺垂体发育障碍或破坏,GH 分泌低下,甚至完全缺乏,导致儿童期生长发育障碍	地方性缺碘,胎儿和婴儿期从母体获得或合成甲状腺素不足或缺乏
临床表现	骨骼、躯体发育迟缓,身材矮小,伴性器官发育障碍,智力发育正常	大脑发育不全、智力低下、表情痴呆、骨形成及成熟障碍,四肢短小,形成侏儒

(四) 拓展题(略)

(王进京)

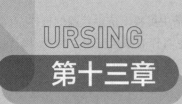

第十三章

神经系统疾病

一、学习目标

熟悉：流行性脑脊髓膜炎和流行性乙型脑炎的病因和病理变化；阿尔茨海默病的病因和病理变化。
了解：中枢神经系统肿瘤的类型；神经系统疾病预防和护理的病理学基础。

二、重点、难点纲要

（一）流行性脑脊髓膜炎

1. 病因及传染途径　流行性脑脊髓膜炎（epidemic cerebrospinal meningitis）的主要致病菌为脑膜炎球菌，该菌可存在于正常人的鼻咽部黏膜，成为带菌者。患者或带菌者鼻咽部分泌物中的细菌通过咳嗽、喷嚏等，通过飞沫经呼吸道传播。

2. 病理变化　根据病情进展，一般可分为三期。

（1）上呼吸道感染期：细菌在鼻咽部黏膜繁殖，经 2~4d 潜伏期后，出现上呼吸道感染症状。主要病理改变为黏膜充血、水肿、少量中性粒细胞浸润和分泌物增多。1~2d 后，部分患者进入败血症期。

（2）败血症期：大部分患者的皮肤、黏膜出现瘀点（斑），为细菌栓塞在小血管和内毒素对血管壁损害所致的出血处。

（3）脑膜炎症期：此期的特征性病变是脑脊髓膜的化脓性炎症。肉眼观，脑脊髓膜血管高度扩张充血，病变严重的区域，蛛网膜下腔充满灰黄色脓性渗出物，覆盖于脑沟、脑回，以致模糊不清，边缘病变较轻的区域可见脓性渗出物沿血管分布。镜下，蛛网膜血管高度扩张充血，蛛网膜下腔增宽，其中见大量中性粒细胞、浆液及纤维素渗出和少量淋巴细胞、单核细胞浸润。

3. 临床病理联系

（1）脑膜刺激症状：表现为颈项强直（脊神经根受压）和屈髋伸膝征（Kernig 征）阳性（腰骶节段脊神经后根受压）。在婴幼儿，可形成角弓反张的体征。

（2）颅内压增高症状：表现为剧烈的头痛、喷射性呕吐、视盘水肿、小儿前囟饱满等症状和体征。

（3）脑脊液改变：表现为压力升高，混浊或呈脓性，蛋白含量增多，糖量减少，涂片及培养均可找到脑膜炎球菌。

4. 结局和并发症 由于及时治疗及抗生素广泛应用,多数患者可痊愈。少数患者可有并发症(脑积水、脑神经受损麻痹、脑梗死)。

少数病例(主要是儿童)起病急骤,病情危重,称为暴发性脑脊髓膜炎。根据临床病理特点,又可分为两型。

(1) 暴发性脑膜炎双球菌败血症:多见于儿童。起病急骤,病情危重。主要表现为感染性休克,脑膜的炎症病变较轻。短期内即出现皮肤和黏膜的广泛性出血点、瘀斑及周围循环衰竭等严重临床表现。患者因严重感染致双侧肾上腺广泛出血及急性肾上腺皮质功能衰竭,称为沃-弗综合征(Warterhouse-Friederichsen syndrome),其发生机制是大量内毒素释放入血引起中毒性休克及弥散性血管内凝血,患者常在短期内因严重败血症而死亡。

(2) 暴发性脑膜脑炎:脑膜炎波及软脑膜下的脑组织,主要是因内毒素的作用,使脑微循环障碍和血管壁通透性增高,引起脑组织淤血和大量浆液渗出,进而发生严重脑水肿,使颅内压急骤升高。临床表现为突发高热、剧烈头痛、频繁呕吐,常伴惊厥、昏迷或脑疝形成。若抢救不及时,可危及生命。

(二) 流行性乙型脑炎

1. 病因及传染途径 流行性乙型脑炎(epidemic encephalitis B)是乙型脑炎病毒感染所致的一种急性传染病,多在夏秋季流行。传染源为乙型脑炎患者和中间宿主家畜、家禽,其传播媒介为蚊,传染途径见图13-1。

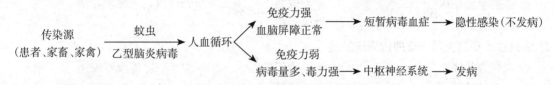

图13-1 流行性乙型脑炎传染途径

2. 病理变化 病变广泛累及脑脊髓实质,引起神经细胞变性、坏死,胶质细胞增生和血管周围炎细胞浸润,属于变质性炎。肉眼观:软脑膜充血、水肿,脑回变宽,脑沟窄而浅。切面脑组织充血水肿,严重者脑实质有散在点状出血,可见粟粒或针尖大的半透明软化灶,其境界清楚,弥散分布或聚集成群(图13-2)。

镜下
- 血管改变和炎症反应:淋巴细胞套,淋巴细胞围绕血管呈套袖状浸润
- 神经细胞变性坏死:
  - 卫星现象:少突胶质细胞围绕在变性的神经元周围
  - 噬神经细胞现象:少突胶质细胞及血源性巨噬细胞侵入变性坏死的神经细胞内
- 软化灶形成:神经组织发生局灶性坏死液化,形成质地疏松,染色较淡的筛网状病灶
- 小胶质细胞结节:增生的小胶质细胞聚集成群形成

图13-2 流行性乙型脑炎镜下病理变化

3. 临床病理联系 本病早期有高热、全身不适等病毒血症的表现。嗜睡昏迷:神经细胞广泛变性、坏死、脑水肿。肌张力亢进、抽搐、痉挛:脑病变严重,上运动神经元损害。延髓性麻痹(球麻痹):脑桥和延髓受损。颅内高压症:脑疝,严重脑水肿。

4. 结局 多数患者经治疗后痊愈,少数留有后遗症(语言障碍、痴呆、肢体瘫痪),病变严重者,有时可因呼吸、循环衰竭或并发小叶性肺炎而死亡。

(三) 阿尔茨海默病(Alzheimer disease,AD)

阿尔茨海默病又称老年性痴呆,是以进行性痴呆为主要表现的大脑变性疾病,多在50岁以后发病。临床表现为进行性认知功能障碍,包括记忆、智力、定向、判断能力下降,以及情感障碍和行为失常,后期可进入木僵状态。

病理变化:肉眼观,大脑皮质不同程度萎缩,脑沟增宽,病变以额叶、顶叶及颞叶最显著。切面可见代偿性脑室扩张。镜下,主要病理学改变为老年斑、神经原纤维缠结、颗粒空泡变性和Hirano小体形成。

(四) 中枢神经系统肿瘤

中枢神经系统肿瘤包括起源于脑、脊髓或脑脊膜的原发性和转移性肿瘤。其中原发性肿瘤占半数以上，在原发性肿瘤中，40% 为胶质瘤，15% 为脑膜瘤，8% 为听神经瘤。儿童常见的颅内肿瘤是胶质瘤和髓母细胞瘤。

三、复习思考题

(一) 名词解释

1. 沃-弗综合征　　　　　2. 脑膜刺激征　　　　　3. 血管套

4. 卫星现象　　　　　　5. 噬神经细胞现象　　　　6. 阿尔茨海默病

7. 老年斑

(二) 选择题 (A 型题)

A 型题 (单选题，每题仅有一个正确答案)

1. 流行性脑脊髓膜炎的致病菌是

　　A. 金黄色葡萄球菌　　　　B. 肺炎球菌　　　　　　C. 大肠埃希菌

　　D. 脑膜炎球菌　　　　　　E. 流感杆菌

2. 流行性乙型脑炎最主要的传播途径是

　　A. 消化道传播　　　　　　B. 呼吸道传播　　　　　C. 蚊虫叮咬

　　D. 血源性传播　　　　　　E. 密切接触

3. 参与噬神经细胞现象的是

　　A. 小胶质细胞　　　　　　B. 少突胶质细胞　　　　C. 淋巴细胞

　　D. 巨噬细胞　　　　　　　E. 星形细胞

4. 流行性乙型脑炎时，病变最轻的部位是

　　A. 基底核　　　　　　　　B. 大脑皮质　　　　　　C. 小脑皮质

　　D. 脊髓　　　　　　　　　E. 脑桥和延髓

5. 脑脊液检查对以下疾病最有诊断价值的是

　　A. 高血压脑病　　　　　　B. 狂犬病　　　　　　　C. 胶质细胞瘤

　　D. 流行性乙型脑炎　　　　E. 急性化脓性脑膜炎

6. 关于流行性脑脊髓膜炎，以下说法正确的是

　　A. 常由病毒引起　　　　　B. 脑实质病变明显　　　C. 通过消化道传播

　　D. 属于急性化脓性炎　　　E. 老年人易患此病

7. 关于流行性乙型脑炎的叙述，正确的是

　　A. 乙型脑炎病毒为 DNA 病毒　　　　　　B. 多在冬、春季流行

　　C. 病变广泛累及整个中枢神经系统灰质　　D. 成人感染乙型脑炎病毒多为显性感染

　　E. 神经细胞的胞质中常见包涵体形成

8. 关于流行性脑脊髓膜炎的描述，**错误**的是

　　A. 皮肤瘀点和瘀斑　　　　　　　　　　　B. 脑膜刺激征

　　C. 颅内压升高症状　　　　　　　　　　　D. 血性脑脊液

　　E. 脑脊液中糖含量降低

9. 病变之一是老年斑的疾病是

　　A. 帕金森病　　　　　　　B. 阿尔茨海默病　　　　C. 海绵状脑病

　　D. 缺血性脑病　　　　　　E. 高血压脑病

10. 下列**不是**流行性乙型脑炎的病变特点的是
   A. 小胶质细胞增生　　　　　　　　　　　B. 神经细胞变性、坏死
   C. 镂空的筛网状软化灶形成　　　　　　　D. 由 DNA 病毒感染引起
   E. 病变以大脑皮质、基底核及视丘最为严重

11. 流行性乙型脑炎的噬神经细胞现象,侵入神经细胞内的细胞是
   A. 血源性巨噬细胞　　　　　　　　　　　B. 小胶质细胞
   C. 淋巴细胞　　　　　　　　　　　　　　D. 血源性巨噬细胞和小胶质细胞
   E. 小胶质细胞和淋巴细胞

12. 下列**不是**乙型脑炎的病变的是
   A. 血管套形成　　　　B. 小脓肿形成　　　　C. 神经细胞变性
   D. 软化灶形成　　　　E. 胶质细胞增生

13. 关于流行性乙型脑炎的叙述,正确的是
   A. 乙型脑炎病毒属于 DNA 病毒　　　　　B. 有较多的中性粒细胞围血管浸润
   C. 镂空筛状软化灶形成具有一定的诊断意义　D. 小胶质细胞越多,预后越好
   E. 出现脑膜刺激征

14. 下列**不是**流行性乙型脑炎的病变特征的是
   A. 早期大量中性粒细胞渗出,形成血管套　B. 神经细胞变性、坏死
   C. 软化灶形成　　　　　　　　　　　　　D. 胶质细胞增生
   E. 病变以大脑皮质、基底节及视丘最为严重

15. 形成卫星现象的细胞是
   A. 小胶质细胞　　　　B. 少突胶质细胞　　　C. 星形细胞
   D. 室管膜细胞　　　　E. 淋巴细胞

16. 引起脑梗死最常见的原因是
   A. 脑动脉栓塞　　　　B. 脑血管畸形　　　　C. 脑动脉硬化伴血栓形成
   D. 脑动脉粥样硬化斑块内出血　E. 脑血管炎症

17. 下列描述与脑出血性梗死**无关**的是
   A. 局部供血中断　　　B. 血栓阻塞动脉　　　C. 栓子碎裂,冲走
   D. 梗死区血供复流　　E. 吻合支丰富

18. 脑膜瘤最易好发部位是
   A. 颅后凹　　　　　　B. 小脑脑桥角　　　　C. 矢状窦旁大脑镰两旁
   D. 蝶骨嵴的侧面　　　E. 窦旁周围

19. 颅内最常见的肿瘤是
   A. 脑膜瘤　　　　　　B. 垂体腺瘤　　　　　C. 神经鞘瘤
   D. 胶质瘤　　　　　　E. 室管膜瘤

20. 沃-弗综合征主要发生于
   A. 中毒性菌痢　　　　B. 大叶性肺炎　　　　C. 间质性肺炎
   D. 流行性脑脊髓膜炎　E. 流行性乙型脑炎

21. 流行性乙型脑炎病变最轻的部位是
   A. 大脑皮质　　　　　B. 基底节　　　　　　C. 丘脑
   D. 脊髓　　　　　　　E. 中脑

22. 下列最能耐受缺氧的细胞是
   A. 神经元　　　　　　B. 星形胶质细胞　　　C. 少突胶质细胞
   D. 施万细胞　　　　　E. 血管内皮细胞

23. 缺血缺氧造成神经元死亡的最短时间是

    A. 2min   B. 4min   C. 6min   D. 3min   E. 5min

24. 脑梗死最易好发于

    A. 基底节   B. 小脑   C. 大脑半球外侧

    D. 延脑   E. 脑桥

25. 流行性脑脊髓膜炎的传播途径是

    A. 呼吸道   B. 消化道   C. 蚊虫叮咬后经血

    D. 皮肤   E. 神经

26. 流行性乙型脑炎时,病变主要部位在

    A. 大脑皮质   B. 大脑灰质   C. 小脑

    D. 大脑皮质及基底节、丘脑   E. 软脑膜

27. 阿尔茨海默病的主要临床表现是

    A. 震颤、步态不稳   B. 进行性痴呆   C. 肢体偏瘫

    D. 癫痫   E. 一过性脑缺血症

28. 乙型脑炎的病原体是

    A. 脑膜炎球菌   B. 嗜神经性 RNA 病毒   C. 脊髓灰质炎病毒

    D. 朊蛋白   E. 汞、锰中毒

29. 成人星形细胞瘤最易好发的部位是

    A. 额叶   B. 顶叶   C. 颞叶

    D. 枕叶   E. 丘脑

30. 流行性乙型脑炎的病原菌是

    A. 乙型溶血性链球菌   B. 金黄色葡萄球菌   C. 脑膜炎球菌

    D. 乙型脑炎病毒   E. 柯萨奇病毒

31. 流行性脑脊髓膜炎中,病原菌主要侵犯

    A. 大脑皮质   B. 额、顶叶及脑干   C. 硬脑膜

    D. 蛛网膜下腔   E. 丘脑及基底神经核

32. 流行性脑脊髓膜炎患者出现颈项强直的原因是

    A. 颅内压增高   B. 颈髓受炎症损害

    C. 锥体束损伤   D. 炎症使颈髓神经根肿大、受压

    E. 炎症使颈髓神经兴奋,肌肉强直

33. 流行性脑脊髓膜炎的病变性质是

    A. 变质性炎   B. 渗出性炎   C. 增生性炎

    D. 肉芽肿性炎   E. 化脓性炎

34. 有关暴发性流行性脑脊髓膜炎的描述,**不正确**的是

    A. 起病急、发展快,死亡率高   B. 脑膜病变重

    C. 常伴肾上腺皮质出血和衰竭   D. 常伴中毒性休克和 DIC

    E. 由脑膜炎球菌释放大量内毒素所致

35. 暴发性流行性脑脊髓膜炎引起的沃-弗综合征,机制可能是

    A. 急性肾上腺皮质功能减退

    B. 肾上腺血栓性栓塞、梗死

    C. 内毒素引起中毒性休克和弥散性血管内凝血

    D. 细菌毒素对肾上腺直接损害

    E. 肾上腺广泛出血、坏死

（三）问答题

1. 比较流行性脑脊髓膜炎和流行性乙型脑炎的病因、病变性质、病变部位及病理改变特征。这两种疾病的护理应重点注意哪些问题？

2. 何谓暴发性脑膜炎球菌败血症？认识本病有何临床意义？

3. 常见的中枢神经系统肿瘤星形细胞瘤、少突胶质细胞瘤和室管膜瘤等颅内肿瘤生物学行为有哪些共同特征？

（四）拓展题

患者，男性，13岁。因头痛、频繁呕吐2d，于门诊就诊，自诉体温达39℃以上，伴寒战，同时剧烈头痛，频繁呕吐，呈喷射性。无上腹不适，二便正常。既往身体健康，无胃病和结核病史，无药物过敏史，同学当中亦发现有类似症状者。查体：T 39.5℃，P 115次/min，R 23次/min，BP 118/82mmHg，神志清楚，皮肤可见少量出血点，两肺无啰音，心界叩诊不大，律齐，肝脾未触及，Kernig征（+），血常规：WBC 15×10^9/L，N 86%，L 14%，PLT 205×10^9/L。

请问：

1. 此患者可能患有什么疾病？

2. 诊断依据是什么？

3. 哪项检查对本病最具有诊断价值？

四、复习思考题参考答案

（一）名词解释（略）

（二）选择题

A 型题

1. D	2. C	3. A	4. D	5. E	6. D	7. C	8. D	9. B	10. D
11. D	12. B	13. C	14. A	15. B	16. A	17. E	18. C	19. D	20. D
21. D	22. E	23. B	24. A	25. A	26. C	27. B	28. B	29. A	30. B
31. D	32. D	33. E	34. B	35. C					

（三）问答题

1. 比较流行性脑脊髓膜炎和流行性乙型脑炎的病因、病变性质、病变部位、病理变化及与护理的联系（表13-1）。

表13-1　流行性脑脊髓膜炎与流行性乙型脑炎的异同点

	流行性脑脊髓膜炎	流行性乙型脑炎
病因	脑膜炎球菌	乙型脑炎病毒
传染途径	带菌者或患者经呼吸道飞沫传染	以带病毒的蚊虫叮人传播为主
临床表现	①颅内压增高；②脑膜刺激症状；③脑神经麻痹	①嗜睡和昏迷；②脑神经麻痹
病变部位	主要在脑脊膜和蛛网膜下腔	主要在中枢神经系统灰质，以大脑皮质及基底核、视丘最严重
病理变化	脑脊膜的化脓性炎症；蛛网膜下腔内大量中性粒细胞、纤维素等渗出	脑实质的变质性炎；脑实质镂空的筛状软化；组织学改变为：①脑筛状软化；②神经细胞变性、坏死，卫星现象和噬神经细胞现象；③以淋巴细胞浸润为主的血管套；④小胶质细胞增生、胶质结节
病理与护理联系	流行性脑脊髓膜炎经呼吸道传染，应按呼吸道传染病隔离。感染所致毒血症、病毒血症引起体温增高，当超过39℃，应采取物理降温，或按医嘱应用退热药物。脑水肿、脑脊液循环吸收障碍等可以使颅内压增高，引起患者生命体征变化，护理时应注意生命体征的监测，及时对症处理	

2. 暴发性脑膜炎球菌败血症时,常引起周围循环衰竭、休克和皮肤大片出血及紫癜,还可致两侧肾上腺严重出血,肾上腺皮质功能衰竭,称为沃-弗综合征。本病发生机制主要是大量内毒素释放所引起中毒性休克和弥散性血管内凝血(DIC),认识本病的这些特点可以早期发现、诊断和及时处理休克和DIC,否则对病情处理不当,在短期内可因严重败血症导致死亡。如发现皮肤及黏膜出血、注射部位渗血、血尿及便血等,应立即报告医生,同时应密切监测血压,注意病情变化,及时对症处理。

3. 常见的中枢神经系统肿瘤有星形细胞瘤、少突胶质细胞瘤和室管膜瘤等。颅内肿瘤的生物学行为具有以下共同特征:①良恶性的相对性,无论高分化或低分化的胶质瘤均呈浸润性生长,无包膜形成。②局部浸润,胶质瘤的浸润性生长主要累及血管周围间隙,软脑膜、室管膜和神经纤维束间。③转移,恶性脑肿瘤经脑脊液转移是颅内肿瘤常见的转移方式,相当于颅外恶性肿瘤的血道、淋巴道转移,特别是位于脑室旁的肿瘤发生这种转移的机会更多;颅外转移极少见。

(四) 拓展题(略)

(杜 江)

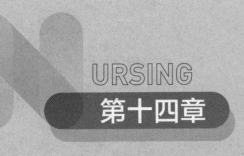

URSING

第十四章

传染病及寄生虫病

一、学 习 目 标

熟悉:传染病的概念;结核病的传染源、传播途径、发病机制、基本病理变化和转化规律;肺结核病的类型及病理变化。常见传染病和寄生虫病的传播途径。

了解:常见传染病的病因、病变特点和防治及护理的病理学基础。

二、重点、难点纲要

传染病(infectious disease)是由病原微生物通过一定的传播途径进入易感人群的个体所引起的一组疾病,并能在人群中引起局部或广泛的流行。引起传染病的病原微生物有病毒、细菌、真菌和寄生虫等,其中由寄生虫引起的疾病称为寄生虫病(parasitosis)。

传染病在人群中发生或流行是一个复杂过程,必须同时具备传染源、传播途径和易感人群三个基本环节。

传染病的主要传播途径包括:①消化道传播,经水源及食物传播。②呼吸道传播,经飞沫和气溶胶传播。③虫媒传播,经昆虫携带或叮咬传播。④接触传播:直接或间接(如患者接触过的用品等)通过皮肤或黏膜传播,尤其是破损的皮肤黏膜。⑤血液传播,包括输注带病原体的血液和血液制品,使用污染的医疗器械,器官移植等。⑥母婴传播,母亲携带的病原体通过胎盘或其他途径传播给胎儿或婴儿,常与血液传播有关。切断传播途径是预防传染病流行的有效手段,也是护理工作中应充分重视的问题。

传染病的基本病理变化为炎症,但不同的病原微生物所引起的炎症类型是不同的,这有助于临床诊断和鉴别诊断。现阶段我国传染病兼具发达国家和发展中国家疾病谱的双重特征,原已得到控制的病种如结核病、淋病、梅毒等其发病率又呈上升趋势;新出现了一些传染病,如获得性免疫缺陷综合征、禽流感、严重急性呼吸综合征(SARS),给我们传染病的防治提出了新的挑战。

寄生虫病是由寄生虫作为病原引起的疾病。寄生虫病的流行需要三个条件:传染源、传播途径和易感人群。寄生虫病的流行不仅与生物因素有关,而且与自然因素和社会因素关系密切,具有地理分布的区域性、明显的季节性和人兽共患病的自然疫源性等特点。

(一) 结核病(tuberculosis)

1. 概念 结核病是由结核杆菌引起的一种慢性肉芽肿性炎症。以肺结核最常见,但亦可见于全身各器官。典型病变为结核结节形成伴有不同程度的干酪样坏死。

2. 病因和发病机制

(1) 病因:结核分枝杆菌(人型、牛型)。

(2) 传播途径

1) 呼吸道(主要途径)。

2) 消化道(如含菌牛奶)。

3) 皮肤(少数)。

(3) 发病机制:Ⅳ型超敏反应(迟发型超敏反应)(图 14-1)。

3. 基本病理变化

(1) 渗出为主的病变:见于结核病早期或机体抵抗力低下、菌量多、毒力强或变态反应较强时,表现为浆液性或浆液纤维素性炎。

(2) 增生为主的病变:在菌量少、毒力较低或人体免疫反应较强时,则发生以增生为主的变化,形成有诊断意义的结核结节(tubercle)。结核结节由干酪样坏死、上皮样细胞、朗汉斯巨细胞及周围集聚的淋巴细胞、浆细胞和少量增生的成纤维细胞构成。肉眼观:病灶呈灰白或灰黄色粟粒样大小结节,境界清楚。镜下观:典型者中央为干酪样坏死,周围围绕上皮样

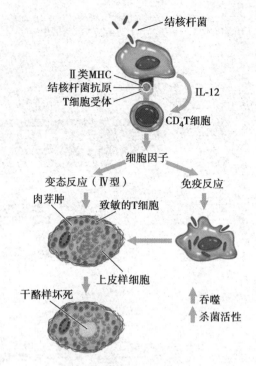

图 14-1　结核杆菌引起的免疫反应和超敏反应

细胞和朗汉斯巨细胞,上皮样细胞是吞噬了结核杆菌的巨噬细胞体积增大转变而来,朗汉斯巨细胞为多核巨细胞,由多个上皮样细胞互相融合而成,其胞质丰富,多个核常排列在胞质周围呈花环状、马蹄状。结核结节是显微镜下的概念,肉眼所见的小结节病灶常是多个结核结节融合形成的。

(3) 坏死为主的病变:见于结核杆菌量多、毒力强、机体抵抗力低或变态反应强时。坏死区呈淡黄色、均匀细腻,质地较实,状似奶酪。镜下为红染无结构的颗粒状物。干酪样坏死对结核病的诊断有重要意义。

4. 基本病变的转化规律

(1) 转向愈合

1) 吸收、消散:渗出性病变的主要愈合方式,渗出物经淋巴道和血道吸收而使病灶缩小或消失。

2) 纤维化、钙化:增生性病变和小的干酪样坏死灶,可逐渐纤维化而愈合。

(2) 转向恶化

1) 浸润进展:疾病恶化时,病灶周围出现渗出性病变,范围不断扩大,并继发干酪样坏死。

2) 溶解播散:病情恶化时,干酪样坏死物可发生液化,经自然管道排出,致局部形成空洞。

5. 肺结核病　肺结核是最常见的结核病。由于初次感染和再次感染结核杆菌时机体免疫反应和变态反应差异很大,导致肺部病变的发生发展各有不同的特点,因而可将肺结核病分为原发性肺结核病和继发性肺结核病两大类。

(1) 原发性肺结核病

1) 概念:机体初次感染结核杆菌所引起的肺结核病。

2) 好发部位:通气较好的肺上叶下部或下叶上部近胸膜处。

3) 病变特点:肺的原发病灶、结核性淋巴管炎和肺门淋巴结结核,三者合称原发复合征,又称 Ghon 综合征。

4) 结局:绝大多数(95%)原发性肺结核病,由于机体免疫力逐渐建立而自然痊愈。病灶可完全吸收消散或纤维包裹钙化。少数患儿因营养不良或同时患有其他传染病,机体抵抗力下降,或感染细菌量多、毒力强时,病变发生恶化,病灶扩大、干酪样坏死和空洞形成,并通过支气管、淋巴道和血道播散。

(2) 继发性肺结核病:继发性肺结核病是指机体再次感染结核杆菌所致的肺结核病。多见于成人。继

发性肺结核病患者对结核杆菌已有了一定的免疫力,因而其病理变化与临床表现都比较复杂,可分为以下几种类型:

1) 局灶性肺结核:是继发性肺结核病的早期病变,病变多位于肺尖下,一个或数个,直径一般为0.5~1cm。病灶境界清楚,有纤维包裹。镜下病变以增生为主,中央为干酪样坏死。患者常无自觉症状,多在体检时发现。属非活动性结核病。

2) 浸润性肺结核:是临床最常见的活动性、继发性肺结核。病变以渗出为主,中央有干酪样坏死。其结局因机体状况及治疗情况而异。

3) 慢性纤维空洞型肺结核:常由浸润型肺结核形成的急性空洞经久不愈发展而来。该型病变有以下特点:①肺内有一个或多个厚壁空洞,大小不一,形态不规则;②空洞下方见很多新旧不一、大小不等,病变类型不同的病灶;③后期肺组织严重破坏,广泛纤维化、胸膜增厚并与胸壁粘连,使肺体积缩小、变形。

4) 干酪样肺炎:此型结核病病情危重,是肺结核病中最严重的一型。肺内见广泛干酪样坏死,含大量的结核杆菌。

5) 结核瘤(球):直径2~5cm,孤立的、有纤维包裹的、境界分明的球形干酪样坏死灶。

6) 结核性胸膜炎:分为湿性和干性两种,以湿性为常见。前者又称渗出性结核性胸膜炎,为浆液纤维素性炎,伴胸腔积液。后者又称增殖性结核性胸膜炎,病变多为局限性,以增生性改变为主。

6. 肺外结核病　肠结核病可分为原发性和继发性两种。前者少见,多发生于小儿,常因食入含结核杆菌的牛奶或乳制品而感染。后者多继发于空洞型肺结核,因反复咽下含菌痰液而引起。肠结核病多发生于回盲部,根据病变特点分为溃疡型和增生型。其他肺外结核病常见的部位包括淋巴结、脑膜、肾、骨和关节、女性生殖系统、腹膜和皮肤等。

(二) 伤寒

1. 概念及特点　伤寒是由伤寒杆菌引起的急性传染病。临床主要表现为持续高热、相对缓脉、脾大、玫瑰疹及中性粒细胞和嗜酸性粒细胞减少等。全身单核巨噬细胞系统的细胞增生是其病变特征,以回肠末段淋巴组织的病变最为突出。

2. 病因和传播途径

(1) 病因:伤寒杆菌。

(2) 传染源及传播途径:伤寒患者或带菌者是本病的传染源,传播途径是粪-口途径。

3. 基本病理变化及临床病理联系　增生活跃的巨噬细胞细胞质内吞噬伤寒杆菌、红细胞碎片,这种巨噬细胞称为伤寒细胞(typhoid cell)。伤寒细胞常聚集成团,形成结节性病灶,称为伤寒小结或伤寒肉芽肿。

(1) 肠道病变:回肠末段集合和孤立淋巴小结的病变最为常见和明显。按病变发展过程为四期:髓样肿胀期、坏死期、溃疡期、愈合期。

(2) 其他病变:肠系膜淋巴结、肝、脾及骨髓由于巨噬细胞的活跃增生而致相应组织器官肿大,镜下可见伤寒肉芽肿和灶性坏死。可有肠出血、肠穿孔、支气管肺炎等并发症。

(三) 细菌性痢疾

1. 概念　细菌性痢疾是由痢疾杆菌引起的一种假膜性肠炎,简称菌痢。病变多局限于结肠,尤以乙状结肠和直肠为重,大量纤维素渗出形成假膜是其特征。临床主要表现为腹痛、腹泻、里急后重、黏液脓性血便。

2. 病因和传播途径

(1) 病因:痢疾杆菌。

(2) 传染源及传播途径:患者和带菌者为传染源,经粪-口途径传播。

3. 病理变化及临床病理联系　根据肠道病变特征、全身变化及临床经过的不同,菌痢分为以下三种:

(1) 急性细菌性痢疾:初期为急性卡他性炎,随后特征性假膜性炎和溃疡形成,最后愈合。急性菌痢的病程一般1~2周,经适当治疗大多痊愈,少数病例可转化为慢性。

(2) 慢性细菌性痢疾:菌痢病程超过 2 个月以上者称为慢性菌痢。多由急性菌痢转变而来,以福氏志贺菌感染者居多。

(3) 中毒性细菌性痢疾:该型的特征是起病急骤、严重的全身中毒症状,但肠道病变和症状轻微。

(四) 阿米巴病

1. 概念 阿米巴病是由溶组织内阿米巴原虫感染所引起的寄生虫病。

2. 病因和传播途径

(1) 病因:溶组织内阿米巴原虫。

(2) 传染源及传播途径:传染源为慢性肠阿米巴患者和包囊携带者,传播途径为粪-口途径。

3. 肠阿米巴病

(1) 部位:主要累及盲肠和升结肠,其次为乙状结肠和直肠。

(2) 病理变化:基本病变为组织液化坏死为主的变质性炎,肠黏膜脱落形成口小底大的烧瓶状溃疡,具有诊断价值。坏死周围少量炎细胞浸润,在与正常组织交界处可见阿米巴滋养体。

(3) 临床病理联系:患者有腹痛、腹泻、暗红果酱样粪便,粪检时易找到阿米巴滋养体。少数病例可并发肠出血和肠穿孔。慢性患者,溃疡和增生反复发生致黏膜息肉形成,局限性的上皮组织和肉芽组织增生形成的包块称阿米巴肿,临床易误诊为结肠癌。

4. 肠外阿米巴病

(1) 部位:多发生在肝、肺及脑,其中以阿米巴肝脓肿最为常见。

(2) 病理变化:病变局部组织由于滋养体的破坏溶解发生液化性坏死,形成囊腔,腔内有破絮状未被溶解组织称为阿米巴脓肿。滋养体通过门静脉至肝,在肝内引起坏死而形成囊腔,病变称为阿米巴肝脓肿。肝右叶发生多于左叶。阿米巴肺脓肿较少见,有原发性和继发性之分,前者系血行播散所致,后者系阿米巴肝脓肿穿破膈肌直接蔓延导致,多见于右肺下叶。

(五) 血吸虫病

1. 概念 血吸虫病(schistosomiasis)是由血吸虫感染所引起的一种严重的地方性寄生虫病。

2. 病因 血吸虫生活史包括虫卵、毛蚴、母胞蚴、子胞蚴、尾蚴、童虫和成虫等发育阶段。各个阶段均可引起病变,但以虫卵引起的病变最严重,危害最大。

3. 病理变化 血吸虫病是由血吸虫寄生于人体引起的寄生虫病,我国只有日本血吸虫病流行。当人畜与含尾蚴疫水接触时感染,血吸虫发育的各个阶段均可引起病变,但以虫卵引起的病变最严重、危害最大,表现为:①急性虫卵结节,中央为多少不等的成熟虫卵,卵壳上有放射状嗜酸棒状小体,称为 Hoeppli 现象。虫卵周围是一片无结构的颗粒状坏死物质及大量嗜酸性粒细胞浸润,称嗜酸性脓肿。其间可见嗜酸性粒细胞的嗜酸颗粒融合形成的 Charcot-Leyden 结晶。②慢性虫卵结节,是由死亡的虫卵、卵壳碎片或由钙化、上皮样细胞、异物巨细胞和淋巴细胞等构成的肉芽肿。

累及部位:主要累及结肠、肝脏。结肠病变以乙状结肠最明显;肝脏的基本病变是汇管区虫卵结节沉积,继发纤维组织增生,以汇管区最为严重,形成血吸虫性肝硬化,出现明显的门静脉高压。但是,血吸虫性肝硬化不是真正意义上的肝硬化,仅仅是肝纤维化,肝小叶结构完整,不形成假小叶。

三、复习思考题

(一) 名词解释

1. 原发复合征
2. 结核瘤(球)
3. 结核结节
4. 干酪样肺炎
5. 伤寒小结(伤寒肉芽肿)
6. 伤寒细胞
7. 阿米巴肿
8. Charcot-Leyden 结晶
9. 嗜酸性脓肿
10. 朗汉斯巨细胞
11. 血吸虫性肝硬化

（二）选择题（A 型题）

A 型题（单选题，每题仅有一个正确答案）

1. 对结核病最有诊断价值的基本病理变化是
   A. 灰白色、半透明状的粟粒大小结节　　　　B. 含大量淋巴细胞和吞噬细胞的渗出液
   C. 干酪样坏死　　　　　　　　　　　　　　D. 找到朗汉斯巨细胞
   E. 类上皮细胞

2. 关于原发性肺结核病的描述，**错误**的是
   A. 病理特征是原发复合征形成　　　　　　　B. 指初次感染结核菌而在肺内发生的病变
   C. 原发灶及淋巴结不发生干酪样坏死　　　　D. 结核菌常经淋巴道引流到肺门淋巴结
   E. 可发生血行播散至各器官

3. 下列关于继发性肺结核病的描述，正确的是
   A. 病变多开始于肺中叶　　　　　　　　　　B. 肺门淋巴结常有明显结核病变
   C. 多发生于儿童　　　　　　　　　　　　　D. 病变易循血管播散
   E. 肺内未愈合的病变易沿支气管播散

4. 伤寒病理变化的最主要特征是
   A. 肠管发生溃疡　　　　　　　　　　　　　B. 皮肤出现玫瑰疹
   C. 同时脾大　　　　　　　　　　　　　　　D. 末梢血白细胞减少
   E. 以全身单核巨噬细胞系统的细胞增生为主

5. 细菌性痢疾的好发部位是
   A. 回肠　　　　　　　　B. 结肠上段　　　　　　　C. 空肠
   D. 直肠和乙状结肠　　　E. 盲肠

6. 典型结核结节的中心部分应该见到
   A. 干酪样坏死　　　　　B. 变性、坏死的中性粒细胞　　C. 类上皮细胞
   D. 渗出的大量血浆　　　E. 朗汉斯巨细胞

7. 肠伤寒常见的并发症是
   A. 胆囊炎、脑炎、支气管肺炎　　　　　　　B. 肠穿孔、支气管肺炎、脑膜炎
   C. 肠出血、肠穿孔及支气管肺炎　　　　　　D. 肠出血、中毒性心肌炎、脑膜炎
   E. 胆囊炎、肠梗阻、腹膜炎

8. 第三期梅毒区别于第一、二期梅毒之处是
   A. 明显的闭塞性动脉内膜炎　　B. 皮肤、黏膜的广泛性梅毒疹　　C. 树胶样肿形成
   D. 外生殖器肿胀　　　　　　　E. 全身淋巴结大

9. 我国目前最常见的性传播疾病是
   A. 尖锐湿疣　　　　　　B. 梅毒　　　　　　　　　C. 淋病
   D. 性病性淋巴肉芽肿　　E. 获得性免疫缺陷综合征

10. 血吸虫发育的阶段中，对宿主影响最大的阶段是
    A. 毛蚴　　　　　　　　B. 童虫　　　　　　　　　C. 胞蚴
    D. 成虫　　　　　　　　E. 虫卵

11. 伤寒肉芽肿中主要的细胞成分是
    A. 类上皮细胞　　　　　B. 多核巨细胞　　　　　　C. 巨噬细胞
    D. 淋巴细胞　　　　　　E. 浆细胞

12. 肠结核最常见的好发部位是
    A. 回盲部　　　　　　　B. 空肠　　　　　　　　　C. 升结肠
    D. 降结肠　　　　　　　E. 阑尾

13. 最易发生肠穿孔导致患者死亡的疾病是
    A. 阿米巴病　　　　　　B. 结核病　　　　　　C. 菌痢
    D. 伤寒　　　　　　　　E. 血吸虫病

14. 下列疾病中**不属于**肉芽肿性炎症的是
    A. 结核　　　　　　　　B. 细菌性痢疾　　　　C. 麻风
    D. 伤寒　　　　　　　　E. 梅毒

15. 以下肺结核病是重要传染源的是
    A. 浸润型肺结核　　　　B. 慢性纤维空洞型肺结核　　C. 结核球
    D. 支气管内结核　　　　E. 局灶型肺结核

16. 结核病患者以下病变中容易查见大量结核杆菌的是
    A. 渗出性病变　　　　　B. 结核结节　　　　　C. 干酪样坏死,液化
    D. 钙化灶　　　　　　　E. 结核球

17. 下列继发性肺结核中,肺脏硬化多来自
    A. 浸润型肺结核　　　　B. 结核瘤　　　　　　C. 粟粒型肺结核
    D. 干酪样肺炎　　　　　E. 慢性纤维空洞型肺结核

18. 梅毒最具有传染性的时期是
    A. 第一期　　　　　　　B. 第二期　　　　　　C. 第三期
    D. 早期　　　　　　　　E. 晚期

19. 梅毒第一期的典型病变是
    A. 树胶样肿　　　　　　B. 梅毒疹　　　　　　C. 硬性下疳
    D. 黏膜溃疡　　　　　　E. 梅毒性主动脉炎

20. 细菌性痢疾引起肠溃疡的特点为
    A. 环形溃疡　　　　　　　　　　B. 烧瓶口状溃疡
    C. 大小不等,形状不一的地图状溃疡　　D. 火山口状溃疡
    E. 与肠的长轴垂直的椭圆形溃疡

21. 梅毒容易出现梅毒疹的是
    A. 第一期　　　　　　　B. 第一、二期　　　　C. 第二期
    D. 第二、三期　　　　　E. 第三期

22. 患者36岁,近3个月来常有低热、盗汗、疲乏、咳嗽、痰中带血,胸部X线检查见右肺尖有直径2.5cm、边缘模糊不清的淡薄阴影,痰中查见抗酸杆菌,据此诊断为
    A. 右肺尖慢性纤维空洞型肺结核　　B. 右肺尖结核球
    C. 右肺尖浸润型肺结核　　　　　　D. 右肺尖局灶型肺结核
    E. 右肺尖小叶性干酪样肺炎

23. 下列描述中,**不是**结核转向愈合时的形式是
    A. 吸收、消散　　　　　　　　　B. 钙化
    C. 纤维包裹　　　　　　　　　　D. 纤维化
    E. 病灶周围出现渗出、继发坏死以及溶解液化

24. 下列描述中,**不是**关于伤寒描述的是
    A. 是一种以单核-吞噬细胞系统的巨噬细胞增生为主要特征的急性疾病
    B. 肠病变主要见于回肠下段的淋巴小结
    C. 肠病变发展可分为髓样肿胀期、坏死期、溃疡期、愈合期
    D. 肠溃疡期时是菌血症严重、全身中毒症状明显时
    E. 除肠外,还可累及淋巴结、肝、脾、胆囊、皮肤、肌肉、脑等

25. 患者李某,患病 3 周,有持续性高热,心率过缓,腹胀,腹泻。因中毒性休克死亡,尸检发现弥漫性腹膜炎、回肠孤立和集合淋巴小结肿胀,坏死和溃疡形成,并有穿孔,脾大,应考虑
 A. 细菌性痢疾 B. 肠结核 C. 恶性淋巴瘤
 D. 伤寒 E. 恶性组织细胞增生症
26. 结核性脑膜炎属于
 A. 化脓性炎 B. 出血性炎 C. 肉芽肿性炎
 D. 浆液性炎 E. 纤维蛋白性炎
27. 可导致肺组织严重破坏、变形变硬的继发性肺结核是
 A. 结核球 B. 局灶型肺结核 C. 浸润型肺结核
 D. 慢性纤维空洞型肺结核 E. 亚急性血行播散型肺结核
28. 肠阿米巴病主要病变部位是
 A. 盲肠和升结肠 B. 乙状结肠 C. 整个结肠
 D. 横结肠和升结肠 E. 回肠末端
29. 钩端螺旋体病的主要传染方式是
 A. 经飞沫传染 B. 经消化道传染 C. 经接触传染
 D. 经血液传染 E. 经胎盘传染
30. 血吸虫对人体造成危害的主要阶段是
 A. 成虫 B. 虫卵 C. 毛蚴
 D. 尾蚴 E. 童虫
31. 梅毒的病原体是
 A. 病毒 B. 衣原体 C. 真菌
 D. 螺旋体 E. 支原体
32. 淋病的炎症性质属于
 A. 慢性化脓性炎 B. 急性化脓性炎 C. 出血性炎
 D. 急性增生性炎 E. 浆液纤维蛋白性炎
33. 血吸虫虫卵主要沉着的部位是
 A. 肝脏、回肠 B. 肝脏、升结肠 C. 肝脏、横结肠
 D. 肝脏、横结肠、降结肠 E. 肝脏、乙状结肠、直肠
34. 肠阿米巴病最常损伤的部位是
 A. 乙状结肠和直肠 B. 升结肠和横结肠 C. 升结肠和盲肠
 D. 升结肠 E. 乙状结肠
35. 寄生虫病病变组织中的 Charcot-Leyden 晶体主要来自
 A. 中性粒细胞 B. 嗜酸性粒细胞 C. 嗜碱性粒细胞
 D. 淋巴细胞 E. 浆细胞
36. 阿米巴肝脓肿患者的基本病变中一般**见不到**的病变是
 A. 肝大 B. 脓腔内容物呈果酱样
 C. 脓肿壁呈破絮状 D. 病变组织中可见阿米巴滋养体
 E. 病变组织中有大量变性、坏死的中性粒细胞
37. 血吸虫性肝硬化导致门脉高压较结节性肝硬化早的主要原因是
 A. 成虫寄生于门静脉 B. 门静脉血栓形成 C. 门静脉炎
 D. 窦前性阻塞 E. 门静脉-肝动脉吻合
38. 晚期血吸虫病的肠道病变容易合并出现的疾病是
 A. 出血 B. 穿孔 C. 息肉癌变 D. 肠套叠 E. 继发性肠炎

39. 最容易并发肠腔狭窄的病变是
    A. 肠伤寒   B. 肠阿米巴病   C. 肠结核病
    D. 细菌性痢疾   E. 肠息肉

40. 可并发结肠癌的肠道寄生虫病是
    A. 阿米巴病   B. 血吸虫病   C. 钩虫病
    D. 蛔虫病   E. 蛲虫病

41. 肠阿米巴病导致的溃疡,其形态特点是
    A. 走向与肠长轴一致   B. 走向与肠长轴垂直   C. 球状
    D. 带状   E. 烧瓶状

42. 肠阿米巴病最常见的并发症是
    A. 脑脓肿   B. 肺脓肿   C. 肝脓肿
    D. 心包炎   E. 脓胸

43. 伤寒杆菌的主要致病作用依赖于
    A. 外毒素   B. 内毒素   C. "Vi" 抗原
    D. "O" 抗原   E. "H" 抗原

44. 肠伤寒病变主要部位在
    A. 空肠下段   B. 十二指肠   C. 回肠上段
    D. 回肠末段   E. 结肠

45. 关于干酪样坏死的叙述,**不正确**的是
    A. 坏死物中有很多脂质,是因受累组织发生脂肪坏死
    B. 液化时,结核杆菌大量繁殖
    C. 液化对干酪样坏死物排出有利
    D. 坏死灶内有大量抑制酶活性的物质,故可不自溶、排出
    E. 液化可成为结核病恶化、进展的原因

46. 伤寒患者的病理变化中,典型病变是
    A. 肠道淋巴组织增生   B. 脾大   C. 败血症
    D. 伤寒肉芽肿   E. 皮肤玫瑰疹

47. 急性细菌性痢疾的肠道病变典型者,炎症性质为
    A. 化脓性炎   B. 卡他性炎   C. 蜂窝织炎
    D. 假膜性炎   E. 出血性化脓性炎

48. 结核瘤的特点是
    A. 结核性病变累及血管致动脉瘤   B. 炎性假瘤
    C. 境界清楚,直径 >2cm 结核病灶   D. 结核性厚壁空洞
    E. 结核伴肿瘤生长

49. 结核病最主要的传染途径是
    A. 呼吸道   B. 消化道   C. 输血
    D. 皮肤   E. 接触

50. 下列关于肠结核的描述中,**错误**的是
    A. 绝大多数是继发于活动性空洞型肺结核
    B. 病变可发生在任何肠段,而以回盲部为其好发部位
    C. 形成的溃疡常易损伤肠壁而引起穿孔
    D. 溃疡愈合后因瘢痕形成和收缩而引起肠狭窄
    E. 增生型者常使肠壁高度肥厚、变硬、肠腔狭窄,引起肠梗阻

51. 以下病变中,以单核巨噬细胞系统增生为主要病变的是
    A. 伤寒小结　　　　　　　B. 硅结节　　　　　　　C. 结核结节
    D. 梅毒树胶样肿　　　　　E. 风湿小结

52. 继发性肺结核病患者最主要播散方式有
    A. 淋巴道　　　　　　　　B. 支气管　　　　　　　C. 体腔
    D. 血道　　　　　　　　　E. 消化道

53. 结核病灶中吞噬细胞转变为上皮样细胞是由于
    A. 吞噬的结核杆菌毒力较强　　　　　B. 吞噬的结核杆菌不能被杀死
    C. 吞噬的结核杆菌释放毒素　　　　　D. 吞噬的结核杆菌数量过多
    E. 吞噬的结核杆菌被破坏、释放出磷脂

54. 在原发性肺结核病与继发性肺结核病的形成中,其发生、发展不同的关键因素是
    A. 发病年龄不同　　　　　B. 机体反应性不同　　　C. 病变部位不同
    D. 播散方式不同　　　　　E. 病变性质不同

55. 继发性肺结核可根据其病理变化特点和临床经过分为多种类型,下列选项中,属于**非活动性**结核病
的是
    A. 干酪样肺炎　　　　　　　　　　　B. 浸润型肺结核
    C. 慢性纤维空洞性肺结核　　　　　　D. 局灶型肺结核
    E. 结核性胸膜炎

56. 有关肺结核原发复合征的描述,**错误**的是
    A. 大多发生在儿童　　　　　　　　　B. 原发灶多在肺尖部
    C. 一般无明显临床表现　　　　　　　D. 可发展成急性粟粒性结核病
    E. 肺门淋巴结干酪样坏死

57. 人体内吞噬、消灭结核杆菌主要依靠
    A. 嗜酸性粒细胞　　　　　B. 吞噬细胞　　　　　　C. 浆细胞
    D. T淋巴细胞　　　　　　　E. 中性粒细胞

58. 以下**不是**继发性肺结核病特点的选项是
    A. 易沿淋巴道和血道播散　　　　　　B. 病程长,随机体抵抗力的消长而起伏
    C. 病变好发于肺尖　　　　　　　　　D. 肺门淋巴结一般无明显改变
    E. 肺内病变复杂,且新旧病变交杂

59. 原发性肺结核病的肺内原发病灶常位于
    A. 肺尖　　　　　　　　　　　　　　B. 肺门
    C. 肺膈面　　　　　　　　　　　　　D. 肺上叶下部或肺下叶上部靠近胸膜处
    E. 脏胸膜面

60. 构成结核结节的细胞主要是
    A. 朗汉斯巨细胞　　　　　B. 淋巴细胞　　　　　　C. 上皮样细胞
    D. 成纤维细胞　　　　　　E. 吞噬细胞

61. 关于原发性肺结核病的描述,正确的是
    A. 常见的死亡原因为结核性脑膜炎　　B. 病变在肺内易沿支气管播散
    C. 咯血是常见的死亡原因之一　　　　D. 仅发生于儿童
    E. 如不经过积极治疗难以痊愈

62. 肠伤寒所形成的溃疡为
    A. 环形溃疡　　　　　　　B. 烧瓶口状溃疡　　　　C. 地图状溃疡
    D. 长轴与肠的长轴平行　　E. 火山口状溃疡

63. 关于继发性肺结核病的描述,正确的是
    A. 咯血是常见的死亡原因
    B. 肺门淋巴结常有明显病变
    C. 不经治疗绝大多数能自然痊愈
    D. 病变在肺内无一定的好发部位
    E. 不易有纤维空洞形成

64. 关于慢性粟粒性肺结核病的发生,正确的是
    A. 由浸润型肺结核直接蔓延引起
    B. 由肺原发灶直接蔓延引起
    C. 多见于成年人,因细菌由肺外潜伏病灶播散入肺引起
    D. 由慢性纤维空洞型肺结核经支气管播散造成
    E. 常伴有肺门淋巴结病变扩大

65. 继发性肺结核病最常见的临床类型是
    A. 慢性纤维空洞型肺结核
    B. 局灶型肺结核
    C. 干酪样肺炎
    D. 肺结核球
    E. 浸润型肺结核

66. 关于结核球的叙述,正确的是
    A. 又称"结核瘤",多为单个,也可多个,常位于肺上叶
    B. 主要为增生性病变,形成许多结核结节
    C. 属于开放性结核,常形成空洞并且经支气管播散
    D. 抗结核药容易发挥作用,常可在半年痊愈
    E. 常出现明显的结核症状和体征

(三) 问答题

1. 简述结核病的基本病理变化。
2. 试列表比较原发性肺结核病和继发性肺结核病的区别。
3. 试述继发性肺结核病常见类型的病变特点及临床病理联系。
4. 简述伤寒的病理特点及其常见的并发症。
5. 试列举三种能引起肠道溃疡的传染病,并简述其溃疡形态特点。
6. 患者以腹痛、腹泻求治,结合所学病理知识,主要应考虑哪两种疾病,其病变和临床表现有何不同?
7. 简述急性细菌性痢疾的病变特点。

(四) 拓展题

1. 某患者肺部 X 线检查显示局灶性阴影。根据你所学病理知识,考虑可能由哪些疾病引起,并简述其主要病变特点、在护理过程中的区别有哪些?
2. 根据所学的病理知识,哪些常见疾病可引起肠道溃疡病变,其典型病变特征分别是什么?

四、复习思考题参考答案

(一) 名词解释(略)

(二) 选择题

1. C	2. C	3. E	4. E	5. D	6. A	7. C	8. C	9. C	10. E
11. C	12. A	13. D	14. B	15. B	16. C	17. E	18. B	19. C	20. C
21. C	22. C	23. E	24. D	25. E	26. E	27. D	28. A	29. C	30. B
31. D	32. B	33. E	34. C	35. E	36. B	37. D	38. E	39. E	40. E
41. E	42. C	43. E	44. D	45. D	46. D	47. D	48. C	49. A	50. C
51. A	52. B	53. E	54. B	55. D	56. B	57. B	58. A	59. D	60. C

61. A　62. D　63. A　　64. C　65. E　66. A

（三）问答题

1. 结核病是结核杆菌在机体内引起的病变,属于一种特殊性炎症,由于感染细菌、毒力、受感染器官组织特性以及机体反应性的不同,可以有以下不同病变类型:①渗出为主的病变;②增生为主的病变;③坏死为主的病变。

2. 从感染次数、好发年龄、特异性免疫力、始发病变、病变特点、播散方式等方面进行对比(表14-1)。

表14-1　原发性肺结核病与继发性肺结核病的区别

	原发性肺结核病	继发性肺结核病
发病年龄	多发生于儿童	多见于成人
感染结核杆菌	第一次	再次
机体免疫力	先无,逐渐增强	已有一定的免疫力
病变部位	肺上叶下部或下叶上部近脏胸膜处	病变从肺尖部开始
病变特点	原发复合征,包括肺的原发病灶、结核性淋巴管炎和肺门淋巴结核	病变复杂,新旧不一。表现为局灶型、浸润型、慢性纤维空洞型肺结核,干酪样肺炎、结核球等
临床表现	症状轻微而短暂,常无明显体征	复杂,多数患者有结核中毒症状、咳嗽、咯血等
病程	短	长
播散途径	淋巴道、血道	支气管
发展和结局	绝大多数自然痊愈	波浪起伏状,时好时坏

3. (1) 局灶型肺结核:①位置在肺尖下2~4cm处,病灶数量为一个或数个病变。②病变性质以增生为主,也可为渗出和中央有干酪样坏死。③临床表现,常无明显自觉症状。④转归,患者免疫力低时可发展为浸润型肺结核,免疫力强时则纤维化、钙化而痊愈。

(2) 浸润型肺结核:①位置在肺尖或锁骨下区域。②病变性质为渗出性炎,中央常有干酪样坏死。③临床表现为结核中毒症状,咳嗽、咯血,痰中查出结核杆菌。④转归可为治愈;恶化成急性空洞,干酪样肺炎等;转变为慢性纤维空洞型肺结核。

(3) 慢性纤维空洞型肺结核:①位置多在肺上叶,病变数量为多个、新旧不一的病变。②病变性质为厚壁空洞及肺内新旧不一、大小不等、类型不同的结核病灶。③临床表现为咳嗽、咳痰、大咯血等。④转归包括窒息而死;肺心病;治愈,开放性愈合。

(4) 干酪样肺炎:①位置广泛,一个肺叶或几个肺叶。②病变性质为干酪样坏死及大量浆液纤维蛋白性渗出。③临床表现危重。④转归,预后差。

(5) 结核球:①位置在肺上叶。②病变性质为纤维包裹的干酪样坏死灶。③临床表现多无症状。④转归包含转为静止;恶化进展。

(6) 结核性胸膜炎:分为渗出性和增生性两种。前者为浆液纤维素性炎,伴胸腔积液。后者主要表现为局部胸膜增厚和粘连。

4. (1) 病理特点:①全身单核巨噬细胞系统的巨噬细胞反应性增生,尤以回肠淋巴组织为甚。②伤寒细胞及伤寒小结,不伴中性粒细胞浸润。③典型的肠道病变,如髓样肿胀、坏死、溃疡、愈合。④其他器官如肠系膜淋巴结、肝、脾和骨髓等处伤寒小结和坏死形成。

(2) 并发症:①肠出血和肠穿孔。②支气管肺炎。③其他,如胆囊炎、关节炎等。

5. (1) 肠结核病:①好发于回盲部。②溃疡呈带状,其长径与肠的长轴相垂直。③溃疡边缘不整齐呈鼠咬状,底部有干酪样坏死,其下为结核性肉芽组织。

(2) 肠伤寒:①好发于回肠末端。②溃疡呈椭圆形,其长径与肠的长轴相平行。③溃疡边缘略隆起,底部不平坦,可被胆汁染成黄绿色,溃疡可深及黏膜下层,甚至肌层。

(3) 急性细菌性痢疾:①好发于大肠,尤以直肠和乙状结肠为重。②溃疡形状不规则,如地图状。③溃疡浅表、大小不等。

6.(1) 主要应考虑:①肠阿米巴病;②细菌性痢疾。

(2) 其病变和临床表现:①肠阿米巴病,累及盲肠、升结肠,为坏死性炎,形成烧瓶状溃疡,溃疡间黏膜一般正常,病变组织中可见阿米巴滋养体;患者症状轻,右下腹痛、腹泻无里急后重,粪便暗红色呈果酱状,镜检红细胞多,找到阿米巴滋养体。②细菌性痢疾,累及乙状结肠、直肠,为纤维蛋白性炎,溃疡浅表、不规则,溃疡间黏膜充血、水肿;患者症状重,常有发热,左下腹痛、腹泻、里急后重,黏液脓血便,镜检脓细胞多。

7.(1) 急性细菌性痢疾的发病部位:主要发生在大肠,尤以乙状结肠和直肠为主。

(2) 病变特点:①初期为急性卡他性炎。②进一步发展形成特征性假膜性炎。③假膜脱落形成大小不等、形状不一、"地图状"的浅表性溃疡。

(四) 拓展题(略)

(杜 江)

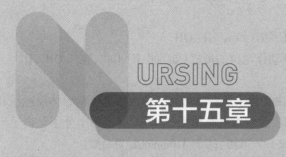

第十五章

水、电解质代谢紊乱

一、学 习 目 标

掌握:常见水、钠代谢紊乱的分类、概念、发生机制及对机体的影响;低钾血症、高钾血症的概念及对机体的影响。

熟悉:常见水、钠代谢紊乱的原因;低钾血症、高钾血症的原因和发生机制。

了解:常见水、钠代谢紊乱、钾代谢紊乱防治和护理的病理生理学基础。

二、重点、难点纲要

(一) 水和电解质代谢紊乱在临床上的重要性

成年男性体重的 60% 是由水和电解质组成的体液所构成,水和电解质分布于细胞内、外液,参与机体重要的功能代谢活动,其平衡是通过神经-体液调节实现。在各种疾病、创伤、感染和治疗不当时,都可引起水、电解质代谢紊乱,从而导致体液的容量、分布、电解质浓度和渗透压的变化,严重时可危及患者生命。临床上水、钠代谢紊乱往往是同时或相继发生,并且互相影响,故常将两者同时考虑。常见的水和电解质代谢紊乱主要表现为低钠血症、高钠血症,水肿、钾代谢紊乱。

(二) 正常水、钠代谢

1. 体液的组成及分布 体液包括细胞内液和细胞外液,细胞外液又分为组织间液、血浆和透细胞液。体液的含量和分布受年龄、性别、脂肪含量等因素的影响。

2. 体液中电解质的分布及特点 ①细胞内外离子分布差异明显,细胞外液的阳离子以 Na^+ 为主,阴离子以 Cl^- 和 HCO_3^- 为主;细胞内液的阳离子以 K^+ 为主,阴离子以 HPO_4^{2-} 和蛋白质为主;这种离子浓度差主要与细胞膜上各类载体蛋白、通道蛋白的活性和功能状态相关。②各部位体液保持电中性,渗透压基本相等。③血浆和组织间液成分接近,蛋白质则因分子量大而难以通过毛细血管壁,这对维持血浆容量、防止水肿具有重要生理意义。

3. 水的生理功能和平衡

(1) 水的生理功能:①参与机体新陈代谢;②维持产热和散热;③运输物质及具有润滑作用。

(2) 水平衡:①水的来源(合计 2 500ml),食物 1 000ml,饮水 1 200ml,代谢水 300ml。②水的去路(合计

2 500ml),经呼吸排出 350ml,经皮肤蒸发 500ml,经粪排出 150ml,尿液排出 1 500ml。

4. 电解质的生理功能和钠平衡

(1) 维持体液的渗透平衡(如 Na^+、Cl^-、HCO_3^-)和酸碱平衡(如 K^+、H^+、OH^-)。

(2) 维持神经、肌肉、心肌细胞的静息电位,并参与其动作电位的形成(如 Na^+、K^+、Ca^{2+}、Mg^{2+}、OH^-、H^+)。

(3) 参与新陈代谢和生理功能。

5. 静水压和渗透压 水分在体液腔隙间的移动取决于静水压和渗透压。体液渗透压由胶体渗透压和晶体渗透压组成,前者由蛋白质等大分子胶体颗粒形成,后者由电解质无机离子、有机物小分子与离子形成。血浆渗透压正常值为 290~310mmol/L,低于 290mmol/L 为低渗,高于 310mmol/L 为高渗。

6. 水、钠平衡及调节 机体主要通过口渴饮水、抗利尿激素(ADH)、肾素-血管紧张素-醛固酮系统(RAAS)、心房钠尿肽(ANP)等神经内分泌反应调节水和钠的平衡。渴感和 ADH 分泌主要通过对水的调节维持细胞外液的渗透压平衡,因而被视为细胞外液的等渗性调节。醛固酮和 ANP 主要通过对钠、水的正、负调节作用维持细胞外液的容量平衡,因而被视为细胞外液的等容性调节。

(三) 水、钠代谢紊乱(表 15-1)

表 15-1 水钠代谢紊乱的分类

	细胞外液降低	细胞外液升高	细胞外液正常
血清钠降低	低容量性低钠血症 (低渗性脱水)	高容量性低钠血症 (水中毒)	等容量性低钠血症
血清钠升高	低容量性高钠血症 (高渗性脱水)	高容量性高钠血症 (盐中毒)	等容量性高钠血症
血清钠正常	血清钠正常的细胞外液减少 (等渗性脱水)	正常血性钠水过多 (水肿)	正常状态

1. 脱水 脱水是体液容量减少并伴功能、代谢紊乱的病理过程。机体水的丢失首先源于细胞外液的丢失,而钠离子是细胞外液中最主要的阳离子,因此脱水常伴有钠的丧失(表 15-2)。

(1) 低渗性脱水(hypotonic dehydration):又称低容量性低钠血症(hypovolemic hyponatremia),主要特征是失钠多于失水,血清钠浓度 <135mmol/L,血浆渗透压 <290mmol/L。

(2) 高渗性脱水(hypertonic dehydration):又称低容量性高钠血症(hypovolemic hypernatremia),主要特征是失水多于失钠,血清钠浓度 >150mmol/L,血浆渗透压 >310mmol/L。

(3) 等渗性脱水(isotonic dehydration):主要特征是水和钠等比例丢失,或失液后经机体调节血浆渗透压仍在正常范围,血清钠浓度为 135~150mmol/L,血浆渗透压为 290~310mmol/L。

表 15-2 三类脱水的比较

	低容量性低钠血症 (低渗性脱水)	低容量性高钠血症 (高渗性脱水)	正常容量血钠水过少 (等渗性脱水)
原因	失水 < 失钠	失水 > 失钠	等渗性液体大量丢失
血清钠浓度 $/(mmol \cdot L^{-1})$	<135	>150	135~150
血浆渗透压 $/(mmol \cdot L^{-1})$	<290	>310	290~310
主要失液部分	细胞外液(细胞间液)	细胞内液	细胞内、外液
口渴	早期无,重度脱水者有	明显	有
脱水貌	明显	早期不明显	明显
外周衰竭	早期可发生	轻症无	早期不明显
血压	易降低	正常→重症者降低	易降低
尿量	正常→重症者减少	减少	减少
尿氯化物量	极少或无	正常→重症者减少	减少
治疗	使用等渗或高渗盐溶液	5% 葡萄糖溶液	2/3 等渗的盐溶液

2. 水中毒 水中毒(water intoxication)指水摄入过多,超过神经内分泌系统的调节和肾脏的排水能力,导致大量水分潴留,使细胞内、外液容量扩大,并出现包括稀释性低钠血症在内的一系列病理过程。

(1) 病因与发生机制:主要见于不含电解质的液体摄入或输入过多、肾功能不全患者水摄入未加控制以及抗利尿激素分泌失调综合征(SIADH)等情况,包括肺燕麦细胞癌等。

(2) 对机体的影响:细胞内液容量增大或细胞水肿是水中毒的突出表现。急性重度水中毒(血钠 <120mmol/L,血浆渗透压 <250mmol/L)可引起脑细胞水肿、颅内压增高、急性心力衰竭和肺水肿。

3. 水肿 过多等渗性液体在组织间隙或体腔中积聚称为水肿(edema)。

(1) 发病机制

1) 血管内外液体交换失平衡。①毛细血管流体静压增高:见于心力衰竭、静脉栓塞或肿瘤压迫局部静脉等。②血浆胶体渗透压降低:见于肝功能不全、肾病综合征、恶性肿瘤等引起的血浆白蛋白合成减少、丢失过多或消耗分解加强。③微血管壁通透性增高:见于炎性损伤、缺氧及酸中毒等,可引起血浆蛋白漏出,使组织间液胶体渗透压增高,水肿液蛋白含量较高,为渗出液。④淋巴回流受阻:见于淋巴管受压(肿瘤压迫)、堵塞(丝虫病或癌栓)、肿瘤手术清扫淋巴结等。

2) 体内外液体交换失平衡。①肾小球滤过率下降:见于肾小球病变或充血性心力衰竭引起的有效循环血量减少。②近曲小管重吸收钠水增多:见于有效循环血量减少引起的肾小球滤过分数(FF)增高或ANP减少。③肾血流重分布:继发于有效循环血量降低引起的交感神经兴奋及RAAS激活,使髓袢对于钠、水的重吸收增强。④远曲小管和集合管重吸收钠水增加:见于醛固酮、ADH的原发性或继发性增多。

(2) 水肿液的特点:水肿液根据蛋白含量不同分为漏出液、渗出液(表15-3)。临床上常把相对密度低于1.015的水肿液称为漏出液,相对密度高于1.018的水肿液称为渗出液,即炎症性水肿液。

表15-3 漏出液与渗出液区别

	漏出液	渗出液
原因	非炎症性	炎症反应性
外观	淡黄、透明水样	混浊、血性、脓性
比重	<1.015	>1.018
凝固	不凝	自凝
蛋白定量 /(g·L⁻¹)	<25	>40
细胞计数 /(10⁶·L⁻¹)	<100	>200
细胞分类	以淋巴细胞为主	以中性粒细胞为主
细菌	无	正常阳性

(3) 表现特征:皮下水肿表现为凹陷性(显性)水肿和非凹陷性(隐性)水肿。全身性水肿中,心性水肿由于重力效应,首先出现在肢体下垂部位;肾性水肿由于眼睑部组织结构疏松,先出现眼睑或颜面部水肿;肝性水肿因局部血流动力学因素,主要发生腹水。

(4) 对机体的影响:咽喉部水肿可引起呼吸不畅甚至窒息,心包积液影响心泵功能或导致心脏停搏,脑水肿可引起高颅压甚至脑疝发生。

(四) 正常钾代谢

体钾总量为50~55mmol/kg,其中98%分布在细胞内(浓度为140~160mmol/L),2%在细胞外(浓度为3.5~5.5mmol/L)。细胞内、外钾浓度差依靠细胞膜上 Na^+,K^+-ATP 酶维持,Na^+,K^+-ATP 酶活性受血钾浓度、胰岛素及儿茶酚胺等因素的影响。机体主要经肾脏排钾,影响肾排钾的因素有醛固酮、远曲小管和集合管内尿液流速、肾小管上皮细胞内外跨膜电位差以及细胞外液酸碱度等。钾的生理功能主要为参与新陈代谢(如糖原和蛋白质合成需要钾进入细胞内参与)、维持细胞渗透压、影响酸碱平衡(通过 K^+-H^+ 交换)以及保持细胞膜静息电位和参与动作电位等。

（五）钾代谢紊乱（表15-4）

表15-4　钾代谢紊乱的原因和对机体的影响

		低钾血症	高钾血症
原因			
钾的摄入		不足：不能进食或禁食，胃、肠外给无 K^+ 溶液	过多：常为医源性，尤其肾功能不全时较快补给 K^+
钾的丢失		过多：呕吐、腹泻、肠瘘；使用保钠、渗透性利尿剂；肾功能不全、间质性肾疾患；醛固酮增多	减少：肾衰和某些肾疾患；肾上腺皮质功能不全；保钾利尿药应用
钾分布异常		细胞外液钾进入细胞内（碱中毒；胰岛素治疗；低钾性周期性麻痹）	细胞内钾逸出细胞外（酸中毒；严重缺氧；高钾性周期性麻痹；溶血或严重组织细胞损伤；洋地黄的使用）
临床表现			
肌肉		软弱无力、软瘫、呼吸肌麻痹	肌肉震颤、肌痛、肌肉软弱、弛缓性麻痹
心肌	自律性	增高	降低
	兴奋性	增高	轻度：增高；重度：降低
	传导性	降低	降低
	收缩性	增高	降低
心电图特点		P-R 间期延长；QRS 综合波增宽；S-T 段压低；T 波低平、U 波明显；Q-T 间期延长	P 波低、宽；P-R 间期延长、QRS 波增宽；S-T 段上抬；高 T 波；Q-T 间期缩短
临床特征		心率加快、心律不齐或发生心室纤颤	心律失常（心室纤颤）或心脏停搏
酸碱平衡		继发代谢性碱中毒（酸性尿）	继发代谢性酸中毒（碱性尿）
消化道		肠蠕动减弱、腹胀、麻痹性肠梗阻	肠绞痛、腹泻
治疗		治疗原发病、口服补钾	注射 Na^+、Ca^{2+} 拮抗高钾，给胰岛素、葡萄糖降血钾

三、复习思考题

（一）名词解释

1. 脱水　　　2. 低渗性 / 等渗性 / 高渗性脱水　3. 水中毒
4. 水肿　　　5. 积水　　　6. 凹陷性水肿、显性水肿
7. 隐性水肿　8. 低钾血症　9. 高钾血症
10. 超极化 / 去极化阻滞

（二）选择题（A 型题及 X 型题）

A 型题（单选题，每题仅有一个正确答案）

1. 正常成人体液总量约占体重的
   A. 45%　　　　　　　B. 50%　　　　　　　C. 60%
   D. 70%　　　　　　　E. 80%

2. 细胞外液中的阳离子主要是
   A. Na^+　　　　　　B. K^+　　　　　　C. Ca^{2+}
   D. Mg^{2+}　　　　　E. Fe^{2+}

3. 决定血浆胶体渗透压高低的主要物质是
   A. K^+　　　B. Na^+　　　C. Mg^{2+}　　　D. Ca^{2+}　　　E. 蛋白质

4. 下列关于体液的叙述,正确的是

    A. 成年女性的体液量约占体重的 60%

    B. 细胞内液量在男性约占体重的 40%,绝大多数存在于骨骼肌中

    C. 血浆约占体重的 10%

    D. 脑脊液、关节液、消化液等属于功能性细胞外液

    E. 细胞外液和细胞内液的渗透压一般为 260~280mmol/L

5. 低渗性脱水时血清钠浓度低于

    A. 135mmol/L   B. 140mmol/L   C. 150mmol/L   D. 160mmol/L   E. 170mmol/L

6. 高容量性低钠血症也称为

    A. 水肿   B. 积水   C. 低渗性脱水

    D. 高渗性脱水   E. 水中毒

7. 高渗性脱水时,体液减少最明显的部位是

    A. 细胞内液   B. 细胞间液   C. 血浆

    D. 各部体液都明显减少   E. 脑组织

8. 易引起休克症状的水、钠代谢紊乱类型是

    A. 高渗性脱水及低渗性脱水   B. 高渗性脱水及等渗性脱水   C. 低渗性脱水及等渗性脱水

    D. 等渗性脱水   E. 水中毒

9. 严重呕吐伴有高热患者,未经治疗易出现下列水、钠代谢紊乱的是

    A. 低渗性脱水   B. 等渗性脱水   C. 高渗性脱水

    D. 单纯性血钠浓度升高   E. 水中毒

10. 高渗性脱水患者早期一般存在的表现是

    A. 皮肤弹性差   B. 口渴   C. 脉搏细速

    D. 血压下降   E. 静脉塌陷

11. 产生脱水热的主要原因是

    A. 散热减少   B. 产热增加   C. 体温调节中枢功能障碍

    D. 产热增加和散热减少   E. 体温调节中枢调定点上移

12. 一位肠梗阻患者,恶心、呕吐、少尿、尿比重增高,眼窝凹陷,肢端湿冷,血压偏低,血清 Na^+ 正常。首选的补液种类应是

    A. 5% 葡萄糖溶液   B. 生理盐水   C. 平衡盐溶液

    D. 5% 氯化钠溶液   E. 20% 葡萄糖溶液

13. 男,56 岁。因吞咽困难、饮水困难 2 周,现有乏力、尿少、极度口渴来诊。查体:血压正常,唇干,眼窝凹陷,烦躁不安,出现狂躁、幻觉,有时昏迷。患者应考虑是

    A. 中度低渗性缺水   B. 中度等渗性缺水   C. 重度高渗性缺水

    D. 中度高渗性缺水   E. 重度等渗性缺水

14. 低渗性脱水引起体液容量的变化是

    A. 以血液浓缩为主

    B. 只有组织间液减少

    C. 血浆、组织间液、细胞内液均减少,以血浆减少为主

    D. 血浆、组织间液、细胞内液均减少,以细胞内液减少为主

    E. 血浆、组织间液、细胞内液均减少,以组织间液减少为主

15. 尿崩症患者易引起

    A. 低渗性脱水   B. 高渗性脱水   C. 等渗性脱水

    D. 水中毒   E. 盐中毒

16. 下列有关水中毒的描述,**不正确**的是
    A. 血清 Na^+ 浓度 <135mmol/L
    B. 可出现肺水肿、脑水肿等
    C. 低渗性液体主要在细胞外液潴留
    D. 细胞外液量增多,血液稀释
    E. 血浆渗透压 <290mmol/L

17. 水肿一般是指
    A. 体重增加
    B. 细胞外液增多,钠浓度降低
    C. 细胞内液增多,钾浓度降低
    D. 细胞间液增多,钠浓度无明显变化
    E. 细胞间液增多,钾浓度降低

18. 微血管壁受损引起水肿的主要机制是
    A. 毛细血管流体静压升高
    B. 淋巴回流清除过多的组织液
    C. 静脉端的流体静压下降
    D. 组织液胶体渗透压增高
    E. 血管口径增大

19. 水肿液在组织间隙以游离状态存在,说明存在
    A. 隐性水肿
    B. 显性水肿
    C. 黏液性水肿
    D. 特发性水肿
    E. 炎性水肿

20. 下列不引起血浆胶体渗透压降低的是
    A. 肝硬变
    B. 严重营养不良
    C. 肾病综合征
    D. 恶性肿瘤
    E. 低渗性脱水

21. 因水钠潴留引发水肿的发生机制中,下列**不正确**的是
    A. GFR 降低
    B. 肾血流重分布
    C. 肾小球滤过分数降低
    D. 醛固酮分泌增多
    E. 抗利尿激素分泌增多

22. 水肿首先出现于颜面部位,提示发生了
    A. 肾性水肿
    B. 肝性水肿
    C. 隐性水肿
    D. 心性水肿
    E. 肺水肿

23. 低钾血症是指血清钾浓度低于
    A. 2.5mmol/L
    B. 3.0mmol/L
    C. 3.5mmol/L
    D. 4.0mmol/L
    E. 5.0mmol/L

24. 急性轻度低钾血症对神经肌肉的影响是
    A. 兴奋性增高,肌肉松弛无力
    B. 兴奋性下降,肌肉松弛无力
    C. 兴奋性增高,肌肉弛缓性麻痹
    D. 兴奋性下降,肌肉弛缓性麻痹
    E. 兴奋性先增高后降低,肢体刺痛、感觉异常及肌无力、麻痹

25. 引起低钾血症最主要的原因是
    A. 钾丢失过多
    B. 碱中毒
    C. 长期使用 β-肾上腺素受体激动药
    D. 钾摄入不足
    E. 低钾性周期性麻痹

26. 低钾性碱中毒可能出现的情况是
    A. 肾功能衰竭
    B. 胃手术后
    C. 术后少尿
    D. 严重创伤
    E. 大量输血

27. 下列低钾血症的临床表现中,**错误**的是
    A. 肌肉酸弱无力,甚至四肢瘫痪
    B. 腹胀、肠麻痹
    C. 心率快,心律失常
    D. 代谢性碱中毒
    E. 尿量减少,呈碱性

28. 过量使用胰岛素产生低钾血症的机制是
    A. 醛固酮分泌增多　　　　　　　　　B. 大量钾离子转移入细胞内
    C. 肾小管重吸收钾障碍　　　　　　　D. 结肠上皮细胞分泌钾过多
    E. 呕吐、腹泻致失钾过多

29. 高钾血症最严重的危害在于
    A. 使神经、肌肉兴奋性增高,肌肉震颤　　　B. 心室纤颤,心搏骤停
    C. 引起酸中毒　　　　　　　　　　　　　D. 使呼吸肌麻痹,呼吸停止
    E. 使神经、肌肉兴奋性降低,肌肉麻痹

30. 某手术患者术后禁食 7d,仅从静脉输入大量的 5% 葡萄糖维持机体需要,此患者最易发生的是
    A. 高钾血症　　　　　　B. 低钾血症　　　　　　C. 高钠血症
    D. 低钠血症　　　　　　E. 低钙血症

31. 高钾血症对神经肌肉的影响是
    A. 兴奋性增高,肌肉松弛无力
    B. 兴奋性下降,肌肉松弛无力
    C. 兴奋性增高,肌肉弛缓性麻痹
    D. 兴奋性下降,肌肉弛缓性麻痹
    E. 兴奋性先增高后降低,肢体刺痛、感觉异常及肌无力、麻痹

32. 高钾血症最主要的发生原因是
    A. 酸中毒　　　　　　　　　　　　　B. 使用 β-肾上腺素受体拮抗药
    C. 洋地黄中毒　　　　　　　　　　　D. 肾排钾障碍
    E. 摄钾过多

33. 高钾血症时最为特征性的心电图变化特点是
    A. QRS 波低宽　　　　　　B. P 波低宽　　　　　　C. T 波高尖
    D. P-R 间期延长　　　　　E. ST 段低平

X 型题(多选题,每题可有一至五个答案)

34. 水中毒可出现
    A. 细胞外液量增加　　　　B. 细胞内液高渗　　　　C. 细胞内水肿
    D. 高颅压,严重者发生脑疝　　E. 细胞外液低渗

35. 下列**不是**高渗性脱水的病因的是
    A. 剧烈腹泻　　　　　　B. 水源断绝　　　　　　C. 大量使用呋塞米来利尿
    D. 大汗　　　　　　　　E. 大面积烧伤早期

36. 低渗性脱水患者的临床表现是
    A. 易发生休克
    B. 早期无渴感
    C. 早期多尿,晚期少尿
    D. 可出现皮肤弹性下降、眼窝凹陷等脱水表现
    E. 肾性因素所致者,尿钠含量减少;肾外因素所致者,尿钠含量增多

37. 高渗性脱水对机体的影响是
    A. 口渴　　　　　　　　B. 尿少,尿比重增高　　　C. 不易发生休克
    D. 高颅压　　　　　　　E. 脑出血

38. 可使毛细血管流体静压增高并造成水肿的因素是
    A. 充血性心力衰竭　　　　B. 丝虫病　　　　　　C. 肝硬化
    D. 肾病综合征　　　　　　E. 妊娠后期

39. 造成体内外液体交换失衡(水钠潴留)的机制是
    A. GFR 降低   B. ANP 分泌增多   C. 肾小球滤过分数降低
    D. 抗利尿激素分泌增多   E. 醛固酮分泌增多

40. 全身性水肿的分布特点与下列因素有关的是
    A. 水肿的病因   B. 重力效应   C. 组织结构特点
    D. 局部血流动力学因素   E. 水肿发生速度

41. 促进钾离子移入细胞的因素是
    A. 细胞外钾离子浓度升高   B. 运动   C. 胰岛素
    D. 碱中毒   E. β-肾上腺素受体激动药

42. 高钾血症对心肌生理特性的影响是
    A. 兴奋性降低   B. 兴奋性先升高后降低   C. 传导性升高
    D. 收缩性降低   E. 自律性降低

43. 低钾血症的治疗原则是
    A. 尿少时不宜补钾
    B. 静脉补钾浓度不应过高(低于 0.3%)
    C. 密切观察心率、心律变化,避免静脉补钾引起高钾血症
    D. 可适当静脉给钙剂
    E. 可静脉滴注葡萄糖和胰岛素

44. 低钾血症的典型心电图改变是
    A. 心率增快和异位心律   B. T 波低平   C. ST 段下降
    D. QRS 波增宽   E. U 波增高

45. 对于严重高钾血症,临床可采取的紧急处理措施是
    A. 应用葡萄糖和胰岛素静脉滴注   B. 静脉注射碳酸氢钠或乳酸钠
    C. 使用螺内酯、氨苯蝶啶利尿   D. 静脉注射钙剂
    E. 透析疗法

(三) 问答题

1. 低渗性脱水与高渗性脱水相比,何者更易引起休克? 为什么?
2. 右心衰竭导致水肿发生的机制有哪些?
3. 急性重度水中毒对机体的影响有哪些?
4. 长期使用利尿剂(除螺内酯、氨苯蝶啶外)的患者,为什么易发生低钾血症?
5. 试述血管内外液体交换失衡的主要机制。
6. 低钾血症对神经肌肉的影响是什么?
7. 高钾血症对机体的严重危害是什么? 试述其发生机制。
8. 严重高钾血症的紧急处理方法及其病理生理机制是什么?

(四) 拓展题

1. 患儿,男,2 岁,腹泻 2d,每天 6~7 次,水样便;呕吐 3 次,呕吐物为所食牛奶,不能进食。伴有口渴、尿少、腹胀。查体:精神萎靡、T 37℃、BP 86/50mmHg、皮肤弹性减退、两眼凹陷、前囟下陷、心率加快,肺部未查见异常,腹胀、肠鸣音减弱、腹壁反射消失、膝反射迟钝、四肢发凉。化验:血清 K^+ 3.3mmol/L,Na^+ 130mmol/L。患儿发生何种水、电解质紊乱? 防治和护理的病理生理基础是什么?

2. 某患者误食青鱼胆 1 周后出现少尿、无尿,眼睑水肿的表现,查体:血清肌酐、尿素氮均明显升高;Na^+138mmol/L,K^+6.0mmol/L;有肢体抽搐现象;心率 56 次/min,心电图示存在房室传导阻滞、室性期前收缩和 T 波高尖的改变,其他无明显异常,此患者存在哪种水电解质代谢紊乱? 主要依据有哪些? 治疗或护理中首先应注意什么?

四、复习思考题参考答案

(一) 名词解释(略)

(二) 选择题

A 型题

1. C   2. A   3. E   4. B   5. A   6. E   7. A   8. C   9. C   10. B

11. A   12. C   13. C   14. E   15. B   16. C   17. D   18. D   19. B   20. E

21. C   22. A   23. C   24. B   25. A   26. B   27. E   28. B   29. B   30. B

31. E   32. D   33. C

X 型题

34. ACDE   35. ACE   36. ABCD   37. ABCE   38. ACE

39. ADE   40. BCD   41. ACDE   42. BDE   43. ABC

44. ABCDE   45. ABDE

(三) 问答题

1. 低渗性脱水更易引起休克。①血浆渗透压↓→细胞外液水移至细胞内液→细胞外液量明显减少;②血浆渗透压↓→早期无渴感;③血浆渗透压↓→ADH 分泌↓,早期尿量不下降。

高渗性脱水早期不易引起休克。因为:①血浆渗透压↑→细胞内液水移至细胞外液→细胞外液量得到补充;②血浆渗透压↑→口渴饮水;③血浆渗透压↑→ADH 分泌↑,肾脏重吸收水增加。

2. 右心衰竭导致水肿发生的机制包括:①体静脉回流受阻,毛细血管流体静压增高;②肾血流减少使肾小球滤过率下降、肾内血流重新分布;③循环血流减少促使醛固酮和抗利尿激素分泌增加;④肝淤血使白蛋白合成减少。

3. 急性重度水中毒(血钠 <120mmol/L,血浆渗透压 <250mmol/L)由于体内水潴留且细胞外液处于低渗状态,因而可引起大量水进入细胞内,并导致脑细胞水肿和颅内压增高,严重者发生脑疝导致心跳、呼吸骤停,危及患者生命。此外,水中毒尚能因循环血量增加使心血管系统负荷增大而引起肺水肿和心力衰竭。

4. ①利尿剂引起远端流速增加;②利尿后血容量减少引起的继发性醛固酮分泌增多;③利尿引起的氯缺失,氯的缺失使远端肾单位的钾分泌持续增多。

5. 血管内外液体交换失衡引起水肿的机制为:①毛细血管流体静压增高,主要原因是静脉压增高,见于右心衰竭引起的心性水肿、左心衰竭引起的肺水肿和静脉栓塞、肿瘤压迫形成的肢体局部水肿。②血浆胶体渗透压降低,是由血浆白蛋白减少所致,见于营养不良、肝功能不全、肾脏疾病和恶性肿瘤、慢性感染等消耗性疾病。③微血管壁通透性增高,主要见于炎性损伤、缺氧以及酸中毒等情况。④淋巴回流受阻,见于淋巴管受压(肿瘤压迫)、淋巴管堵塞(丝虫成虫 / 癌栓)或广泛的淋巴管手术清除等情况。

6. 急性低钾血症时,细胞外液钾浓度降低,细胞内液钾浓度不变,结果细胞内外钾浓度比值增大,细胞内钾外流增多,膜静息电位的绝对值增大,其与阈电位的距离加大,故引起神经肌肉细胞的兴奋性降低,这称为超极化阻滞。低钾血症最突出的表现是骨骼肌松弛无力,甚至引起弛缓性麻痹。常先累及下肢,以后可影响上肢及躯干的肌群,严重者可因呼吸肌麻痹而致死。平滑肌无力表现为胃肠蠕动减弱、肠鸣音减少或消失、腹胀(肠胀气),甚至发生麻痹性肠梗阻。神经系统受累的表现为肌肉酸痛或感觉异常、肌张力降低,腱反射减弱或消失。

7. 高钾血症对机体的严重危害是引起心室纤颤、心搏骤停。

高钾血症时心肌电生理的变化:①自律性,高钾血症时,[K^+]$_e$增高,自律细胞复极化后膜对 K^+ 的通透性增高,4 期 K^+ 外流增加,使自动除极化减慢,因而自律性降低。②兴奋性,[K^+]$_e$增高,使心肌细胞 Em 负值减小,Em-Et 间距缩小,因此在轻度高钾时兴奋性增高,重度高钾时兴奋性降低。③传导性,Em-Et 间距缩小,使 0 期除极化速度减慢、幅度降低,所以传导性降低。④收缩性,$[K^+]_e$ 增高,可以抑制 2 期钙内流,影响心肌细胞内的兴奋-收缩耦联,使收缩性降低。

因此,严重高钾血症时,由于心肌细胞收缩性下降、自律性降低、传导阻滞和兴奋性丧失而易发生心搏骤停。

8. 严重高钾血症的紧急处理方法及其病理生理机制:①钙制剂,细胞外 Ca^{2+} 浓度升高,使心肌细胞阈电位上移,有利于恢复心肌细胞的兴奋性;增加细胞膜内外 Ca^{2+} 浓度差,进入细胞内 Ca^{2+} 量增多,增强心肌收缩性。②碱性含钠溶液,增加细胞膜内外 Na^+ 浓度差,0 期除极速度和幅度增加,有利于改善心肌传导性;碱性溶液注入后,促进 K^+ 转移入细胞内。③使用葡萄糖和胰岛素促进 K^+ 进入细胞内。④使用透析方法迅速降低血钾。

(四) 拓展题

1. 患儿发生了低渗性脱水和低钾血症。

(1) 低渗性脱水

1) 病史:呕吐、腹泻、不能进食,2 天后才入院,且大量失液,因此患儿从等渗性脱水转变为低渗性脱水。

2) 体检:皮肤弹性减退、两眼凹陷、前囟下陷,为脱水貌的表现。

3) 实验室检查:血清 Na^+130mmol/L(<135mmol/L)。

(2) 低钾血症

1) 病史:呕吐、腹泻、不能进食,钾摄入不足、消化道丢失钾(小儿失钾的主要途径是胃、肠道)。

2) 体检:精神萎靡,腹胀,肠鸣音减弱,腹壁反射消失,膝反射迟钝说明患者神经肌肉兴奋性下降。

防治和护理的病理生理基础是:①去除病因,防治原发病。②对于低渗性脱水,可使用等渗(轻度低钠血症时)或高渗(严重低钠血症时)盐溶液纠正细胞外液的容量和渗透压;使用高渗盐溶液治疗时,要控制补液速度,防止血钠浓度回升过快对心、脑造成损害,最好随时监控血钠浓度。③适当补钾,尽可能口服补钾。④护理时要鼓励患者进食含钾丰富的食物;密切观察患者的尿量、生命体征、神经肌肉的表现、心电图和血钾浓度等,严防医源性高钾血症的发生。

2. 患者存在肾性水肿和高钾血症。主要依据有:①发生原因为误食青鱼胆引起急性肾小管中毒、坏死和肾功能衰竭,故反映肾功能的指标血清肌酐、尿素氮均明显升高。②由于急性肾功能衰竭,患者发生水钠潴留及水肿的表现,如少尿、无尿、眼睑水肿。③同时,肾衰引起钾的排泄障碍,故患者 K^+>5.5mmol/L,发生了高钾血症。④肢体抽搐为高钾血症引起的神经肌肉兴奋性增高表现;此外高钾血症还引起心脏电生理异常,表现为心率减慢,房室传导阻滞,室性期前收缩和 T 波高尖。治疗及护理中首先应注意高钾血症对心脏的影响,及时降低血钾,以防出现心室纤颤和心脏停搏。

(吴 穹)

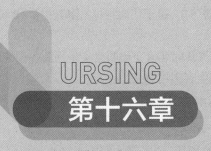

第十六章

酸碱平衡和酸碱平衡紊乱

一、学习目标

掌握:各种单纯型酸碱平衡紊乱的概念、血气特点及对机体的影响。

熟悉:酸碱物质的来源、机体对酸碱平衡的调节;单纯型酸碱平衡紊乱的病因与发病机制、机体的代偿调节;混合型酸碱平衡紊乱的概念。

了解:各型酸碱平衡紊乱的防治和护理的病理生理学基础;分析判断酸碱平衡紊乱的方法在护理学中的应用。

二、重点、难点纲要

(一)酸碱物质的来源及平衡调节

1. 体内最主要的酸性物质是 H_2CO_3,最主要的碱性物质是 HCO_3^-。

2. 机体对酸碱平衡的代偿调节　主要包括血液碳酸氢盐的缓冲作用、肺和肾及组织细胞对酸碱的调节作用,它们各有其优缺点,相互协调,共同维持血液 pH 稳定在 7.35~7.45 的范围之内。

机体四种酸碱平衡调节方式的比较见表 16-1。

表 16-1　机体四种酸碱平衡调节方式比较

	代偿作用	代偿缺陷	代偿时效	代偿特点
血液缓冲	缓冲系统	缓冲 H_2CO_3 改变能力弱	迅速有效	有限而不持久
组织细胞	离子交换	可致钾代谢紊乱	3~4h	能力较大
肺的作用	呼吸调节	不能缓冲呼吸酸碱紊乱	数分钟起效	效能最大,难以持久
肾的作用	排酸保碱调节	急性酸碱紊乱难以发挥作用	比较缓慢	持续时间长

(二)反映酸碱平衡的常用指标

1. pH　是反映酸碱的指标,但不能用于识别是呼吸性的还是代谢性的酸碱平衡紊乱,pH 正常也不能排除没有酸碱失衡。

2. $PaCO_2$ 是反映酸碱平衡呼吸因素的最佳指标。

3. HCO_3^- 包括实际碳酸氢盐(AB)和标准碳酸氢盐(SB),属于代谢指标,但应注意 AB 可同时受呼吸因素($PaCO_2$ 高低)的影响。

它们之间的相互关系(Henderson-Hasselbalch 公式)及其标准值变化的意义是判断各型酸碱失衡的基础。在实际酸碱分析里,简化的 Henderson-Hasselbalch 公式更有实用意义:

$$pH \longrightarrow \frac{HCO_3^-}{PaCO_2}$$

4. 阴离子间隙(AG) 是反映血浆中固定酸含量的指标,是代谢性酸中毒分类的依据,它的改变除与 HCO_3^- 有关外,还与 Cl^- 密切相关,即 AG 与 Cl^- 一般是此消彼长。

(三) 单纯型酸碱平衡紊乱(表 16-2)

表 16-2 单纯型酸碱平衡紊乱对照表

	原因与机制	机体代偿调节	指标变化	
			代谢指标	呼吸指标
代谢性酸中毒	固定酸蓄积; HCO_3^- 丢失	血液缓冲; 呼吸兴奋; 高钾血症; 肾脏排酸保碱增强	HCO_3^- 原发性降低	$PaCO_2$ 继发性降低
呼吸性酸中毒	呼吸抑制	高钾血症; 肾脏排酸保碱增强	HCO_3^- 继发性升高	$PaCO_2$ 原发性升高
代谢性碱中毒	HCO_3^- 增多; H^+ 丢失	血液缓冲; 呼吸抑制; 低钾血症; 肾脏排酸保碱减弱	HCO_3^- 原发性升高	$PaCO_2$ 继发性升高
呼吸性碱中毒	呼吸兴奋	低钾血症; 肾脏排酸保碱减弱	HCO_3^- 继发性降低	$PaCO_2$ 原发性降低

1. 代谢性酸中毒的概念、病因的理解 应注意其病理生理学基础实际上应区分为 HCO_3^- 的直接减少和 H^+ 增加而导致 HCO_3^- 缓冲消耗后的间接减少两种不同情况,前者多为 AG 正常型代谢性酸中毒,后者多为 AG 增高型代谢性酸中毒。

2. 钾代谢紊乱引起反常性酸/碱性尿的机制与两方面因素有关 ①细胞内外的 H^+-K^+ 交换;②远曲小管上皮细胞管腔侧的 K^+-Na^+ 交换与 H^+-Na^+ 交换之间有竞争性抑制作用。高血钾引起反常性碱性尿,低血钾引起反常性酸性尿。

3. 急慢性呼吸性酸碱平衡紊乱的代偿调节方式的理解 应注意肾脏对酸碱紊乱的代偿调节特点,尤其是代偿时效特点。急性呼吸性酸碱平衡紊乱的主要代偿调节方式是细胞缓冲,而慢性呼吸性酸碱平衡紊乱的主要代偿调节方式是肾脏代偿。

(四) 酸碱平衡紊乱的分析判断

1. 利用"一看 pH 定酸碱,二看病史定呼代,三看指标定单混"的分析思路,对酸碱案例进行分析。

2. 对于护理专业的学生及护理工作者,可以利用常见的酸碱图进行快速酸碱平衡紊乱的确定。

通过血气分析及电解质的快速测定,可以判断有无酸碱失衡及其具体类型。

三、复习思考题

（一）名词解释

1. 酸碱平衡　　　　　2. 酸碱平衡紊乱　　　　　3. 标准碳酸氢盐

4. 实际碳酸氢盐　　　5. 阴离子间隙　　　　　　6. 代谢性酸中毒

7. 反常性碱性尿　　　8. 呼吸性酸中毒　　　　　9. 代谢性碱中毒

10. 呼吸性碱中毒　　 11. 混合型酸碱平衡紊乱

（二）选择题（A 型题及 X 型题）

A 型题（单选题，每题仅有一个正确答案）

1. 机体在代谢过程中产生最多的酸性物质是

  A. H_2CO_3　　　　　　　　　　　　B. 核蛋白和磷脂水解产生的磷酸

  C. 嘌呤类化合物氧化分解产生的尿酸　　D. 糖、脂肪分解代谢产生的乳酸、β-羟丁酸

  E. 含硫氨基酸产生的硫酸

2. 碱性物质的主要来源是

  A. 柠檬酸盐　　　　B. 苹果酸盐　　　　C. 蔬菜和水果中的有机酸盐

  D. 草酸盐　　　　　E. 氨基酸脱氨后生成的氨

3. 血液中最强的缓冲系统是

  A. Pr^-/HPr　　　B. HCO_3^-/H_2CO_3　　C. $HPO_4^{2-}/H_2PO_4^-$

  D. Hb^-/HHb　　E. $HbO_2^-/HHbO_2$

4. 决定血液 pH 值最主要的因素是

  A. $[HPO_4^{2-}]/[H_2PO_4^-]$　　B. $[Pr^-]/[HPr]$　　C. HCO_3^-

  D. $[HCO_3^-]/[H_2CO_3]$　　E. H_2CO_3

5. 反映血中实际 HCO_3^- 浓度的最佳指标是

  A. pH　　　　B. AB　　　　C. BB

  D. SB　　　　E. $PaCO_2$

6. 反映酸碱平衡呼吸性因素的最重要血气分析指标是

  A. PaO_2　　B. $PaCO_2$　　C. P_ACO_2　　D. BE　　E. AB

7. HCO_3^- 继发性增加可见于

  A. 代谢性酸中毒　　　　　　B. 代谢性碱中毒

  C. 呼吸性酸中毒　　　　　　D. 呼吸性碱中毒

  E. 代谢性酸中毒合并呼吸性碱中毒

8. $PaCO_2$ 继发性减少可见于

  A. 代谢性酸中毒　　　　　　B. 代谢性碱中毒

  C. 呼吸性酸中毒　　　　　　D. 呼吸性碱中毒

  E. 呼吸性酸中毒合并代谢性碱中毒

9. AG 增高型代谢性酸中毒常见于

  A. 腹泻　　　　B. 糖尿病　　　　C. 近端肾小管性酸中毒

  D. 远端肾小管性酸中毒　　E. 慢性肾衰竭早期

10. 肾衰竭患者发生代谢性酸中毒时机体最主要的代偿方式是

  A. 细胞外液缓冲　　　B. 细胞内液缓冲　　　C. 肺的代偿

  D. 肾脏代偿　　　　　E. 骨骼代偿

11. 酮症酸中毒时下列变化**不存在**的是

    A. 血 K^+↑　　　　　　　　B. 血 Cl^-↑　　　　　　　　C. AG↑

    D. $PaCO_2$↓　　　　　　　　E. BE 负值↑

12. 乳酸酸中毒时,机体可出现

    A. 细胞内 H^+ 释出,肾内 K^+-Na^+ 交换↓　　　　B. 细胞内 H^+ 释出,肾内 K^+-Na^+ 交换↑

    C. 细胞外 H^+ 内移,肾内 K^+-Na^+ 交换↓　　　　D. 细胞外 H^+ 内移,肾内 K^+-Na^+ 交换↑

    E. 细胞外 H^+ 内移,肾内 H^+-Na^+ 交换↓

13. 某肾盂肾炎患者血气分析结果为:pH=7.32,$PaCO_2$=30mmHg,HCO_3^-=15mmol/L,可初步诊断为

    A. 代谢性酸中毒　　　　　　B. 代谢性碱中毒　　　　　　C. 呼吸性酸中毒

    D. 呼吸性碱中毒　　　　　　E. 混合性酸中毒

14. 某糖尿病患者血气分析结果:pH 7.30,$PaCO_2$ 34mmHg,HCO_3^- 16mmol/L,血 Na^+ 140mmol/L,Cl^- 104mmol/L,K^+ 4.5mmol/L,可初步诊断为

    A. 代谢性碱中毒　　　　　　B. 呼吸性酸中毒　　　　　　C. AG 正常型代谢性酸中毒

    D. AG 增高型代谢性酸中毒　　E. 血 Cl^- 增高型代谢性酸中毒

15. 高血钾引起酸碱失衡的特点是

	血浆 HCO_3^-	血浆 H^+	细胞内 H^+	尿液 H^+
A.	↓	↑	↓	↑
B.	↓	↑	↓	↓
C.	↑	↓	↓	↓
D.	↑	↓	↑	↑
E.	↓	↑	↑	↓

16. 下列是治疗代谢性酸中毒最常用的碱性药物是

    A. 乳酸钠　　　　　　　　　B. 碳酸氢钠　　　　　　　　C. 磷酸氢二钠

    D. 三羟甲基氨基甲烷　　　　E. 柠檬酸钠

17. 慢性呼吸性酸中毒时机体的主要代偿方式是

    A. 肺脏代偿　　　　　　　　B. 肾脏代偿　　　　　　　　C. 心脏代偿

    D. 骨骼代偿　　　　　　　　E. 血液代偿

18. 某溺水窒息患者,经抢救后其血气分析结果为:pH 7.15,$PaCO_2$ 80mmHg,HCO_3^- 27mmol/L,可初步诊断为

    A. 代谢性酸中毒　　　　　　B. 急性呼吸性酸中毒　　　　C. 慢性呼吸性酸中毒

    D. 代谢性碱中毒　　　　　　E. 混合型碱中毒

19. 急性呼吸性酸中毒对机体的主要影响是

    A. 心肌收缩力减弱　　　　　B. 高钾引起心律失常　　　　C. 肺性脑病

    D. 功能性肾衰竭　　　　　　E. 缺氧

20. 某肺心病患者,因受凉、肺部感染而住院,血气分析结果如下:pH 7.33,$PaCO_2$ 70mmHg,HCO_3^- 36mmol/L,可初步诊断为

    A. 代谢性酸中毒　　　　　　B. 代谢性碱中毒　　　　　　C. 慢性呼吸性酸中毒

    D. 急性呼吸性酸中毒　　　　E. 混合性酸中毒

21. 血气分析结果显示 $PaCO_2$ 升高的同时伴有 HCO_3^- 降低,可考虑为

    A. 呼吸性酸中毒合并代谢性酸中毒　　　　B. 呼吸性酸中毒合并代谢性碱中毒

    C. 呼吸性碱中毒合并代谢性酸中毒　　　　D. 呼吸性碱中毒合并代谢性碱中毒

    E. 代谢性酸中毒合并代谢性碱中毒

22. 下列是代谢性碱中毒最常见病因的是

    A. 严重呕吐　　　　　　　　　　　　　　B. 严重腹泻

    C. 使用螺内酯等利尿剂　　　　　　　　　D. 正常人摄入 $NaHCO_3$ 1 000mmol/d

    E. 高血钾

23. 剧烈呕吐引起代谢性碱中毒时机体主要的代偿调节方式为
    A. 血液缓冲　　　　　　　　B. 肺的调节　　　　　　　　C. 肾的调节
    D. 骨骼缓冲　　　　　　　　E. 细胞内缓冲

24. 缺钾性碱中毒时机体可发生的变化是
    A. 细胞外 K^+ 内移,肾近曲小管 K^+-Na^+ 交换↓　　　B. 细胞外 K^+ 内移,肾近曲小管 H^+-Na^+ 交换↑
    C. 细胞外 K^+ 内移,肾近曲小管 H^+-Na^+ 交换↓　　　D. 细胞内 K^+ 释出,肾近曲小管 H^+-Na^+ 交换↑
    E. 细胞内 K^+ 释出,肾近曲小管 H^+-Na^+ 交换↓

25. 某溃疡病并发幽门梗阻患者,因反复呕吐入院,血气分析结果如下:pH 7.49,$PaCO_2$ 48mmHg,HCO_3^- 36mmol/L,可初步诊断为
    A. 代谢性酸中毒　　　　　　B. 代谢性碱中毒　　　　　　C. 呼吸性酸中毒
    D. 呼吸性碱中毒　　　　　　E. 混合性碱中毒

26. 某 ARDS 患者,pH 7.48,$PaCO_2$ 29mmHg,HCO_3^- 23mmol/L,该患者酸碱失衡的类型为
    A. 急性呼吸性酸中毒　　　　B. 慢性呼吸性酸中毒　　　　C. 代谢性碱中毒
    D. 急性呼吸性碱中毒　　　　E. 慢性呼吸性碱中毒

27. 急性呼吸性碱中毒患者发生手足搐搦的机制是
    A. 血 K^+↓　　　　　　　　B. 血 Na^+↑　　　　　　　　C. 血 Ca^{2+}↓
    D. 血 Cl^-↑　　　　　　　　E. 血 Mg^{2+}↑

28. 某肺心病患者,血气分析及电解质测定结果如下:pH 7.28,$PaCO_2$ 85.8mmHg,HCO_3^- 37.8mmol/L,Cl^- 90mmol/L,Na^+ 145 mmol/L,可初步诊断为
    A. 呼吸性碱中毒合并代谢性酸中毒　　　　　　B. 呼吸性碱中毒合并代谢性碱中毒
    C. 呼吸性酸中毒合并代谢性酸中毒　　　　　　D. 呼吸性酸中毒合并代谢性碱中毒
    E. 代谢性碱中毒合并代谢性酸中毒

29. 某病例血气分析结果显示 $PaCO_2$↓,同时伴有 HCO_3^-↑,可考虑为
    A. 呼吸性酸中毒合并代谢性碱中毒　　　　　　B. 呼吸性碱中毒合并代谢性酸中毒
    C. 呼吸性酸中毒合并代谢性酸中毒　　　　　　D. 呼吸性碱中毒合并代谢性碱中毒
    E. 代谢性酸中毒合并代谢性碱中毒

30. 剧烈呕吐伴频繁腹泻可引起酸碱失衡的种类是
    A. 呼吸性酸中毒合并代谢性酸中毒　　　　　　B. 呼吸性酸中毒合并代谢性碱中毒
    C. 呼吸性碱中毒合并代谢性碱中毒　　　　　　D. 呼吸性碱中毒合并代谢性酸中毒
    E. 代谢性酸中毒合并代谢性碱中毒

31. 动脉血 pH 在 7.35~7.45 **不可能**出现的是
    A. 代谢性酸中毒合并呼吸性碱中毒　　　　　　B. 代谢性碱中毒合并呼吸性酸中毒
    C. 代谢性酸中毒合并代谢性碱中毒　　　　　　D. 呼吸性酸中毒合并呼吸性碱中毒
    E. 代偿性酸碱失衡

32. 某肝性脑病患者,血气分析结果:pH 7.5,$PaCO_2$ 13mmHg,HCO_3^- 11mmol/L,可初步诊断为
    A. 呼吸性酸中毒合并代谢性碱中毒　　　　　　B. 呼吸性碱中毒合并代谢性酸中毒
    C. 呼吸性酸中毒合并代谢性酸中毒　　　　　　D. 呼吸性碱中毒合并代谢性碱中毒
    E. 慢性呼吸性碱中毒

33. 某慢性肾衰竭患者剧烈呕吐,血气分析结果:pH 7.39,$PaCO_2$ 44mmHg,HCO_3^- 26.2mmol/L,Na^+ 142mmol/L,Cl^- 91.5mmol/L,可初步诊断为
    A. AG 正常型代谢性酸中毒合并代谢性碱中毒　　B. AG 正常型代谢性酸中毒合并呼吸性碱中毒
    C. AG 增高型代谢性酸中毒合并代谢性碱中毒　　D. AG 增高型代谢性酸中毒合并呼吸性碱中毒
    E. 代谢性酸中毒合并呼吸性碱中毒

X型题(多选题,每题可有一至五个答案)

34. 下列属于固定酸的是
   A. 硫酸
   B. 磷酸
   C. 酮体
   D. 乳酸
   E. 碳酸

35. 血浆中 $HCO_3^-\downarrow$,可能有
   A. 代谢性酸中毒
   B. 呼吸性酸中毒
   C. 呼吸性碱中毒
   D. 代谢性碱中毒
   E. 呼吸性碱中毒合并代谢性酸中毒

36. SB>27mmol/L 可见于
   A. 代谢性酸中毒
   B. 呼吸性酸中毒
   C. 呼吸性碱中毒
   D. 代谢性碱中毒
   E. 呼吸性酸中毒合并代谢性碱中毒

37. 某病例血浆 pH 7.40,$PaCO_2\uparrow$,$AB\uparrow$,可能有
   A. 呼吸性酸中毒合并代谢性酸中毒
   B. 呼吸性碱中毒合并代谢性酸中毒
   C. 呼吸性酸中毒合并代谢性碱中毒
   D. 代谢性碱中毒
   E. 呼吸性酸中毒

38. 下列病因可致 AG 增高型代谢性酸中毒的是
   A. 严重腹泻
   B. 严重缺氧
   C. 糖尿病
   D. 肾小管性酸中毒
   E. 水杨酸中毒

39. 肾衰竭引起酸中毒的机制有
   A. 酮体生成过多
   B. 肾小管泌氢障碍
   C. $NaHCO_3$ 重吸收障碍
   D. 肾小管泌氨障碍
   E. 磷酸盐和硫酸盐排出障碍

40. 下列临床表现可见于代谢性酸中毒的是
   A. 呼吸深快
   B. 心肌收缩力减弱
   C. 中枢神经系统抑制
   D. 心律失常
   E. 血管对儿茶酚胺失去反应

41. 长期高热患者发生剧烈呕吐可能导致
   A. 代谢性碱中毒
   B. 呼吸性碱中毒
   C. 代谢性酸中毒
   D. 呼吸性酸中毒
   E. 肾小管酸中毒

42. 呼吸机使用不当可直接引起
   A. 呼吸性酸中毒
   B. 呼吸性碱中毒
   C. 代谢性酸中毒
   D. 代谢性碱中毒
   E. 呼吸性酸中毒合并呼吸性碱中毒

(三) 问答题

1. 血液 pH 正常表明没有酸碱失衡,这句话是否正确? 为什么?
2. 在判断酸碱失衡时,常检测哪些电解质? 为什么?
3. 试比较维持酸碱平衡的四种调节机制的特点。
4. 简述代谢性酸中毒时机体的代偿机制。
5. 简述酸中毒时心律失常的发生机制。
6. 简述代谢性酸中毒对心血管系统的影响及其机制。
7. 简述呼吸性酸中毒时中枢神经系统的改变及其机制。
8. 简述慢性呼吸性酸中毒时机体的代偿机制。
9. 简述酸中毒引起血 K^+ 浓度升高的机制。
10. 代谢性碱中毒时机体有哪些原发性变化和继发性变化? 其机制怎样?

11. 呼吸性碱中毒时机体有哪些原发性变化和继发性变化？其机制怎样？

12. 为什么一般不主张用 $NaHCO_3$ 纠正呼吸性酸中毒？

13. 某患者血浆 pH 7.35~7.45，$PaCO_2$ 降低，AB 减少，试问该患者可能存在哪种类型酸碱平衡紊乱？为什么？

14. 简述反常性酸性尿的发生机制。

(四) 拓展题

患者男，39 岁，2 天前淋雨受凉后出现发热、寒战、咳嗽、咳痰、胸痛等入院。入院查体：T 39.5℃，P 92 次/min，R 27 次/min。患者急性病面容，咽充血，左下肺叩诊浊音，左肺腋下触觉语颤加强，双侧肺均可听到湿啰音，左下肺明显。化验检查：白细胞 $15 \times 10^9/L$，中性粒细胞 85%。血气检测结果：pH 7.61，$PaCO_2$ 32mmHg，HCO_3^- 28mmol/L，PaO_2 37.6mmHg，Na^+ 141mmol/L，Cl^- 94mmol/L，K^+ 2.9mmol/L。试分析该患者病情及体内有哪些病理过程？该患者入院后试给出其护理诊断、护理措施并说明治疗策略的病理生理学基础。

四、复习思考题参考答案

(一) 名词解释(略)

(二) 选择题

A 型题

1. A　2. E　3. B　4. D　5. B　6. B　7. C　8. A　9. B　10. C
11. B　12. C　13. A　14. D　15. B　16. B　17. B　18. E　19. C　20. C
21. A　22. A　23. B　24. D　25. B　26. D　27. C　28. C　29. D　30. E
31. D　32. E　33. C

X 型题

34. ABCD　35. ACE　36. BDE　37. CDE　38. BCE
39. BCDE　40. ABCDE　41. AB　42. AB

(三) 问答题

1. 不正确，血液 pH 正常不能排除没有酸碱失衡，可能有如下情况：①没有酸碱失衡；②代偿性酸碱失衡；③酸碱混合型失衡，包括代谢性酸中毒合并代谢性碱中毒、代谢性酸中毒合并呼吸性碱中毒、代谢性碱中毒合并呼吸性酸中毒、三重失衡。需要结合病史及其他酸碱指标做综合判断。

2. 常检测的电解质是 Na^+、Cl^-、K^+、HCO_3^-。因为酸碱状态与电解质密切相关：①AG，$AG=Na^+-(HCO_3^-+Cl^-)$，AG 过高可诊断为代谢性酸中毒。②血钾与酸碱失衡关系密切，高血钾酸中毒，低血钾碱中毒。③血 HCO_3^- 与 Cl^-，低血氯、高 HCO_3^-→代谢性碱中毒，高血氯、低 HCO_3^-→代谢性酸中毒。

3. 维持酸碱平衡的四种调节机制的特点见表 16-3。

表 16-3　维持酸碱平衡的四种调节机制的特点

调节机制	特点
血液缓冲	反应迅速，作用不持久
肺调节	作用强大，较快，仅对挥发酸调节
肾调节	作用慢而持久，可调节固定酸及 HCO_3^-
组织细胞	缓冲作用较强，较慢

4. 代谢性酸中毒时，机体靠肺代偿来降低 $PaCO_2$，还靠肾代偿来增加泌 H^+、排出固定酸，回收 $NaHCO_3$。血液中 H^+ 增多时，反射性刺激呼吸中枢使呼吸加深加快，呼出 CO_2 增多，使 $PaCO_2$ 降低，从而使 HCO_3^-/H_2CO_3

比值接近正常;血 H^+ 增多时,肾泌 H^+、产氨增多,HCO_3^- 重吸收增多,使血浆 HCO_3^- 增加。

5. 与血钾升高密切相关。随着血钾的升高,心肌细胞 Em 负值减少甚至过小,心肌兴奋性和传导性可出现由升高→降低的双相性变化,传导延迟且不均匀,可诱发折返性异位心律,导致心律失常、严重传导阻滞和心肌兴奋性消失,可致心脏停搏。

6. ①心律失常,甚至室颤,机制与高钾血症有关;②心肌收缩力减弱,阻断肾上腺素对心脏作用,H^+ 抑制 Ca^{2+} 与肌钙蛋白结合,影响 Ca^{2+} 内流,影响肌浆网摄取和释放 Ca^{2+};③影响血管对儿茶酚胺的反应性,使外周血管扩张。

7. 呼吸性酸中毒严重时可出现肺性脑病,出现各种神经、精神症状。机制:①$PaCO_2$↑使脑脊液 pH 降低,发生脑细胞酸中毒;②$PaCO_2$↑使脑细胞血管扩张,脑血流量增加,颅内压增高。

8. 慢性呼吸性酸中毒主要靠肾代偿,通过泌 H^+、泌 NH_4^+ 及回收 $NaHCO_3$ 来代偿,使 HCO_3^- 与 H_2CO_3 比值接近正常,因为 H^+ 可增强碳酸酐酶及谷氨酰胺酶活性。

9. 酸中毒时细胞外液 H^+ 浓度升高,此时细胞外液 H^+ 向细胞内转移,而细胞内 K^+ 转移到细胞外以维持电平衡,这种细胞内外 H^+-K^+ 交换,导致了血 K^+ 浓度升高。另外,酸中毒时,肾小管上皮细胞泌 H^+ 明显增多,泌 K^+ 相对减少,也使血 K^+ 浓度增加。

10. HCO_3^- 原发性升高的原因:①经消化道、经肾丢失 H^+;②HCO_3^- 过量负荷;③低钾、低氯;④醛固酮过多。$PaCO_2$ 继发性升高是由于肺代偿性调节,呼吸浅慢。

11. 原发性 $PaCO_2$ 降低的原因:①低氧血症;②肺疾患,如肺炎、肺水肿;③呼吸中枢直接刺激,如癔症,神经中枢疾病,水杨酸、氨刺激,发热;④人工呼吸机通气量过大。继发性 HCO_3^- 降低的原因是肾代偿,泌 H^+ 减少及回收 HCO_3^- 减少。

12. 必须保证患者有足够的通气量,因 $NaHCO_3$ 与 H^+ 结合生成的 CO_2 必须由肺呼出。呼吸性酸中毒时存在通气障碍,CO_2 不能被有效排出,应用 $NaHCO_3$ 纠酸后,$PaCO_2$ 可进一步增加,使病情加重,应慎用。

13. 可能存在三种酸碱平衡紊乱:①代偿性代谢性酸中毒,原发 AB↓,继发 $PaCO_2$↓;②代偿性呼吸性碱中毒,原发 $PaCO_2$↓,继发 AB↓;③代谢性酸中毒合并呼吸性碱中毒,AB↓和 $PaCO_2$↓均为原发变化。

14. 一般来说,酸中毒患者尿液呈酸性,碱中毒患者尿液呈碱性,如果碱中毒时排出酸性尿就称为反常性酸性尿。缺钾性碱中毒时,因为肾小管上皮细胞内缺 K^+,排 K^+ 减少,使 K^+-Na^+ 交换减少,而 H^+-Na^+ 交换增强,肾泌 H^+ 增多,故尿液呈酸性。

(四) 拓展题(略)

(石 磊)

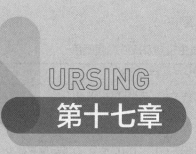

URSING
第十七章

缺　氧

一、学 习 目 标

掌握:缺氧的概念;各型缺氧的原因、发生机制和血氧变化特点。
熟悉:缺氧时机体功能和代谢的变化。
了解:缺氧防治和护理的病理生理学基础。

二、重点、难点纲要

(一) 缺氧(hypoxia)的概念
任何原因使氧的供应减少,或组织细胞利用氧发生障碍,使机体的功能、代谢甚至形态结构发生异常变化的病理过程。
(二) 常用的血氧指标
常用血氧指标见表 17-1。

表 17-1　常用血氧指标

血氧指标	定义	正常值	影响因素
血氧分压(PO_2)	物理溶解在血液中的氧所产生的张力	动脉血:100mmHg	吸入气体的氧分压和外呼吸功能
		静脉血:40mmHg	PaO_2 和内呼吸功能
血氧容量(CO_{2max})	38℃,PO_2 150mmHg,PCO_2 40mmHg 条件下,在体外 100ml 血液中的 Hb 被氧充分饱和时的最大携氧量	200ml/L	取决于 Hb 的质(与氧结合的能力)和量
血氧含量(CO_2)	100ml 血液的实际带氧量	动脉血:190ml/L 静脉血:140ml/L	取决于血氧分压和血氧容量
血氧饱和度(SO_2)	是指血液中氧合 Hb 占总 Hb 的百分数	动脉血 SaO_2:95%~98% 静脉血 SvO_2:70%~75%	血氧分压

（三）缺氧的原因、发生机制及皮肤黏膜的颜色

1. 各型缺氧的原因、发生机制及皮肤黏膜的颜色见表 17-2。

表 17-2　各型缺氧的原因、发生机制及皮肤黏膜颜色

缺氧类型	原因	缺氧机制	皮肤黏膜
低张性缺氧	吸入气体中氧分压过低； 外呼吸功能障碍； 静脉血分流入动脉血	血液 PaO_2 降低，使 CaO_2 减少，组织供氧不足	发绀
血液性缺氧	血红蛋白含量减少； CO 中毒； 高铁血红蛋白血症； Hb 与氧的亲和力异常增加	血红蛋白含量降低使 CO_{2max}、CaO_2 减少，血液运输氧减少； 血红蛋白变性失去携氧的能力	苍白； 樱桃红色； 咖啡色
循环性缺氧	全身性循环性障碍； 局部性循环障碍	组织血流量减少或血流速度缓慢使组织供氧减少	苍白； 发绀
组织性缺氧	线粒体生物氧化受抑制； 呼吸酶合成减少； 线粒体损伤	组织细胞利用氧障碍	鲜红色或玫瑰红色

2. 各型缺氧的血氧变化特点见表 17-3。

表 17-3　各型缺氧的血氧变化特点

缺氧类型	PaO_2	CaO_2	CaO_{2max}	SaO_2	动-静脉血氧含量差
低张性缺氧	↓	↓	N 或↑	↓	N 或↓
血液性缺氧	N	↓	N 或↓	N 或↓	↓
循环性缺氧	N	N	N	N	↑
组织性缺氧	N	N	N	N	↓

（四）缺氧对机体的影响

　　缺氧可对机体多个系统器官产生广泛的影响，其程度与后果，取决于缺氧发生的速度、程度、部位、持续的时间及机体对缺氧的耐受性。各种类型的缺氧所引起的变化既相似，也有不同。下面以低张性缺氧为例，介绍缺氧时机体功能代谢的变化。

　　1. 呼吸系统变化

　　（1）肺通气量增加：低张性缺氧患者，当 $PaO_2 < 60mmHg$ 时，可刺激颈动脉体和主动脉体化学感受器，反射性地引起呼吸中枢兴奋，使呼吸加深加快，肺泡通气量增加。而血液性缺氧和组织性缺氧因 PaO_2 正常，肺通气量无明显变化。

　　意义：提高肺泡气氧分压和 PaO_2；促使静脉回流，回心血量增加。

　　（2）高原性肺水肿：指从平原快速进入海拔 3 000m 以上的高原时，因低压低氧而导致的一种高原特发性疾病。

　　（3）中枢性呼吸衰竭：当 $PaO_2 < 30mmHg$ 时，可严重影响中枢神经系统的能量代谢，直接抑制呼吸中枢。

　　2. 循环系统变化

　　（1）心脏功能和结构变化

　　1）心率：急性轻度或中度缺氧时，引起心率增快；严重缺氧时使心率减慢。

　　2）心肌收缩力：缺氧初期心肌收缩性增强；以后，由于心肌缺氧降低心肌的舒缩功能，使收缩力减弱。

　　3）心排血量：急性轻中度缺氧时可使心排血量增加，严重的缺氧使心排血量降低。

　　4）心律：缺氧可引起心律失常。

　　5）心脏结构改变：缺氧引起的肺动脉高压可引起右心室肥大，甚至右心衰竭。

（2）血液重新分布：急性缺氧时,血液可重新分布,有利于保障心脏和脑等重要器官氧的供应,具有重要的代偿意义。严重缺氧时外周血管广泛扩张,血压下降,甚至发生循环衰竭。

（3）肺血管变化

1）缺氧性肺血管收缩。

2）缺氧性肺动脉高压。

（4）毛细血管增生。

3. 中枢神经系统变化　急性缺氧可出现头痛、情绪激动,思维力、记忆力、判断力降低或丧失以及运动不协调,严重者可出现惊厥、昏迷甚至死亡;慢性缺氧时精神神经症状较轻,表现为注意力不集中、易疲劳、嗜睡及抑郁等症状。

4. 血液系统变化　慢性缺氧使促红细胞生成素增加,使红细胞和血红蛋白增多;缺氧时红细胞内糖酵解增强,2,3-DPG 生成增多,使氧解离曲线右移,进而增加血红蛋白释放氧。

5. 组织细胞变化

（1）代偿性变化:红细胞利用氧的能力增强、糖酵解增强、肌红蛋白增加及低代谢状态。

（2）损伤性变化:细胞膜损伤、线粒体损伤和溶酶体损伤。

（五）缺氧防治与护理的病理生理学基础

1. 缺氧的防治原则

（1）去除病因。

（2）氧疗:对于低张性缺氧氧疗效果最好,吸氧可提高肺泡气氧分压,使 PaO_2 及 SaO_2 增高,血氧含量增多,因而对组织的供氧增加;对于一氧化碳中毒可吸入纯氧;对于贫血、静脉血分流入动脉、血液循环障碍等原因引起的缺氧,氧疗可提高血液和组织之间氧分压梯度,增加氧向组织弥散,有一定的治疗作用;组织性缺氧氧疗作用甚微。

（3）氧中毒:氧是维持生命活动不可缺少的物质,但当吸入气体氧分压过高(0.5 个大气压以上)或给氧时间过长,则可能引起组织细胞损害和器官功能障碍,这种现象称为氧中毒。吸入气体中氧分压越高,吸入时间越长,氧中毒发病就越早,病变越严重。氧中毒时细胞受损的机制一般认为与活性氧的毒性作用有关。根据氧中毒时所致病变的部位可分为肺型氧中毒、脑型氧中毒和眼型氧中毒。

2. 缺氧的护理原则　注意监测氧疗效果;保持呼吸道通畅;防止并发症;掌握氧疗的时间及浓度,防止发生氧中毒。

三、复习思考题

（一）名词解释

1. 缺氧　　　　　　　2. 低张性缺氧　　　　　　3. 血液性缺氧

4. 循环性缺氧　　　　5. 组织性缺氧　　　　　　6. 发绀

7. 氧中毒

（二）选择题（A 型题和 X 型题）

A 型题（单选题,每题仅有一个正确答案）

1. 下列因素**不影响**动脉血氧含量的是

　　A. 血红蛋白的数量　　　　B. 血液的携氧能力　　　　C. 吸入气体的氧分压

　　D. 外呼吸功能　　　　　　E. 内呼吸功能

2. 严重慢性支气管炎引起的缺氧,下列符合动脉血中最具特征的变化是

　　A. 动脉血氧含量正常　　　B. 动脉血氧分压降低　　　C. 动脉血氧容量降低

　　D. 动脉血氧饱和度正常　　E. 动静脉氧含量差降低

3. 正常人进入通气不良的矿井发生缺氧的主要原因是

    A. 气体弥散障碍   B. 吸入气体的氧分压降低   C. 肺循环血流减少

    D. 组织细胞用氧障碍   E. 血红蛋白氧解离曲线右移

4. 缺氧引起反射性呼吸加深加快最常见于

    A. 低张性缺氧   B. 严重贫血   C. CO 中毒

    D. 氰化物中毒   E. 亚硝酸盐中毒

5. 氰化物中毒最具特征的血氧变化是

    A. 血氧容量降低   B. 动脉血氧含量正常   C. 静脉血氧含量降低

    D. 氧饱和度正常   E. 动-静脉血氧含量差减小

6. 吸氧疗法对下列病变引起的缺氧治疗效果最好的是

    A. 高原肺水肿   B. 失血性休克

    C. 亚硝酸盐中毒   D. 氰化物中毒

    E. 先天性心脏病引起右向左的分流

7. 下列选项中,引起肠源性发绀的原因是

    A. 一氧化碳中毒   B. 亚硝酸盐中毒   C. 氰化物中毒

    D. 肠系膜血管痉挛   E. 肠道淤血水肿

8. 某患者血氧检查结果:PaO_2 98mmHg,血氧容量 120ml/L,动脉血氧含量 115ml/L,动-静脉血氧含量差 40ml/L,该患者最可能的疾病是

    A. 哮喘   B. 肺气肿   C. 贫血

    D. 室间隔缺损   E. CO 中毒

X 型题(多选题,每题可有一至五个答案)

9. 下列关于血氧指标的叙述正确的有

    A. 血氧容量反应血液携氧能力

    B. 血氧容量取决于血红蛋白的质和量

    C. 动脉血氧分压与肺呼吸功能有关

    D. 血氧饱和度是血红蛋白结合的氧和所能结合的最大氧量的比值

    E. 正常成人动-静脉血氧含量差约为 50ml/L

10. 严重慢性贫血患者在支气管哮喘发作时的血氧指标检查结果可有

    A. 动脉血氧分压下降   B. 静脉血氧分压下降   C. 血氧容量降低

    D. 动-静脉血氧含量差减小   E. 血氧含量下降

11. 对于休克患者(没有并发急性呼吸窘迫综合征)可能存在的缺氧类型是

    A. 低张性缺氧   B. 血液性缺氧   C. 组织性缺氧

    D. 循环性缺氧   E. 乏氧性缺氧

12. 大量食用含硝酸盐的腌菜后,可能出现的变化是

    A. 氧分压降低   B. 血液中高铁血红蛋白增多

    C. 氧解离曲线左移   D. 红细胞内 2,3-DPG 生成增多

    E. 血红蛋白与氧的亲和力增高

13. 缺氧时呼吸加深加快的代偿意义在于

    A. 调动未参与换气的肺泡,增大呼吸面积

    B. 吸入更多的空气,提高 PO_2,降低 PCO_2

    C. 使胸内负压增大,促进静脉回流,增加心排血量

    D. 有利于氧的摄取和在血液内运输

    E. 引起呼吸性酸中毒

14. 关于发绀的描述,正确的是
    A. 缺氧不一定出现发绀
    B. 淤血性缺氧时,可出现发绀
    C. 血液中脱氧血红蛋白超过 50g/L 时,可出现发绀
    D. 严重贫血引起的缺氧,其发绀一般较明显
    E. 发绀是否明显,还和皮肤、黏膜血管中的血流量有关
15. 缺氧时组织细胞的代偿适应有
    A. 无氧酵解增强　　　　　B. 肌红蛋白增加,增加储氧　　　C. 参与内呼吸的酶增多
    D. 减少耗氧量　　　　　　E. 血流量增加

(三) 问答题
1. 什么是缺氧? 引起各型缺氧的原因各有哪些?
2. 缺氧可分为几种类型? 各型的血氧变化特点是什么?
3. 什么是发绀? 举例说明发绀与缺氧的关系。

(四) 拓展题
患者,男,58 岁,慢性咳嗽,咳痰 7 年,活动后气短、心悸 2 年,发热 3d,咳黄色脓痰,但不易咳出。查体:T 38.6℃,P 104 次 /min,R 25 次 /min,BP 150/100mmHg,神志清楚,口唇发绀,呼吸费力,咳嗽无力,双侧下肢水肿,尿少,颈静脉怒张,桶状胸,胸部叩诊过清音,听诊两肺呼吸音减低,两肺布满干湿啰音,心律齐,未闻杂音。白细胞 11×10^9/L,中性粒细胞比例为 95%,血气分析:pH 7.25,PaO_2 50mmHg,$PaCO_2$ 60mmHg。X 线检查示右下肺动脉干扩张,右室扩大。患者吸烟史 30 年,几次戒烟均失败,既往无心脏病。
1. 根据患者病情,分析该患者的缺氧类型,应采取的氧疗方式。
2. 结合你所学的护理知识,应该为患者制订哪些护理措施?

四、复习思考题参考答案

(一) 名词解释(略)
(二) 选择题
A 型题
1. E　　2. B　　3. B　　4. A　　5. E　　6. A　　7. B　　8. C

X 型题
9. ABCDE　　10. ACDE　　11. BCD　　12. BCE　　13. ABCD
14. ABCE　　15. ABCD

(三) 问答题
1. 任何原因使氧的供应减少,或组织细胞利用氧发生障碍,使机体的功能、代谢甚至形态结构发生异常变化的病理过程称为缺氧(hypoxia)。引起低张性缺氧的原因:①吸入气体中氧分压过低;②外呼吸功能障碍;③静脉血分流入动脉。引起血液型缺氧的原因:①血红蛋白含量减少;②一氧化碳中毒;③高铁血红蛋白血症;④ Hb 与氧的亲和力异常增大。引起循环性缺氧的原因:①全身性循环障碍;②局部性循环障碍。引起组织性缺氧的原因:①线粒体生物氧化受抑制;②呼吸酶合成减少;③线粒体损伤。

2. 根据缺氧的原因和血氧变化特点,一般将缺氧分为低张性、血液性、循环性和组织性四种类型。各型缺氧的血氧变化特点见表 17-3。

3. 发绀是由于毛细血管中氧合 Hb 减少,脱氧 Hb 浓度增加,当增加至 50g/L 以上时,可使皮肤、黏膜呈青紫色,也称紫绀。缺氧常有发绀,乏氧性缺氧患者因动脉血氧分压下降,氧饱和度下降,导致脱氧 Hb 浓度增加常会出现发绀;循环性缺氧中的淤血性缺氧,因毛细血管血流缓慢,组织细胞从血液中摄取氧增加,毛

细血管中脱氧 Hb 浓度增加,也会出现发绀。但其他类型的缺氧不会出现发绀。贫血患者,Hb 含量下降,出现严重缺氧,患者面色苍白;一氧化碳中毒者血液中 HbCO 增多,使皮肤、黏膜呈樱桃红色;高铁血红蛋白血症患者皮肤和黏膜呈咖啡色或类似于发绀的颜色,但不是真正的发绀。循环性缺氧中的缺血性缺氧,因组织器官血液灌流量不足,患者皮肤苍白;组织性缺氧,由于组织用氧障碍,毛细血管中氧合 Hb 浓度增加,患者皮肤可呈现鲜红色或玫瑰红色,也没有发绀。

发绀也不等于缺氧。红细胞增多者,血液中脱氧 Hb 超过 50g/L,出现发绀,但并无缺氧症状。

(四) 拓展题(略)

(王 雯)

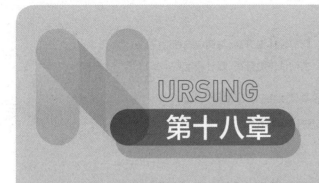

第十八章

发　热

一、学 习 目 标

掌握：发热、过热、发热激活物和内源性致热原的概念；发热发病学；发热的时相。

熟悉：发热激活物和内源性致热原的种类；发热时体温调节的机制；发热时机体功能代谢的变化；发热防治和护理的病理生理学基础。

了解：内源性致热原的产生和释放。

二、重点、难点纲要

（一）基本概念

1. 发热　指由于致热原的作用使体温调定点上移而引起的调节性体温升高（超过正常体温 0.5℃）的病理过程。

2. 过热　指由于体温调节障碍、散热障碍以及产热器官功能异常等，体温调节中枢不能将体温控制在与调定点相适应的水平上，属于被动性体温升高。

3. 发热激活物　指作用于机体，能激活产内源性致热原细胞产生和释放内源性致热原的物质。

4. 内源性致热原　在发热激活物的作用下，体内某些细胞产生和释放的能引起体温升高的物质。

（二）病因和发病机制

1. 发热和过热的区别　见表 18-1。

表 18-1　发热与过热的区别

	发热	过热
病因	有致热原	无致热原
发病机制	体温调定点上移、调节性体温升高	体温调定点不变、被动性体温升高
体温调节功能	正常	异常
治疗	去除致热原、辅助物理降温	物理降温为主

2. 体温升高的分类　见图 18-1。

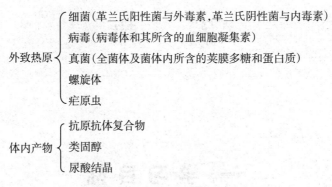

图 18-1　体温升高的分类

3. 发热激活物的种类　见图 18-2。

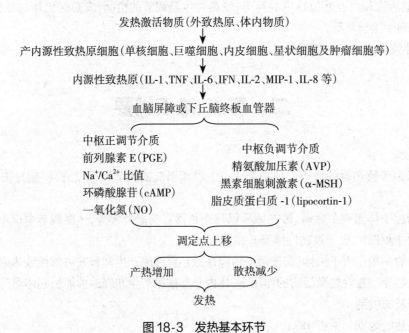

图 18-2　发热激活物的种类

4. 发热发病学（发热基本环节见图 18-3）

发热激活物质（外致热原、体内物质）

产内源性致热原细胞（单核细胞、巨噬细胞、内皮细胞、星状细胞及肿瘤细胞等）

内源性致热原（IL-1、TNF、IL-6、IFN、IL-2、MIP-1、IL-8 等）

血脑屏障或下丘脑终板血管器

中枢正调节介质　　　　　　　　　　中枢负调节介质
前列腺素 E（PGE）　　　　　　　　精氨酸加压素（AVP）
Na^+/Ca^{2+} 比值　　　　　　　　黑素细胞刺激素（α-MSH）
环磷酸腺苷（cAMP）　　　　　　脂皮质蛋白质 -1（lipocortin-1）
一氧化氮（NO）

调定点上移

产热增加　　　　散热减少

发热

图 18-3　发热基本环节

（三）发热各期热代谢特点和临床表现（表 18-2）

表 18-2　发热各期热代谢特点和临床表现

分期	热代谢特点	临床表现
体温上升期	产热增多，散热减少，产热大于散热	畏寒，皮肤苍白，寒战
高温持续期	产热和散热在较高水平上保持相对平衡	自觉酷热，皮肤发红、干燥
体温下降期	散热增强，产热减少，散热大于产热	皮肤出汗，严重者出现脱水、休克

三、复习思考题

(一) 名词解释

1. 发热　　　　　　　　2. 过热　　　　　　　　3. 发热激活物

4. 内源性致热原　　　　5. 热性惊厥

(二) 选择题

A 型题 (单选题,每题仅有一个正确答案)

1. 发热是由于致热原的作用使体温调定点

　　A. 上移,引起的调节性体温升高　　　　　B. 下移,引起的调节性体温升高

　　C. 上移,引起的被动性体温升高　　　　　D. 下移,引起的被动性体温升高

　　E. 不变,引起的调节性体温升高

2. 下列体温升高属于过热的是

　　A. 剧烈运动后　　　　　B. 妇女月经前期　　　　　C. 妇女妊娠期

　　D. 甲状腺功能亢进　　　E. 流行性脑脊髓膜炎

3. 引起发热最常见的病因是

　　A. 抗原抗体复合物　　　B. 组织损伤或坏死　　　　C. 病毒感染

　　D. 细菌感染　　　　　　E. 恶性肿瘤

4. 属于发热激活物的物质是

　　A. 抗原抗体复合物　　　B. 白细胞介素-1　　　　　C. 干扰素

　　D. 肿瘤坏死因子　　　　E. 巨噬细胞炎症蛋白-1

5. 输液反应引起发热的原因是

　　A. 变态反应　　　　　　B. 内毒素污染　　　　　　C. 外毒素污染

　　D. 真菌污染　　　　　　E. 支原体污染

6. 大手术后引起发热的主要原因是

　　A. 细菌感染　　　　　　B. 病毒感染　　　　　　　C. 类固醇产物

　　D. 体内组织的破坏　　　E. 抗原抗体复合物

7. 下列**不属于**内源性致热原的是

　　A. IL-3　　　　B. IL-6　　　　C. IFN　　　　D. TNF　　　　E. MIP-1

8. 体温上升期的热代谢特点是

　　A. 产热障碍　　　　　　B. 散热障碍　　　　　　　C. 产热等于散热

　　D. 产热大于散热　　　　E. 散热大于产热

9. 发热患者最常出现的酸碱平衡紊乱是

　　A. 呼吸性酸中毒　　　　B. 代谢性酸中毒　　　　　C. 混合性酸中毒

　　D. 代谢性碱中毒　　　　E. 混合性碱中毒

10. 与注射青霉素后引起机体发热有关的是

　　A. 细胞因子　　　　　　B. 内毒素　　　　　　　　C. 抗原抗体复合物

　　D. 本胆烷醇酮　　　　　E. 外毒素

11. 患者,女,77 岁,肺心病 10 年。8 天前因受凉后出现畏寒,体温升高到 38.5℃,伴咳嗽、咳痰,痰为黄色脓性痰。对该患者处理原则是

　　A. 可不急于解热　　　　B. 必须及时解热　　　　　C. 使用镇静剂

　　D. 可采用人工发热疗法　E. 进行物理降温

12. 患者,男,35 岁,建筑工人。下午工地作业时突然头昏、恶心及呕吐,体温 39℃,诊断为中暑。该患者的体温升高属于

    A. 发热　　　　　　　B. 过热　　　　　　　C. 生理性体温升高

    D. 正常　　　　　　　E. 其他

13. 患者,男,25 岁,鼻塞、流涕、轻微咳嗽、体温 38℃,近 1 日自觉畏寒,伴有寒战。该患者目前的状态,符合

    A. 血液温度高于体温调定点的阈值,体温不断升高

    B. 血液温度低于体温调定点的阈值,体温不断升高

    C. 血液温度等于体温调定点的阈值,体温不再升高

    D. 血液温度高于体温调定点的阈值,体温开始回降

    E. 血液温度低于体温调定点的阈值,体温开始回降

14. 患者,男,22 岁。1 天前踢球后出现发热,轻咳,畏寒,体温 39.2℃。咽充血,双侧扁桃体肿大,白细胞总数 $14 \times 10^9/L$。引起患者出现发热的原因可能是

    A. 细菌　　　　　　　B. 病毒　　　　　　　C. 真菌

    D. 螺旋体　　　　　　E. 内毒素

15. 患儿,男,3 岁。体温 41.8℃、咽痛 3d、惊厥 30min 入院。实验室检查:WBC $17 \times 10^9/L$。入院处理:立即物理降温,输液,纠酸及抗生素等治疗。患儿出现发热主要是由于病原微生物

    A. 激活局部的血管内皮细胞,释放致炎物质

    B. 刺激局部的神经末梢,释放神经介质

    C. 直接作用于下丘脑的体温调节中枢

    D. 激活产内源性致热原细胞导致内源性致热原的产生和释放

    E. 加速分解代谢,产热增加

(三) 问答题

1. 简述发热与过热的区别。

2. 试分析内毒素引起发热的机制。

3. 试述体温上升期的体温变化及其机制。

(四) 拓展题

患儿女,2 岁,因发热、咽痛 3d,惊厥 30min 入院。3 天前上午,患儿畏寒,诉"冷",出现"鸡皮疙瘩"和寒战,皮肤苍白。当晚发热,烦躁,不能入睡,哭诉头痛、喉痛。次日,患儿嗜睡,偶有恶心、呕吐。入院前 30min 突发惊厥而急送入院。尿少、色深。体格检查:T 40℃,P 116 次/min,R 24 次/min。疲乏、嗜睡、重病容、面红、口唇干燥,咽部明显充血,双侧扁桃体肿大(++)。颈软。双肺呼吸音粗糙。实验室检查:WBC $17.4 \times 10^9/L$(正常 $4 \times 10^9/L \sim 10 \times 10^9/L$),杆状细胞 2%,淋巴细胞 16%,嗜酸性粒细胞 2%,分叶粒细胞 80%。入院后立即物理降温、输液、应用抗生素等治疗。1h 后大量出汗,体温降至 38.4℃。住院 4d 痊愈出院。

1. 试分析患儿发热激活物的种类和体温升高的机制。

2. 该患儿的体温变化表现出哪几个期? 各期有何临床症状?

3. 假若患儿不进行治疗,体温是否会持续升高? 为什么?

四、复习思考题参考答案

(一) 名词解释(略)

(二) 选择题

A 型题

1. A　　2. D　　3. D　　4. A　　5. B　　6. D　　7. A　　8. D　　9. B　　10. C

11. B　　12. B　　13. B　　14. A　　15. D

（三）问答题

1. 要点见表18-1。

2. 要点见图18-3。

3. 在发热开始阶段,调定点上移,原来的正常体温变成了冷刺激,中枢对冷刺激起反应,发出指令经副交感神经到达散热器官,引起皮肤血管收缩和血流减少,导致皮肤的温度降低,散热减少;同时指令到达产热器官,引起寒战和物质代谢加强,产热增加,体温升高。

（四）拓展题

1. 解析:患儿咽部明显充血,双侧扁桃体肿大(++),WBC 17.4×10^9/L 增高,提示细菌感染。发热时,细菌产生的发热激活物作用于产 EP 细胞,引起 EP 的产生和释放;EP 再经血液循环到达颅内,在 POAH 或 OVLT 附近,引起中枢发热正、负调节介质的产生和释放,作用于相应的神经元使调定点上移,进而使机体产热增多,散热减少,体温上升。

2. 答题要点:见表18-2。

3. 答题要点:不会。发热时引起正调节介质和负调节介质的释放,并协同作用引起调定点的改变,调控发热的幅度,发热时体温上升的幅度被限制在特定范围内的现象即热限。

（杨力明）

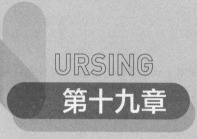

应 激

一、学 习 目 标

掌握:应激、全身适应综合征及应激性溃疡的概念。
熟悉:应激时的神经内分泌反应。
了解:应激与疾病的关系。

二、重点、难点纲要

(一) 基本概念

1. 应激　机体在受到各种强烈因素刺激时所出现的非特异性全身反应。

2. 应激原　引起应激反应的各种刺激。

3. 良性应激　动员机体的非特异适应系统,增强机体适应能力的应激。

4. 劣性应激　导致不同程度躯体、心理障碍的应激。

5. 全身适应综合征　应激是机体的非特异保护适应机制,但它也引起机体自稳态的变动,甚至导致疾病。对大多数的应激反应,在撤除应激原后,机体可很快趋于平静,恢复自稳态。但如果劣性应激原持续作用于机体,则应激可表现为一个动态的连续过程,并最终导致内环境紊乱和疾病,这一过程称之为全身适应综合征。

6. 应激性溃疡　应激性溃疡是指机体在遭受各类重伤(包括大手术)、重病和其他应激情况下,出现胃、十二指肠黏膜的急性病变,主要表现为胃、十二指肠黏膜的糜烂、溃疡、渗血等,少数溃疡可较深或穿孔。当溃疡发展侵蚀大血管时,可引起大出血。

7. 创伤后应激障碍(posttraumatic stress disorder,PTSD)　指创伤性事件的精神后果,也即对异乎寻常的威胁性、灾难性等事件的严重情绪应激的一种延迟或持久的精神障碍反应。它能够诱发恐惧、无助或对损伤、死亡威胁反映出的恐怖。

(二) 应激反应的基本表现

1. 应激的神经内分泌反应见表 19-1。

表 19-1 应激的神经内分泌反应

	基本组成单元	中枢效应	外周效应	利	弊
LC/NE	脑干:蓝斑-交感-肾上腺髓质系统	兴奋、警觉、紧张、焦虑等情绪反应	血浆肾上腺素、去甲肾上腺素浓度迅速升高	调控机体对应激的急性反应,利于机体应付变化	可导致血管痉挛、某些部位组织缺血、致死性心律失常
HPA轴	下丘脑室旁核,腺垂体,肾上腺皮质	适量的促肾上腺皮质素释放激素(CRH)增多使机体兴奋或有愉快感;大量 CRH 的增加,或持续增加则出现焦虑、抑郁、食欲及性欲减退等	血糖皮质激素分泌迅速增加,导致血糖增加,脂肪动员,维持循环系统对儿茶酚胺正常反应性等	应激最重要的一个反应,有广泛的保护作用	免疫、炎症抑制,易感染;慢性则生长发育迟缓,性腺轴被抑制等

2. 应激的细胞体液反应

(1) 热休克蛋白:热休克蛋白的功能涉及细胞的结构维持、更新、修复、免疫等,但其基本功能为帮助新生蛋白质正确折叠、移位、维持和受损蛋白质的修复、移除、降解,被人形象地称之为"分子伴娘"(molecular chaperone)。

(2) 急性期反应蛋白:急性期反应蛋白的主要生物学功能有抑制蛋白酶,清除异物和坏死组织,抗感染、抗损伤,结合、运输功能等。

(三) 应激与疾病

机体内稳态紊乱导致应激反应。劣性应激原持续作用于机体,应激可表现为一个动态的连续过程,并最终导致内环境紊乱和疾病,如应激性溃疡;还有一些疾病如原发性高血压、支气管哮喘等,应激在其发生发展中是一个重要的原因和诱因,这些疾病可称为应激相关疾病。

三、复习思考题

(一) 名词解释

1. 应激　　　　　　　　2. 应激原　　　　　　　　3. 热休克蛋白

4. 急性期反应蛋白　　　5. 应激性溃疡　　　　　　6. 创伤后应激障碍

(二) 选择题(A 型题及 X 型题)

A 型题(单选题,每题仅有一个正确答案)

1. 应激是

　　A. 机体受强烈因素刺激所引起的病理性反应

　　B. 机体受强烈因素作用所引起的非特异性全身性适应性反应

　　C. 由躯体性或情绪性刺激引起

　　D. 只有疾病时才出现的反应

　　E. 由交感神经兴奋引起的

2. 下列表述**错误**的是

　　A. 应激原可是损伤性和非损伤性的

　　B. 应激可分为良性应激和劣性应激

　　C. 应激时有多种内分泌变化

　　D. 全身适应综合征可分为警觉期、抵抗期和衰竭期

　　E. 出现应激反应的疾病称应激性疾病

3. 参与应激反应的是
    A. 交感-肾上腺髓质系统　　　B. 垂体-肾上腺皮质系统　　　C. 急性期反应蛋白
    D. 热休克蛋白　　　E. 全身各组织、器官和系统

4. 应激时分泌减少的内分泌激素是
    A. 儿茶酚胺　　　B. ACTH、糖皮质激素　　　C. 胰高血糖素
    D. 胰岛素　　　E. 抗利尿激素

5. 应激时交感-肾上腺髓质系统反应的防御意义主要为
    A. 增加心率和心肌收缩力　　　B. 促进许多激素分泌
    C. 保证心、脑、骨骼肌的血供和氧供与能量需求　　　D. 防止炎症反应失控
    E. 血液重分布

6. 应激时糖皮质激素分泌增加
    A. 是由交感神经兴奋引起的　　　B. 是通过 CRH 刺激 ACTH 释放而引起的
    C. 只由损伤性应激原作用引起　　　D. 是血管紧张素作用于肾上腺皮质引起的
    E. 抑制炎症反应,所以对机体不利

7. 下列选项中,糖皮质激素不具有的作用是
    A. 促进蛋白质分解和脂肪动员　　　B. 抑制炎症介质的生成
    C. 稳定溶酶体膜　　　D. 促进葡萄糖的利用
    E. 维持心血管对儿茶酚胺的反应性

8. 关于应激原,下列选项**不对**的是
    A. 任何体内外刺激均可成为应激原
    B. 同一应激原对不同的人可导致不同的应激反应
    C. 心理社会因素导致的应激才有良性应激和劣性应激之分
    D. 应激原必须有一定的强度
    E. 应激原对健康的作用具有双重性

9. 急性期反应蛋白是
    A. 应激时血浆中增加的蛋白质
    B. 正常血浆中没有的蛋白质在应激时出现
    C. 能与肺炎双球菌荚膜 C-多糖体反应的蛋白
    D. 损伤性应激原作用时短期内血浆中含量发生变化的蛋白质
    E. 由体内各种细胞合成的蛋白质

10. 有关急性期反应物,下列选项**不对**的是
    A. 大多数是蛋白质　　　B. 有的增多,有的减少　　　C. 是非特异性变化
    D. 正常血中含量一般较低　　　E. 体内只有肝细胞能合成

11. 热休克蛋白是
    A. 暖休克时体内产生的蛋白
    B. 只有高温作用下才合成的蛋白质
    C. 应激原启动细胞基因转录而合成的一组蛋白质
    D. 在低等生物生成的蛋白
    E. 主要在肝细胞合成的蛋白质

12. 应激时糖皮质激素分泌增多,其作用是
    A. 抑制糖异生　　　B. 刺激胰高血糖素分泌
    C. 加快心率,增强心肌收缩力　　　D. 稳定溶酶体膜,防止溶酶体酶外漏
    E. 激活磷脂酶的活性

X 型题（多选题，每题可有一至五个答案）

13. 良性应激发展至劣性应激时心血管系统可有的变化包括
    A. 心率增快　　　　　　　B. 心肌收缩力增加　　　　　C. 外周阻力下降或升高
    D. 冠状动脉血流量增加　　E. 心律失常

14. 应激性溃疡发病机制涉及
    A. 胃黏膜缺血造成胃黏膜屏障破坏　　　　B. H^+ 进入黏膜产生损害作用
    C. 胃酸分泌增加　　　　　　　　　　　　D. 胃黏液蛋白分泌降低
    E. DIC 形成

15. 应激产生的急性期反应蛋白具有的生物学功能包括
    A. 抑制蛋白酶　　　　　　B. 增加特异性免疫力　　　　C. 凝血和纤溶
    D. 清除异物　　　　　　　E. 清除自由基

16. 热休克蛋白有的功能是
    A. 提高细胞耐热能力　　　　　　　　　　B. 与移除或修复受损蛋白质有关
    C. 增加吞噬细胞活性　　　　　　　　　　D. 稳定新生肽链折叠状态
    E. 防肽链非特异性聚集

17. 关于急性期反应蛋白和热休克蛋白，以下说法正确的是
    A. 都是非特异性反应产物　　　　　　　　B. 各种应激原都可使其产生增加
    C. 都有防御适应作用　　　　　　　　　　D. 都主要由肝细胞产生
    E. 正常血中都不存在

18. 关于应激性溃疡，以下说法正确的是
    A. 应激时胃酸分泌增加才会发生溃疡
    B. 肠黏膜缺血是溃疡发生的基本条件
    C. 胃腔内 pH3.5 以上不易发生溃疡
    D. H^+ 向胃黏膜内弥散是溃疡发生的必要条件
    E. 酸中毒也参与了溃疡的发生发展

19. 应激与心血管疾病的关系，以下说法正确的是
    A. 心理情绪应激是心血管负性事件的重要诱因
    B. 负性情绪可促进冠心病的发生
    C. 应激时 HPA 轴的激活参与了心衰的发生发展
    D. 应激可激活高血压的遗传易感因素
    E. 应激诱发的心律失常主要表现为心室纤颤

20. 应激时神经内分泌与免疫系统双向调控作用表现在
    A. 免疫细胞产生的细胞因子具有神经-内分泌激素样作用
    B. 免疫细胞可释放神经-内分泌激素
    C. 免疫细胞上有神经-内分泌激素的受体
    D. 免疫细胞产生的细胞因子可促进神经-内分泌激素的产生
    E. 病毒、细菌等刺激为免疫系统感知后引起神经内分泌样反应

21. 应激时强烈的交感-肾上腺髓质系统兴奋对机体**不利**的影响有
    A. 胃肠道缺血　　　　　　B. 血压升高　　　　　　　　C. 血小板黏附聚集性增加
    D. 心肌耗氧量增加　　　　E. 支气管扩张

22. 糖皮质激素持续升高对机体**不利**的影响有
    A. 抑郁症倾向　　　　　　B. TSH 分泌抑制　　　　　　C. 月经不调
    D. 生长发育迟缓　　　　　E. 免疫抑制

（三）问答题

1. 应激时神经内分泌有什么反应？有什么适应防御意义？

2. 简述热休克蛋白的生理功能。

3. 试述应激性溃疡的发生机制。

4. 试述应激与疾病的关系。

（四）拓展题

杨某，职业股民，身体状况良好。在经历 2015 年 6 月股灾后，杨某出现上腹部不适，伴黑便，大便隐血试验阳性。试问杨某可能出现何种病理过程？杨某经历股灾与其出现黑便有何关系，机制如何？

四、复习思考题参考答案

（一）名词解释（略）

（二）选择题

A 型题

1. B   2. E   3. E   4. D   5. C   6. B   7. D   8. C   9. D   10. E

11. C   12. D

X 型题

13. ABCDE   14. ABCD   15. ACDE   16. ABDE   17. AC

18. BCDE   19. ABCD   20. ABCDE   21. ABCD   22. ABCDE

（三）问答题

1. 应激时神经内分泌反应是以蓝斑-交感-肾上腺髓质系统和下丘脑-垂体-肾上腺皮质轴的强烈兴奋为代表。蓝斑-交感-肾上腺髓质系统外周效应表现为血中肾上腺素、去甲肾上腺素水平明显升高，主要参与调控机体对应激的急性反应，如儿茶酚胺对心脏的兴奋和对外周阻力血管、容量血管的调整可使应激时的组织供血更充分、合理；其主要中枢效应与应激时的兴奋、警觉有关，并可引起紧张、焦虑的情绪反应。HPA 轴兴奋的关键环节是糖皮质激素的分泌，是应激最重要的一个反应，糖皮质激素的增加对机体有广泛的保护作用。HPA 轴兴奋释放的中枢介质为 CRH 和 ACTH，特别是 CRH，它可调控应激时的情绪行为反应。

2. 热休克蛋白在蛋白质水平起防御、保护作用。其基本功能为帮助新生蛋白质的正确折叠、移位、维持和受损蛋白质的修复、移除、降解，被人形象地称为"分子伴娘"。

3. (1) 胃黏膜缺血：这是应激性溃疡形成的最基本条件。由于应激时的儿茶酚胺增多，内脏血流量减少，胃肠黏膜缺血，其黏膜的缺血程度常与病变程度呈正相关。黏膜缺血使上皮细胞能量不足，不能产生足量的碳酸氢盐和黏液，使由黏膜上皮细胞间的紧密连接和覆盖于黏膜表面的碳酸氢盐-黏液层所组成的胃黏膜屏障遭到破坏，胃腔内的 H^+ 顺浓度差进入黏膜，而黏膜血流量的减少又不能将侵入黏膜的 H^+ 及时运走，使 H^+ 在黏膜内积聚而造成损伤。

(2) 胃腔内 H^+ 向黏膜内的反向弥散：这是应激性溃疡形成的必要条件。胃腔内 H^+ 浓度越高，黏膜病变通常越重，若将胃腔内 pH 维持在 3.5 以上，可不形成应激性溃疡。目前认为，黏膜内 pH 的下降程度主要取决于胃腔内 H^+ 向黏膜反向弥散的量与黏膜血流量之比。在胃黏膜血流灌注良好的情况下，反向弥散至黏膜内的过量 H^+ 可被血流中的 HCO_3^- 所中和，或被带走，从而防止 H^+ 对细胞的损害。反之，在创伤、休克等应激状态下，胃黏膜血流量减少，即使反向弥散至黏膜内 H^+ 量不多，也将使黏膜内 pH 明显下降，从而造成细胞损害。

(3) 其他：尚有一些次要因素也可能参与应激性溃疡的发病。酸中毒时血流对黏膜内 H^+ 的缓冲能力低，可促进应激性溃疡的发生。胆汁逆流的胃黏膜缺血的情况下可损害黏膜的屏障功能，使黏膜通透性升高，H^+ 逆流入黏膜增多等。

应激性溃疡若无出血或穿孔等并发症,在原发病得到控制后,通常于数天内完全愈合,不留瘢痕。

4. 应激在许多疾病的发生发展上都起着重要的作用。应激可诱发或恶化疾病。若劣性应激原持续作用于机体,则应激可最终导致内环境紊乱和疾病。目前将那些应激起主要致病作用的疾病称为应激性疾病,如应激性溃疡。应激在其发生发展中是一个重要的原因和诱因的疾病,称其为应激相关疾病。

(四) 拓展题(略)

（王小川）

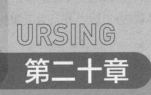

第二十章

缺血再灌注损伤

一、学 习 目 标

掌握:缺血再灌注损伤、钙超载、无复流现象和心肌顿抑的概念。

熟悉:氧自由基,钙超载和白细胞介导引起缺血再灌注损伤的发生机制。

了解:缺血再灌注损伤的原因及条件;缺血再灌注损伤防治和护理的病理生理基础。

二、重点、难点纲要

(一) 缺血再灌注损伤的概念

恢复缺血组织的血流后,组织细胞表现出更加严重的功能障碍和结构损伤,这种现象称为缺血再灌注损伤。

(二) 缺血再灌注损伤的原因及条件

1. 原因 ①全身循环障碍后恢复血液供应;②组织器官缺血后血流恢复;③栓塞血管再通后。

2. 条件 ①缺血时间,缺血时间过短或过长都不易发生再灌注损伤,如果缺血时间较短,当恢复血液供应后,器官功能可以恢复正常;若缺血时间持续过长,缺血器官会发生不可逆损伤,甚至坏死。②侧支循环,缺血后侧支循环容易形成者,因可缩短缺血时间和减轻缺血程度,不易发生再灌注损伤。③需氧程度,对氧需求量高的组织器官易发生再灌注损伤。④再灌注条件,低压、低温、低 pH、低钠、低钙液灌流,可使心肌再灌注损伤减轻。

(三) 缺血再灌注损伤的发生机制

1. 活性氧的作用

(1) 缺血再灌注时活性氧生成增多的主要途径有:①黄嘌呤氧化酶途径;②中性粒细胞途径——呼吸爆发;③线粒体途径;④儿茶酚胺自身氧化途径。

(2) 活性氧的损伤作用:①膜脂质过氧化增强;②抑制蛋白质的功能;③破坏核酸及染色体;④诱导炎性因子产生。

2. 钙超载

(1) 细胞内钙超载的概念及发生机制:各种原因引起的细胞内钙含量异常增多并导致细胞结构损伤和

功能代谢障碍的现象称为钙超载。发生机制涉及：①Na^+-Ca^{2+}交换异常，细胞内Na^+增加促进Na^+-Ca^{2+}交换，导致Ca^{2+}进入细胞。②生物膜损伤，细胞膜通透性增加引起细胞外Ca^{2+}顺浓度差进入细胞；肌浆网膜损伤导致钙泵功能抑制，使肌浆网摄Ca^{2+}减少，引起细胞质钙浓度升高。③儿茶酚胺增多促进受体操纵钙通道开放，钙内流增加。

（2）钙超载引起再灌注损伤的机制：①可激活磷脂酶，促进膜磷脂分解；激活蛋白酶，促进细胞膜和结构蛋白的分解；激活ATP酶，加速ATP消耗。②线粒体摄入过多Ca^{2+}，可干扰其氧化磷酸化过程，使ATP生成减少。③增强Ca^{2+}依赖性蛋白酶活性，加速黄嘌呤脱氢酶转化为黄嘌呤氧化酶，促进氧自由基生成。④心肌细胞内钙超载引起肌原纤维过度收缩，损伤细胞骨架，导致心肌纤维断裂，心肌梗死面积扩大。

3. 白细胞的作用

（1）白细胞聚集的机制：随着再灌注时间的延长，趋化因子等致炎因子释放不断增加，促进中性粒细胞的黏附和激活，导致更多的炎症介质产生，形成恶性循环。中性粒细胞激活及其致炎因子的释放，可引起血液流变学改变，产生无复流现象，即开放结扎动脉恢复血流，部分缺血区并不能得到充分的血液灌流。

（2）白细胞介导缺血再灌注损伤：①中性粒细胞黏附在血管内皮细胞上，导致微血管机械性堵塞；②激活的白细胞产生氧自由基；③释放大量致炎物质，使周围组织受到损伤。

（四）缺血再灌注损伤时机体的功能及代谢变化

1. 心脏缺血再灌注损伤的变化　①发生再灌注性心律失常，其中以室性心律失常最为常见。②心肌顿抑，指心肌并未因缺血发生不可逆损伤，但在再灌注血流已恢复或基本恢复正常后一定时间内心肌出现的可逆性收缩功能降低的现象。③缺血期心肌ATP等高能磷酸化合物含量降低，再灌注后高能磷酸化合物含量不仅不回升，反而进一步降低加之再灌注血流的冲洗，ADP、AMP等物质含量比缺血期降低，造成合成高能磷酸化合物的底物不足。

2. 脑缺血再灌注损伤的变化　细胞内ATP、葡萄糖、糖原等均减少，乳酸明显增加。

三、复习思考题

（一）名词解释

1. 缺血再灌注损伤　　2. 氧自由基　　3. 呼吸爆发
4. 钙超载　　5. 无复流现象　　6. 心肌顿抑

（二）选择题（A型题及X型题）

A型题（单选题，每题仅有一个正确答案）

1. 下述关于缺血再灌注的说法，**错误**的选项是
　A. 缺血再灌注必然引起组织损伤
　B. 缺血再灌注损伤具有种属和器官普遍性
　C. 自由基和钙超载是缺血再灌注损伤的主要发生机制
　D. 缺血预适应可减轻或预防缺血再灌注损伤
　E. 缺血再灌注可引起细胞凋亡

2. 缺血再灌注损伤最常见于
　A. 脑　　B. 心　　C. 肝
　D. 肾　　E. 肠

3. 下列因素易引起缺血再灌注损伤发生的是
　A. 缺血时间过短　　B. 组织器官对氧需求低　　C. 侧支循环建立
　D. 高钠高钙灌注液　　E. 低pH灌注液

4. 下列过程**不会**导致氧自由基生成的是

    A. 黄嘌呤氧化酶作用于次黄嘌呤   B. 中性粒细胞吞噬病原微生物

    C. 线粒体细胞色素氧化酶系统功能失调   D. 儿茶酚胺自身氧化

    E. 肾素-血管紧张素系统激活

5. 黄嘌呤氧化酶主要存在于

    A. 红细胞   B. 血管平滑肌细胞   C. 血管内皮细胞

    D. 肝细胞   E. 心肌细胞

6. 呼吸爆发是指

    A. 肺换气量代偿性增强   B. 肺通气量代偿性增强

    C. 呼吸中枢兴奋性增高   D. 呼吸加深加快

    E. 中性粒细胞耗氧量增加产生大量氧自由基

7. 膜脂质过氧化可以导致

    A. 饱和性改变   B. 膜流动性增高   C. 通透性增高

    D. 膜磷脂增加   E. 膜钙泵功能增强

8. 再灌注期细胞内钙超载的主要原因是

    A. 细胞膜钙泵活性降低   B. 肌浆网释放 Ca^{2+} 增加   C. 肌浆网摄 Ca^{2+} 减少

    D. 钙内流增加   E. 线粒体摄 Ca^{2+} 减少

9. 再灌注期直接激活 Na^+-Ca^{2+} 交换的主要因素是

    A. 细胞内高 Na^+ B. 细胞内高 K^+ C. 细胞内高 Ca^{2+}

    D. Na^+-Ca^{2+} 交换蛋白磷酸化   E. Na^+-Ca^{2+} 交换蛋白去磷酸化

10. 无复流现象产生的病理生理学基础是

    A. 中性粒细胞大量激活   B. 氧自由基产生   C. 钙超载形成

    D. 侧支循环未建立   E. 微循环血流减慢

11. 缺血再灌注时血管内皮细胞中促进中性粒细胞浸润增加的是

    A. 血管紧张素 Ⅱ   B. 黏附分子   C. 一氧化氮

    D. 前列环素   E. 内皮素

12. 中性粒细胞介导的缺血再灌注损伤机制**不包括**

    A. 毛细血管阻塞   B. 内皮细胞肿胀   C. 促进细胞凋亡

    D. 微血管通透性增高   E. 致炎物质的损伤作用

13. 下述是机体缺血再灌注时的内源性保护机制的是

    A. 缺血预处理   B. 无复流现象   C. 钙超载

    D. 心肌顿抑   E. 自由基产生过多

14. 缺血再灌注性心律失常最常见的类型是

    A. 房性心律失常   B. 室性心律失常   C. 房室交界部阻滞

    D. 房室传导阻滞   E. 房颤

15. 心肌顿抑的最基本特征是缺血再灌注后

    A. 心肌细胞坏死   B. 代谢延迟恢复   C. 结构改变延迟恢复

    D. 收缩功能延迟恢复   E. 心功能立即恢复

16. 下列再灌注条件可减轻再灌注损伤的是

    A. 高钠   B. 高压   C. 高钙   D. 高温   E. 低 pH

17. 下列药物**不能**清除自由基的是

    A. 维生素 E   B. 维生素 C   C. 氧化型谷胱甘肽

    D. 过氧化氢酶   E. 超氧化物歧化酶

18. 下列减轻缺血再灌注损伤的措施中**不正确**的是
    A. 避免尽早恢复血流　　　　B. 钙拮抗剂　　　　　　C. 中性粒细胞抑制剂
    D. 缺血预处理　　　　　　　E. 缺血后处理

X 型题（多选题，每题可有一至五个答案）

19. 缺血再灌注损伤的发生机制有
    A. 钙超负荷　　　　　　　　B. 自由基大量产生　　　　C. ATP 缺乏
    D. 白细胞聚集　　　　　　　E. 组织细胞坏死

20. 活性氧引起缺血再灌注损伤的机制包括
    A. 膜脂质过氧化　　　　　　B. 抑制蛋白质功能　　　　C. DNA 损伤
    D. 微循环阻塞　　　　　　　E. 诱导炎性因子产生

21. 活性氧导致膜脂质过氧化的后果包括
    A. 膜流动性降低　　　　　　　　　　　　B. 通透性增高
    C. 溶酶体酶释放，破坏细胞结构　　　　　D. Ca^{2+} 内流增加
    E. 线粒体氧化磷酸化功能障碍，ATP 生成减少

22. 下列因素可促进钙超载发生的是
    A. Na^+-Ca^{2+} 交换异常
    B. 生物膜损伤
    C. ATP 依赖性离子泵功能障碍
    D. 儿茶酚胺增多
    E. 肾素-血管紧张素增多

23. 钙超载引起再灌注损伤的机制包括
    A. 促进膜磷脂分解　　　　　B. 线粒体膜脂质过氧化　　C. 促进氧自由基生成
    D. 再灌注心律失常　　　　　E. 促进膜蛋白交联

24. 激活的中性粒细胞与血管内皮细胞相互作用可引起的变化包括
    A. 微血管堵塞　　　　　　　B. 微血管收缩　　　　　　C. 微血管通透性增高
    D. 局部炎症反应　　　　　　E. 小动脉硬化

（三）问答题

1. 简述缺血再灌注损伤的发生机制。
2. 哪些因素可影响缺血再灌注损伤的发生？
3. 缺血再灌注时氧自由基生成增多的机制是什么？
4. 氧自由基是如何引起细胞损伤的？
5. 缺血再灌注时细胞内钙超载是如何发生的？
6. 试述钙超载引起再灌注损伤的机制。
7. 激活的中性粒细胞如何引起再灌注损伤？
8. 试述心肌顿抑的特点及其发生机制。

（四）拓展题

1. 心肌梗死患者在进行溶栓治疗时易发生哪些临床表现？试述其发生机制有哪些？如何采取措施进行预防？
2. 缺血预处理与缺血后处理有什么区别？在临床实践中各自有何意义？

四、复习思考题参考答案

(一) 名词解释(略)

(二) 选择题

A 型题

1. A　2. B　3. D　4. E　5. C　6.E　7. C　8. D　9. A　10. A

11. B　12. C　13. A　14. B　15. D　16. E　17. C　18. A

X 型题

19. ABD　　20. ABCE　　21. ABCDE　　22. ABCD　　23. ABCD

24. ABCD

(三) 问答题

1. 组织细胞缺血阶段,ATP 供应不足影响离子通道功能,改变胞内的 pH 值和水解酶活性,并增加细胞膜通透性,导致细胞内 Na⁺、Ca²⁺ 和 H⁺ 失衡。缺血阶段的这些因素不仅影响细胞功能,还可破坏细胞结构,直至细胞坏死。再灌注时,缺血但没有完全坏死的组织细胞内环境发生改变,恢复供血供氧会产生新的代谢物质,进一步损伤组织细胞,导致缺血再灌注损伤的发生。缺血再灌注损伤的发生机制与活性氧大量产生、细胞内钙超载和炎症反应过度激活等因素有关。

2. 可影响缺血再灌注损伤发生的因素:①缺血时间,缺血时间长短与再灌注损伤的发生与否有关,缺血时间过短或过长都不易发生再灌注损伤。②侧支循环,缺血后侧支循环容易形成者,因可缩短缺血时间和减轻缺血程度,不易发生再灌注损伤。③需氧程度,对氧需求量高的组织器官易发生再灌注损伤。④再灌注条件,低压、低温、低 pH、低钠、低钙液灌流,可使心肌再灌注损伤减轻。

3. 缺血再灌注时氧自由基产生增多的来源包括:①黄嘌呤氧化酶途径,再灌注时次黄嘌呤在黄嘌呤氧化酶的作用下形成黄嘌呤,继而又将黄嘌呤转化为尿酸,在这两个过程中,O₂ 得到电子生成超氧阴离子自由基。②中性粒细胞途径,再灌注期激活的中性粒细胞耗氧量显著增加,所摄取的 O₂ 经细胞内的 NADPH 氧化酶和 NADH 氧化酶的作用形成氧自由基。③线粒体途径,再灌注时线粒体功能受损,细胞色素氧化酶系统被抑制,以致还原型 NADH 蓄积,提供电子给氧形成大量氧自由基。④儿茶酚胺自身氧化途径,各种应激如缺血缺氧使交感-肾上腺髓质系统兴奋,分泌大量儿茶酚胺,后者在单胺氧化酶的作用下,通过自身氧化形成氧自由基。

4. 氧自由基可与生物膜内的不饱和脂肪酸作用,使膜发生脂质过氧化,导致膜的正常结构破坏,使膜流动性降低、通透性增高。线粒体膜脂质过氧化可导致线粒体功能障碍,ATP 生成减少,细胞能量代谢障碍加重。氧自由基可攻击蛋白质,引起蛋白质分子肽链断裂,影响受体与膜离子通道。氧自由基可使 DNA 断裂和碱基羟化,引起染色体畸变。膜脂质过氧化可激活磷脂酶,促进膜磷脂降解,通过花生四烯酸代谢反应,引起炎性因子生成。

5. 缺血时由于细胞膜 H⁺-Na⁺ 交换增强和钠泵功能降低,造成细胞内 Na⁺ 潴留。再灌注时,细胞内增多的 Na⁺ 激活细胞膜上 Na⁺-Ca²⁺ 交换蛋白,使胞外 Ca²⁺ 大量内流,形成钙超载。细胞膜损伤可使其通透性增加,细胞外 Ca²⁺ 顺浓度差进入细胞。细胞膜及肌浆网钙泵功能低下以致不能排出或储存 Ca²⁺,亦可导致细胞内 Ca²⁺ 增多。缺血再灌注时内源性儿茶酚胺释放增加,作用于 α 和 β 肾上腺素受体,分别激活 G 蛋白-磷脂酶 C 介导的信号转导通道及腺苷酸环化酶,促进胞外 Ca²⁺ 内流增加。

6. 钙超载可通过以下途径引起再灌注损伤:①激活磷脂酶,促进膜磷脂分解,使细胞膜和细胞器膜结构均受到损伤,激活蛋白酶,促进细胞膜和结构蛋白的分解。②钙在线粒体内以磷酸钙形式沉积,干扰氧化磷酸化过程,使 ATP 生成减少。③通过增强 Ca²⁺ 依赖性蛋白酶活性,加速黄嘌呤脱氢酶转化为黄嘌呤氧化酶,促进氧自由基生成。④在细胞质存在高浓度 Ca²⁺ 的条件下,引起心肌纤维过度收缩,导致细胞骨架破坏,心肌纤维断裂。

7. 中性粒细胞能特异性黏附于血管内皮,且活化后的白细胞变得黏性更高,变形能力更差,难以通过毛细血管前括约肌,造成毛细血管的机械阻塞。激活的中性粒细胞可释放大量缩血管物质,同时缺血的血管内皮细胞发生肿胀,加重细胞的损伤和坏死。激活的中性粒细胞通过花生四烯酸代谢途径,产生氧自由基和白细胞介素等炎症介质,导致局部炎症反应,引起组织细胞损伤。

8. 心肌顿抑的特点是尽管缺血心肌没发生坏死,但心肌的结构、代谢和功能改变在再灌注后延迟恢复,尤其收缩功能明显障碍,氧自由基和钙超载在其发生机制中起关键作用。心肌顿抑时,可逆性缺血再灌注损伤使氧自由基产生增多,使脂质过氧化和蛋白质及酶失活,引起离子泵失灵、质膜通透性增加、线粒体和收缩蛋白损伤,加之 Na^+-Ca^{2+} 交换增强,这些导致细胞内钙超载和 ATP 生成减少,故而心肌收缩功能降低。

(四) 拓展题(略)

(魏　伟)

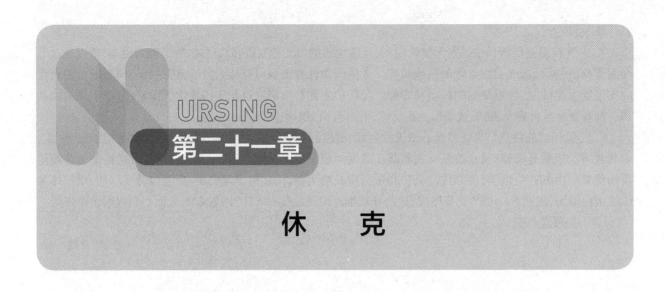

休 克

一、学习目标

掌握：休克、血管源性休克、心源性休克以及多器官功能障碍综合征的概念；休克的发展过程及微循环机制。

熟悉：休克的病因和分类；休克发生的细胞分子机制；休克时机体代谢与功能变化。

了解：休克防治和护理的病理生理学基础。

二、重点、难点纲要

（一）休克的概念

休克是指机体在各种强烈致病因素侵袭时，全身有效循环血量急剧下降，组织血液灌流量显著减少，导致细胞代谢和功能紊乱及器官功能障碍的病理过程。

休克是临床各科常见的危重病理过程。目前被广泛接受的微循环学说，强调休克的关键不是血压的改变，而是脏器微循环血液灌流不足和细胞功能代谢障碍，其机制是交感-肾上腺髓质系统强烈兴奋，而不是该系统衰竭或麻痹。

（二）休克的病因和分类

各种强烈的致病因素都可引起休克，其始动环节可归纳为三个方面，即血容量减少、血管床容积增大、心泵功能障碍。不同的病因可通过一个或多个始动环节导致有效循环血量减少，从而使组织器官微循环功能障碍而引起休克。因此，有效循环血量减少和微循环障碍是各类型休克的共同基础。休克的病因和分类见表21-1。

（三）休克的发展过程

根据微循环变化特点将休克过程分为三期：微循环缺血性缺氧期（休克早期）、微循环淤血性缺氧期（休克中期）和微循环衰竭期（休克晚期）。分别相当于依据临床表现特点进行划分的三期：休克代偿期、休克可逆性失代偿期、休克难治期。休克的发展过程及发病机制见表21-2。

表 21-1　休克的病因和分类

分类		常见病因
按休克病因分类	失血性休克	创伤失血、胃溃疡出血、食管胃底静脉出血等大量失血
	失液性休克	剧烈呕吐或腹泻、肠梗阻、大汗等大量失液
	烧(烫)伤性休克	严重大面积烧伤、烫伤
	创伤性休克	严重创伤
	感染性休克	细菌、病毒、真菌、立克次体等病原微生物的严重感染
	过敏性休克	某些过敏体质的人注射某些药物(如青霉素)、血清制剂或疫苗后
	心源性休克	急性心肌梗死、急性心肌炎、严重心律失常、心脏破裂及心脏压塞等
	神经源性休克	剧烈疼痛、高位脊髓损伤或麻醉
分类		休克始动环节
按休克的始动环节分类	低血容量性休克	血容量减少
	血管源性休克	血管床容积增大
	心源性休克	急性心泵功能障碍
分类		血流动力学特点
按休克的血流动力学特点分类	低排高阻型休克(低动力型休克)	心排血量降低、外周小血管收缩,总外周阻力增高,脉压减小。皮肤苍白、温度降低,又称冷休克
	高排低阻型休克(高动力型休克)	外周小血管扩张,总外周阻力降低,心排血量代偿性增加,脉压增大。皮肤呈粉红色、温度升高,又称暖休克
	低排低阻型休克	心排血量和外周阻力均降低,见各型休克晚期

表 21-2　休克的发展过程及发病机制

	休克早期	休克中期	休克晚期
微循环特点	少灌少流、灌少于流,组织呈缺血缺氧状态	灌而少流,灌大于流,组织呈淤血性缺氧状态	不灌不流,毛细血管无复流现象
发生机制	交感-肾上腺髓质系统兴奋,缩血管物质释放导致微血管尤其前阻力血管收缩,前阻力＞后阻力;直捷通路和动静脉短路开放	酸中毒导致血管平滑肌对儿茶酚胺的反应性下降,扩血管物质释放使微血管尤其前阻力血管扩张,前阻力＜后阻力;白细胞嵌塞,血液高凝、浓缩	微血管麻痹性扩张 DIC
对机体的影响	(1) 代偿 1) 有助于维持动脉血压:①增加回心血量,自身输血、自身输液;②增加心排血量,心泵功能增强;③增加外周阻力,阻力血管收缩 2) 血液重新分布,有助于心、脑血液供应 (2) 组织缺血缺氧	(1) 失代偿:①回心血量减少;②外周阻力降低;③血压进行性下降;④心、脑血液供应减少 (2) 组织淤血缺氧	病情危重、死亡率高
临床表现	脸色苍白,四肢湿冷,出汗,脉搏细速,脉压减小,尿量减少,烦躁不安	血压下降,脉搏细速,静脉萎陷,少尿或无尿,神志淡漠或昏迷;皮肤发绀,出现花斑	进行性顽固性低血压,脉搏细弱、频速甚至摸不到,浅表静脉塌陷,自发性出血、皮下瘀斑,并可出现呼吸困难、心音低弱、少尿或无尿、昏迷等多器官功能障碍或衰竭

（四）休克时机体代谢与功能变化

1. 物质和能量代谢紊乱。

2. 酸碱平衡与水电解质代谢紊乱。

3. 细胞损伤。

4. 器官功能障碍

（1）多器官功能障碍综合征（multiple organ dysfunction syndrome，MODS）

1）概念：在严重感染、烧伤、创伤、大手术或休克复苏后，短时间内同时或相继出现两个或两个以上原无功能障碍的器官功能损害的临床综合征。

2）分型：单相速发型、双相迟发型。

3）发生机制：促炎-抗炎反应失衡、微循环障碍、缺血再灌注损伤、肠道细菌移位及肠源性内毒素血症。

（2）常见的器官功能障碍

1）肺功能障碍：休克早期，缺血、缺氧刺激呼吸中枢，使呼吸加快，过度通气；休克晚期出现以动脉血氧分压进行性下降为特征的急性呼吸衰竭，即急性呼吸窘迫综合征（acute respiratory distress syndrome，ARDS），又称休克肺（shock lung），其发生机制与失控性炎症反应、缺血、缺氧、微血栓形成、肺泡透明膜形成、肺水肿、呼吸膜损伤，进而导致肺换气功能严重障碍有关。

2）肾功能障碍：表现为少尿或无尿、代谢性酸中毒、高钾血症和氮质血症等，早期为功能性肾衰竭，后期可发展为器质性肾衰竭。发生机制：①有效循环血量减少导致肾脏供血减少；②儿茶酚胺等缩血管物质增多，使肾小动脉收缩，加重肾缺血；③肾缺血激活肾素-血管紧张素-醛固酮系统；④抗利尿激素分泌增多。

3）其他器官功能障碍：肝功能障碍；消化道功能障碍；心功能障碍；脑功能障碍。

（五）休克护理的病理生理学基础

1. 观察重点　脉搏和血压，神志状态，皮肤温度和色泽，尿量和尿比重。

2. 主要护理措施　①建立静脉通道；②保持休克体位；③使用抗休克裤；④吸氧并保证呼吸道通畅；⑤维持正常体温；⑥及时调整输液量和输液速度；⑦其他。

三、复习思考题

（一）名词解释

1. 休克　　　　　　　2. 脓毒性休克　　　　　　3. 神经源性休克

4. 低血容量性休克　　5. 血管源性休克　　　　　6. 心源性休克

7. 全身炎症反应综合征　8. 代偿性抗炎反应综合征　9. 多器官功能障碍综合征

10. 休克肺

（二）选择题（A 型题及 X 型题）

A 型题（单选题，每题仅有一个正确答案）

1. 各种类型休克共有的最主要特征是

　　A. 心排血量降低　　　　B. 动脉血压降低　　　　C. 微循环障碍

　　D. 外周阻力降低　　　　E. 外周阻力升高

2. 引起血管源性休克的原因是

　　A. 大汗　　　　　　　　B. 产后大失血　　　　　C. 剧烈呕吐或腹泻

　　D. 过敏　　　　　　　　E. 大面积心肌梗死

3. 休克时交感-肾上腺髓质系统处于

　　A. 先兴奋后抑制，最后衰竭　　B. 改变不明显　　　　C. 先抑制后兴奋

　　D. 强烈抑制　　　　　　　　　E. 强烈兴奋

4. 以下情况**不会**引起心源性休克的是
    A. 大面积心肌梗死　　　　　B. 严重心律失常　　　　　C. 急性心肌炎
    D. 充血性心功能不全早期　　E. 心脏压塞

5. 关于失血性休克早期微循环变化的描述,下列**不正确**的是
    A. 微动脉收缩　　　　　　　B. 后微动脉收缩　　　　　C. 毛细血管前括约肌收缩
    D. 微静脉收缩　　　　　　　E. 动静脉短路收缩

6. 失血性休克早期的微循环灌流特点是
    A. 少灌少流,灌少于流　　　B. 少灌多流,灌少于流　　C. 多灌多流,灌大于流
    D. 灌而少流,灌大于流　　　E. 不灌不流

7. 以下关于微循环的说法**不正确**的是
    A. 是指微动脉与微静脉之间微血管内的血液循环
    B. 是血液与组织进行物质交换的基本结构和功能单位
    C. 直捷通路是物质交换的主要场所
    D. 微动脉、后微动脉和毛细血管前括约肌是前阻力血管
    E. 微静脉调控微循环流出量和回心血量

8. 下列因素**不参与**失血性休克早期微循环改变的是
    A. 儿茶酚胺　　　　　　　　B. H^+　　　　　　　　　C. 血管紧张素Ⅱ
    D. 血管升压素(抗利尿激素)　E. 内皮素

9. 过敏性休克早期的微循环灌流特点是
    A. 少灌少流,灌少于流　　　B. 少灌多流,灌少于流　　C. 多灌多流,灌大于流
    D. 灌而少流,灌大于流　　　E. 不灌不流

10. 休克微循环缺血性缺氧期引起微循环血管收缩最主要的体液因素改变是
    A. 血管紧张素Ⅱ↑　　　　　B. 内皮素↑　　　　　　　C. 血管升压素↑
    D. TXA_2↑　　　　　　　　E. 儿茶酚胺↑

11. 关于失血性休克早期发生的改变,下列说法**错误**的是
    A. 皮肤、内脏血管收缩　　　B. 心脑血管无明显收缩　　C. 回心血量增加
    D. 心肌收缩力降低　　　　　E. 外周阻力增加

12. 休克微循环缺血性缺氧期的代偿变化**不包括**
    A. 自身输血　　　　　　　　B. 自身输液　　　　　　　C. 大脑血液供应得到保证
    D. 冠状动脉收缩　　　　　　E. 外周血管收缩

13. 休克微循环缺血性缺氧期的心脑灌流量
    A. 明显增加　　　　　　　　B. 明显减少　　　　　　　C. 无明显改变
    D. 先减少后增加　　　　　　E. 先增加后减少

14. 休克早期"自身输液"主要是指
    A. 动静脉短路开放,回心血量增加　　　　B. 醛固酮增多,钠水重吸收增加
    C. 抗利尿激素增多,水重吸收增加　　　　D. 容量血管收缩,回心血量增加
    E. 组织液重吸收入血增加

15. 关于休克代偿期,以下说法**错误**的是
    A. 抗利尿激素和醛固酮分泌增多　　　　B. 后阻力血管比前阻力血管收缩更明显
    C. 内皮素合成和释放增加引起血管收缩　　D. 微循环呈缺血状态
    E. 动静脉短路开放

16. 下列**不是**休克早期临床表现的选项是
    A. 脸色苍白　　B. 尿量减少　　C. 四肢湿冷　　D. 神志昏迷　　E. 脉搏细速

17. 休克微循环淤血性缺氧期微循环灌流的特点是
 A. 少灌少流,灌少于流　　　　B. 多灌多流,灌多于流　　　　C. 少灌多流,灌少于流
 D. 多灌多流,灌少于流　　　　E. 灌而少流,灌多于流

18. 休克中期微循环淤滞主要与下列选项有关的是
 A. 前阻力血管比后阻力血管收缩更明显　　　　B. 前阻力小于后阻力
 C. 儿茶酚胺含量先增多后减少　　　　D. 自身输血
 E. 自身输液

19. 休克时正确的补液原则是
 A. 如血压正常不必补液　　　　B. "需多少,补多少"
 C. 补充丧失的液体量和当天继续丧失的液体　　　　D. 补充丧失的液体量,"失多少,补多少"
 E. "宁多勿少"

20. 休克微循环淤血性缺氧期回心血量明显减少的机制,说法**错误**的是
 A. 微循环血管床容量增大　　　　B. 血细胞嵌塞、静脉回流受阻
 C. 动静脉吻合支开放　　　　D. 微血管壁通透性增高、血浆外渗
 E. 血液浓缩、微循环淤滞

21. 在休克微循环淤血性缺氧期,下列**不是**血液淤滞机制的选项是
 A. 白细胞黏附、聚集　　　　B. 微血管壁通透性增高、血浆外渗
 C. 自身输血　　　　D. 血液浓缩、凝固性增高
 E. 红细胞和血小板聚集

22. 休克微循环淤血性缺氧期**不会**出现的临床表现是
 A. 血压下降　　　　B. 脉搏细速　　　　C. 神志淡漠甚至昏迷
 D. 皮肤黏膜苍白　　　　E. 少尿或无尿

23. 休克时儿茶酚胺作用于肾上腺素能受体,使组织灌流量减少的机制是
 A. 仅对血管 α 受体起作用　　　　B. 对 α、β 受体都不起作用
 C. 仅对血管 β 受体起作用　　　　D. 先对 α 受体起作用后对 β 受体起作用
 E. 对 α、β 受体同时起作用

24. 休克时最常出现的酸碱失衡是
 A. 代谢性碱中毒　　　　B. AG 增高型代谢性酸中毒　　　　C. 呼吸性酸中毒
 D. 混合型酸中毒　　　　E. AG 正常型代谢性酸中毒

25. 休克微循环淤血性缺氧期属于
 A. 代偿期　　　　B. 休克早期　　　　C. 可逆性失代偿期
 D. 休克晚期　　　　E. 难治期

26. 下列与休克微循环衰竭期微循环的变化机制**无关**的是
 A. 儿茶酚胺分泌减少　　　　B. TXA_2-PGI_2 平衡失调　　　　C. 血浆渗出,血液浓缩
 D. 微血管麻痹性扩张　　　　E. 内外源性凝血途径激活

27. 休克时发生心力衰竭与下列因素**无关**的是
 A. 心肌供血量减少　　　　B. 心肌抑制因子的作用
 C. 酸中毒、高钾血症　　　　D. 心脏前负荷增加
 E. 心肌内的 DIC 使心肌受损

28. 治疗休克时单纯追求用升压药维持血压导致休克加重的机制是
 A. 机体对升压药物耐受性增强　　　　B. 升压药使微循环障碍加重
 C. 血管平滑肌对升压药物失去反应　　　　D. 机体丧失对应激的反应能力
 E. 机体交感神经系统已处于衰竭

29. 下面关于休克难治期临床表现的描述,**不正确**的选项是
    A. DIC
    B. 静脉塌陷
    C. 中心静脉压明显升高
    D. 少尿或无尿
    E. 多器官功能不全或衰竭

30. 休克难治期下列**不是** DIC 形成直接因素的选项是
    A. 血液高凝
    B. 严重酸中毒
    C. 血液浓缩、黏滞
    D. 内皮受损,激活内、外源性凝血系统
    E. 血中儿茶酚胺浓度过高

31. 关于休克微循环衰竭期的临床表现,下列说法**错误**的是
    A. 神志模糊甚至昏迷
    B. 所有患者都会发生 DIC
    C. 发生 DIC 后,病情迅速恶化
    D. 动脉血压进行性下降
    E. 多器官可以出现衰竭

32. 关于感染性休克,以下说法**不正确**的是
    A. 最常见的病因是革兰氏阳性菌感染
    B. 内毒素是其重要的致病因子
    C. 其发病机制与休克的三个始动环节均有关
    D. 炎症介质在其发生发展中起着重要作用
    E. 可引起高代谢和高动力循环状态

33. 过敏性休克的治疗首选
    A. 缩血管药
    B. 扩血管药
    C. 输液输血
    D. 盐皮质激素
    E. 普萘洛尔

34. 失血性休克早期发病治疗主要用
    A. 缩血管药
    B. 扩血管药
    C. 输液、输血
    D. 盐皮质激素
    E. 普萘洛尔

35. 某产妇,产后子宫收缩乏力,2h 内出血量约 700ml。下列临床表现**不可能**出现的是
    A. 神志清楚,烦躁不安
    B. 脉搏细速
    C. 面色苍白,四肢湿冷
    D. 尿量减少
    E. 脉压变大

X 型题(多选题,每题可有一至五个答案)

36. 主要与创伤性休克的发生有关的因素是
    A. 疼痛
    B. 感染
    C. 失血
    D. 过敏
    E. 组织坏死

37. 因血管床容量增加引起的休克有
    A. 失血性休克
    B. 心源性休克
    C. 过敏性休克
    D. 神经源性休克
    E. 感染性休克

38. 下列因素与烧伤性休克的发生有关的是
    A. 疼痛
    B. 感染
    C. 低血容量
    D. 过敏
    E. 心力衰竭

39. 失血性休克早期的临床特点是
    A. 脉搏细速,脉压减小
    B. 神志昏迷,意识丧失
    C. 面色发绀,四肢冰冷
    D. 心功能障碍
    E. 血压可正常或略降,尿量减少

40. 休克微循环淤血性缺氧期的临床表现为
    A. 脸色苍白
    B. 少尿或无尿
    C. 血压下降
    D. 四肢冰凉,出现花斑
    E. 神志可转入昏迷

41. 较易引起 DIC 的休克类型包括
    A. 失血性休克　　　B. 过敏性休克　　　C. 创伤性休克　　　D. 心源性休克　　E. 感染性休克

42. 在治疗休克时，下列情况可选择缩血管药物的是
    A. 过敏性休克　　　　　　　B. 失血性休克早期　　　　　　C. 神经源性休克
    D. 心脑灌注过低的休克　　　E. 休克中晚期血压显著降低者

43. 休克微循环缺血性缺氧期"自身输血"的代偿机制是由于
    A. 小动脉收缩　　　　　　　B. 组织液进入血管　　　　　　C. 微静脉及小静脉收缩
    D. 心排血量增加　　　　　　E. 肝脾储血库收缩

44. 休克中期微循环淤血主要是由于
    A. 毛细血管后阻力大于前阻力　　B. 动静脉短路开放　　　　　C. 毛细血管壁通透性增高
    D. 血细胞黏附、聚集　　　　　　E. 血浆儿茶酚胺的浓度降低

45. 与血管活性药物的使用原则相吻合的是
    A. 使用血管活性药物的目的是提高组织微循环血液灌流量
    B. 治疗神经源性休克采用扩血管药物
    C. 治疗过敏性休克采用缩血管药物
    D. 可酌情联合使用缩血管和扩血管药物
    E. 血管活性药物应当在补足血容量的基础上使用

46. 休克微循环缺血性缺氧期机体的代偿表现有
    A. 血液重新分配　　　　　　B. 毛细血管床容量↑　　　　　C. 血容量得到补充
    D. 心收缩力↑　　　　　　　E. 外周阻力↑

47. 扩血管药物**不宜**应用于
    A. 失血性休克　　　　　　　B. 神经源性休克　　　　　　C. 过敏性休克
    D. 创伤性休克　　　　　　　E. 失液性休克

48. 关于休克的说法正确的是
    A. 休克早期呼吸加快、通气过度，可引起呼吸性碱中毒
    B. 休克早期微循环是通过血管上的 β 受体完成血流重新分布的
    C. 淤血性缺氧期的微循环特点是灌而少流，灌大于流
    D. 血管源性休克的始动环节是外周阻力降低
    E. 微循环衰竭期可发生 DIC

49. 休克缺血性缺氧期微循环变化的机制有
    A. 交感-肾上腺髓质系统兴奋　　　　　　B. TXA_2↑
    C. 肾素-血管紧张素系统激活　　　　　　D. 内皮素释放↑
    E. 血管升压素释放↑

50. 休克淤血性缺氧期微循环淤滞的主要机制是由于
    A. 酸中毒使血管对儿茶酚胺反应性降低　　　B. 组织细胞局部产生的扩血管代谢产物增多
    C. 内毒素作用下产生某些扩血管的细胞因子　　D. 白细胞黏附于内皮细胞
    E. 血液浓缩，血液流变学的改变

51. 休克淤血性缺氧期患者失代偿进入恶性循环是由于
    A. 毛细血管流体静压升高，血浆外渗
    B. 组胺、激肽等引起毛细血管壁通透性增加，血浆外渗
    C. 血液浓缩，血液黏滞度增加
    D. 毛细血管前括约肌松弛，血管床容积加大
    E. 交感神经由兴奋转入衰竭

52. 休克淤血性缺氧期回心血量减少的机制有

    A. 毛细血管床大量开放　　　　　　　　　B. 血液流变学改变引起血液淤滞

    C. 组织间液生成增多而回流减少　　　　　D. 交感神经过度兴奋

    E. 毛细血管壁通透性增加

53. 休克难治期容易导致 DIC 的因素是

    A. 内源性凝血途径激活　　　　　　　　　B. 酸中毒及内毒素血症损伤血管内皮

    C. 血液浓缩、淤滞,血流缓慢,血细胞聚集　D. 严重创伤,组织因子入血

    E. 血小板激活

54. 休克难治期为不可逆期是因为

    A. DIC 形成　　　　　B. 动静脉短路大量开放　　　C. 重要器官功能衰竭

    D. 严重的细胞损伤　　E. 微血管麻痹

55. 休克肺的病理变化有

    A. 肺水肿,肺淤血　　B. 肺内透明膜形成　　　　　C. 局限性肺不张

    D. 肺出血　　　　　　E. 肺内微血栓形成

(三) 问答题

1. 简述休克的概念及其发生的始动环节。

2. 为什么说休克的本质不是交感神经系统衰竭?

3. 休克早期微循环变化有何特点? 其发生机制是什么?

4. 简述休克早期机体的代偿意义。

5. 简述休克代偿期患者的典型临床表现。

6. 失血性休克中期微循环变化有何特点? 其发生机制是什么?

7. 简述休克微循环淤血性缺氧期机体失代偿的机制。

8. 为什么说休克与 DIC 可互为因果关系?

9. 休克时胃肠功能障碍为什么会促使休克恶化?

10. 高动力型休克与低动力型休克血流动力学特点及其发生机制分别是什么?

11. 简述多器官功能障碍综合征的概念及发生机制。

(四) 拓展题

1. 一般采取哪些措施改善休克患者的微循环? 为什么?

2. 男性患者,32 岁。因车祸造成右下肢创伤 3h 急诊入院。急性痛苦病容。脸色苍白、前额、四肢冷湿,BP 96/70mmHg,P 96 次 /min,R 28 次 /min。神志清楚、烦躁不安、呻吟。尿少、尿蛋白(++)、尿 RBC(+)。请分析入院时患者是否有微循环障碍? 如是,处于休克哪个阶段? 若患者没有得到妥善救治,则机体可能发生哪些代谢和功能改变?

四、复习思考题参考答案

(一) 名词解释(略)

(二) 选择题

A 型题

1. C	2. D	3. E	4. D	5. E	6. A	7. C	8. B	9. D	10. E
11. D	12. D	13. C	14. E	15. B	16. D	17. E	18. B	19. B	20. C
21. C	22. D	23. E	24. B	25. C	26. A	27. D	28. B	29. C	30. E
31. B	32. A	33. A	34. C	35. E					

X型题

36. ACE	37. CDE	38. ABC	39. AE	40. BCDE
41. CE	42. ACDE	43. CE	44. ACD	45. ACDE
46. ACDE	47. BC	48. ACDE	49. ABCDE	50. ABCDE
51. ABCD	52. ABCE	53. ABCDE	54. ACDE	55. ABCDE

(三) 问答题

1. 休克是指机体在各种强烈致病因素侵袭时,全身有效循环血量急剧下降,组织血液灌流量显著减少,导致细胞代谢和功能紊乱及器官功能障碍的病理过程。引起有效循环血量减少的始动环节有三个,即血容量减少、血管床容积增大和心泵功能障碍。

2. 休克本质不是交感神经系统衰竭的主要依据有:临床患者与动物实验检测均表明休克时儿茶酚胺浓度远高于正常;外周阻力高于正常;动物大量应用肾上腺素可导致休克;临床反复大量注入肾上腺素抢救休克患者疗效不佳;在扩充血容量的情况下应用扩血管药物可控制休克进展等。

3. 休克早期微循环变化特点为少灌少流,灌少于流,组织呈缺血缺氧状态。其发生机制包括:

(1) 交感-肾上腺髓质系统兴奋,儿茶酚胺大量释放,引起微血管尤其前阻力血管收缩,前阻力大于后阻力;动静脉短路开放,组织营养性血流灌注量进一步减少。

(2) 血管紧张素Ⅱ、血管升压素、血栓素A_2、内皮素等缩血管物质大量产生。

4. (1)有助于维持动脉血压:①微静脉及肝、脾储血库收缩有助于"自身输血";组织液反流入血管有助于"自身输液",从而增加回心血量。②心泵功能增强有助于增加心排血量。③阻力血管收缩使外周阻力增加。

(2) 血液重新分布保证心脑等重要器官的血液供应。

5. 休克代偿期患者的典型临床表现:脸色苍白,四肢湿冷,脉搏细速,尿少,烦躁不安,脉压减小,血压可有下降也可因代偿而保持正常。

6. 失血性休克中期微循环变化特点为灌而少流,灌大于流,组织呈淤血性缺氧状态。其发生机制包括如下两个方面:

(1) 微血管扩张:休克早期长时间缺血缺氧,无氧糖酵解增强,肾排酸障碍,致使乳酸蓄积,发生酸中毒,降低血管平滑肌对儿茶酚胺的反应性;另外,组胺、缓激肽、腺苷等扩血管物质增多,引起血管舒张,尤其前阻力血管舒张更为明显,致使后阻力大于前阻力,微循环灌注大于回流而导致微循环淤血。

(2) 血液流变学改变:白细胞黏附于微静脉,增加血流阻力;凝血途径和血小板激活,导致血液凝固性增加;毛细血管壁通透性增加,血浆外渗,致使血液浓缩、黏度增加,红细胞、血小板聚集,进一步加重血液淤滞。

7. 休克微循环淤血性缺氧期机体失代偿机制有:酸中毒及大量扩血管物质释放入血,微循环血管床大量开放,"自身输血""自身输液"停止,血液浓缩、淤滞,回心血量急剧减少;阻力血管扩张导致外周阻力降低;心、脑血液供应减少,形成恶性循环。

8. 休克晚期可发生DIC,DIC可加重休克,故两者互为因果,它们之间的关系可简示如图21-1。

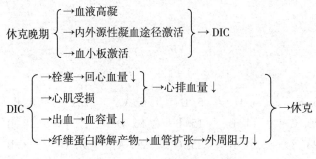

图 21-1 休克与 DIC 之间关系

9. 休克时胃肠功能障碍促使休克恶化的机制主要有：①肠道淤血水肿，蠕动减弱，消化酶分泌减少，有利于肠道细菌繁殖。②肠黏膜糜烂，应激性溃疡。③肠道屏障功能严重削弱，内毒素及细菌可以入血，产生内毒素血症、菌血症和败血症，引起感染性休克，从而使休克加重。

10. 高动力型休克，即高排低阻型休克，其特点为外周阻力降低，心排血量代偿性增加，脉压增大。其机制与过敏等原因致使大量扩血管物质释放，外周血管扩张、外周阻力降低以及毛细血管壁通透性增加有关。

低动力型休克，即低排高阻型休克，其特点为心排血量降低、外周阻力升高，脉压减小。其机制主要与失血、失液、心功能障碍等原因导致交感-肾上腺髓质系统兴奋以及血管紧张素Ⅱ、内皮素等缩血管物质增多有关。

11. 多器官功能障碍综合征（MODS）是指在严重感染、烧伤、创伤、大手术或休克复苏后，短时间内同时或相继出现两个或两个以上原无功能障碍的器官功能损害的临床综合征。其发生机制包括：①促炎-抗炎反应失衡；②微循环障碍；③缺血再灌注损伤；④肠道细菌移位及肠源性内毒素血症。

（四）拓展题（略）

（姚树桐）

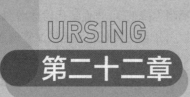

URSING

第二十二章

凝血与抗凝血平衡紊乱

一、学 习 目 标

掌握：弥散性血管内凝血的概念；弥散性血管内凝血的病因、发病机制。
熟悉：弥散性血管内凝血的影响因素和临床表现。
了解：弥散性血管内凝血防治和护理的病理生理学基础。

二、重点、难点纲要

弥散性血管内凝血(disseminated intravascular coagulation,DIC)是在某些致病因子的作用下,以广泛微血栓形成并继而出现出凝血功能障碍为病理特征的临床综合征。DIC 的始动环节是大量促凝物质入血引起凝血系统激活,使凝血酶增多,致广泛微血栓的形成,消耗大量凝血因子和血小板,引起继发性纤维蛋白溶解功能增强,导致患者出现出血、休克、器官功能障碍和溶血性贫血等临床表现。在临床上 DIC 是一种危重的综合征。

（一）病因

DIC 常见病因见表 22-1。

表 22-1　DIC 常见病因

类型	所占比例	主要疾病与病理过程
感染性疾病	31%~43%	败血症、内毒素血症、严重病毒感染等
肿瘤性疾病	24%~34%	各种实体瘤、急性白血病、恶性淋巴瘤等
产科并发症	4%~12%	羊水栓塞、胎盘早剥、宫内死胎、子宫破裂等
创伤及手术	1%~5%	大手术、严重创伤或大面积烧伤等

（二）发病机制

1. 凝血系统异常激活

(1) 组织因子释放,外源性凝血系统激活,启动凝血过程。

（2）血管内皮细胞（VEC）损伤，凝血、抗凝调控失调。

（3）血细胞大量破坏，血小板被激活。

（4）促凝物质进入血液：急性坏死性胰腺炎时，胰蛋白酶大量入血，直接激活凝血酶原；羊水栓塞时，羊水中大量组织因子（TF）样成分能够激活凝血系统；蜂毒、蛇毒可直接激活凝血因子或直接使凝血酶原转变为凝血酶。

2. 出凝血功能障碍

（1）凝血物质的大量消耗。

（2）继发性纤溶功能增强。

（三）影响 DIC 发生、发展的因素

1. 单核巨噬细胞系统功能受损，机体非特异性抗凝作用减弱。

2. 肝功能严重障碍，使凝血因子和抗凝物质合成及灭活减少。

3. 血液高凝状态，如妊娠后期和酸中毒等。

4. 微循环障碍，造成血细胞聚集、血小板黏附、VEC 损伤。

5. 纤溶系统功能受到抑制。

（四）分期和分型

1. DIC 的分期　DIC 按发病过程和临床特点可分为高凝期、消耗性低凝期和继发性纤溶亢进期。

2. DIC 的分型　DIC 按发展速度分为急性型、亚急性型和慢性型，按代偿情况分为失代偿型、代偿型和过度代偿型。

（五）主要临床表现的病理生理学基础

1. 出血　出血是 DIC 患者最常见也往往是最早被发现的临床表现。其机制为：①凝血物质大量被消耗而减少。②继发性纤溶系统激活。③纤维蛋白（原）降解产物形成。④微血管损伤。

2. 器官功能障碍　广泛微血栓形成造成微血管阻塞及相应脏器组织细胞的缺血缺氧，并导致其功能、代谢障碍或缺血坏死，严重者可发生脏器功能不全甚至衰竭。如果短时间内同时或相继出现两种或两种以上脏器功能障碍，则形成多器官功能衰竭，这是 DIC 引起患者死亡的重要原因。

3. 休克　DIC 引起休克的机制为：①微血栓形成，微血管阻塞，使回心血量减少。②广泛出血引起血容量降低，有效循环血量减少。③心肌因缺血、缺氧、毒素作用受损，使心泵功能降低，心排血量减少。④ FXII 激活的同时，可激活激肽系统、补体系统和纤溶系统，产生激肽、组胺等血管活性物质，这些物质具有增强微血管通透性和强烈的扩血管作用，使血管床容量增加。⑤纤维蛋白降解产物（FDP）的某些成分可增强激肽、组胺的作用，促进微血管的扩张。

4. 微血管病性溶血性贫血　见于慢性或亚急性 DIC。由于纤维蛋白在微血管内形成细网状结构，红细胞随血流通过时容易受机械性损伤而形成裂体细胞。这种红细胞碎片脆性高，容易破裂发生溶血，因此称为微血管病性溶血性贫血（microangiopathic hemolytic anemia）。

（六）防治和护理

1. 防治原则　防治原发病，改善微循环，建立新的凝血、抗凝和纤溶间的动态平衡。在高凝期可用低分子肝素和抗凝血酶III等阻断凝血反应的恶性循环。在消耗性低凝期和继发性纤溶亢进期不宜使用肝素，可以输入血小板、新鲜冰冻血浆和冷沉淀等补充凝血因子。在继发性纤溶期，可使用 6-氨基己酸抑制继发性纤溶亢进以帮助止血。

2. 护理原则　注意观察有无微循环障碍症状；高凝期，静脉采血时应注意血液是否迅速凝固；低凝期和继发性纤溶亢进期，尽量减少创伤性检查和治疗；禁食生冷、辛辣、硬质食物，避免消化道受损而引发继发性出血；注意营养的合理搭配，同时还应注重心理关怀和健康宣教。

三、复习思考题

(一) 名词解释

1. 弥散性血管内凝血　　　2. 微血管病性溶血性贫血　　　3. 纤维蛋白(原)降解产物

4. D-二聚体　　　5. 沃-弗综合征　　　6. 裂体细胞

(二) 选择题(A 型题及 X 型题)

A 型题(单选题,每题仅有一个正确答案)

1. 引起 DIC 的病因中最常见的是
   - A. 恶性肿瘤　　　B. 大手术创伤　　　C. 产科并发症
   - D. 感染性疾病　　　E. 代谢性疾病

2. 下列是 DIC 发病中心环节的是
   - A. 血管内皮细胞受损　　　B. 组织因子大量入血　　　C. 凝血酶生成增加
   - D. FDP 生成　　　E. 活化的凝血因子XIIa 形成

3. 下列**不是** DIC 的发生机制的是
   - A. 大量组织因子释放入血　　　B. 血管内皮细胞受损　　　C. 血细胞的大量破坏
   - D. 促凝物质进入血液　　　E. 血液淤滞

4. 下列是引起凝血酶生成增加导致 DIC 的主要机制是
   - A. 组织因子大量入血　　　B. FXII被激活　　　C. AT-III 活性下降
   - D. TFPI 减少　　　E. FXI被大量激活

5. 下列选项中,组织损伤后释放出的 TF 启动凝血系统通过
   - A. 激活 FX　　　B. 激活 FXII　　　C. 激活 FVIII
   - D. 激活 FV　　　E. 形成 FXIIa-TF 复合物

6. 严重创伤引起 DIC 的主要机制是
   - A. 交感神经兴奋,血浆儿茶酚胺水平增高　　　B. 组织因子大量入血
   - C. 大量 RBC 和血小板受损　　　D. 活化凝血因子的清除功能受损
   - E. 继发于创伤性休克

7. 典型 DIC 凝血功能障碍的特点是
   - A. 持续高凝状态　　　B. 原发性低凝状态　　　C. 先高凝后转为低凝
   - D. 高凝与低凝并存　　　E. 先低凝后转为高凝

8. 凝血因子和血小板生成超过消耗的情况可见于
   - A. 过度代偿型　　　B. 代偿型　　　C. 失代偿型　　　D. 急性型　　　E. 亚急性型

9. DIC 时最常见的临床症状是
   - A. 出血　　　B. 贫血　　　C. 休克　　　D. SIRS　　　E. MODS

10. DIC 晚期发生明显出血时的主要发生机制是
    - A. 凝血系统被激活　　　B. 纤溶系统被激活
    - C. 补体系统被激活　　　D. 纤溶活性远大于凝血活性
    - E. 凝血活性远大于纤溶活性

11. 确定继发性纤溶亢进的最佳实验室检测指标是
    - A. 血浆中 PA 活性增高　　　B. 血浆中出现大量的 D-二聚体
    - C. 血浆中纤溶酶活性增高　　　D. 血浆中 FDP 大量增加
    - E. 血浆中纤维蛋白原含量明显降低

12. 下列**不属于** DIC 引起的功能障碍的是
    A. 急性肾功能衰竭　　　　B. 急性呼吸功能衰竭　　　C. 黄疸及肝衰竭
    D. 再生障碍性贫血　　　　E. 希恩综合征

13. 产科意外容易诱发 DIC，主要是由于
    A. 单核巨噬细胞系统功能低下　B. 纤溶系统活性增高　　　C. 血液处于高凝状态
    D. 血中促凝物质含量增多　　　E. 微循环血流淤滞

14. 急性 DIC 患者实验室检测结果**不应该**出现的是
    A. 血小板计数明显减少　　　B. 纤维蛋白(原)降解产物增多　C. 凝血酶时间明显延长
    D. 纤维蛋白原含量增加　　　E. 凝血酶原时间延长

15. DIC 造成的贫血属于
    A. 缺铁性贫血　　　　　　B. 再生障碍性贫血　　　　C. 失血性贫血
    D. 溶血性贫血　　　　　　E. 中毒性贫血

16. 能反映微血管病性溶血性贫血的最常用的实验室检查项目是
    A. 凝血酶原时间(PT)　　　B. 血小板计数　　　　　　C. 凝血酶时间(TT)
    D. 红细胞计数　　　　　　E. 裂体细胞计数

17. 临床上 DIC 患者最早出现的表现是
    A. 皮肤黏膜出血　　　　　B. 咯血　　　　　　　　　C. 伤口出血
    D. 注射部位出血　　　　　E. 血液不易抽出,极易凝固

18. 在急性 DIC 高凝期应及时应用
    A. 低分子肝素　　　　　　B. 冷沉淀　　　　　　　　C. 6-氨基己酸
    D. 新鲜冰冻血浆　　　　　E. 血小板

X 型题(多选题,每题可有一至五个答案)

19. 下列可引起组织因子释放入血的是
    A. 严重创伤　　　　　　　B. 恶性肿瘤　　　　　　　C. 严重烧伤
    D. 急性过敏反应　　　　　E. 宫内死胎

20. DIC 的发生机制包括
    A. 组织损伤,释放 TF　　　　　　　　B. VEC 损伤
    C. 血细胞大量破坏,血小板被激活　　　D. 肝功能严重受损
    E. 其他激活凝血系统的途径

21. 严重肝功能障碍时容易发生 DIC 的原因是
    A. 肝脏合成抗凝物质减少　　　　　　B. 肝细胞大量坏死释放出组织因子
    C. 肝脏灭活活化凝血因子减少　　　　D. 肝脏合成凝血因子增加
    E. 肝细胞大量坏死释放出溶酶体酶

22. 影响 DIC 发生发展的主要因素是
    A. 单核巨噬细胞系统受损　B. 微循环障碍　　　　　　C. 血液的高凝状态
    D. 肝功能严重障碍　　　　E. 大量儿茶酚胺释放

23. 下列是 DIC 的主要临床表现的选项是
    A. 出血　　　　　　　　　B. 多脏器功能障碍　　　　C. 溶血性贫血
    D. 循环障碍　　　　　　　E. 水肿

24. DIC 的防治原则主要有
    A. 防治原发病　　　　　　　　　　　B. 使用缩血管药
    C. 大量补充液体　　　　　　　　　　D. 改善微循环
    E. 建立新的凝血、抗凝和纤溶间的动态平衡

（三）问答题

1. 试述严重感染引起 DIC 的主要机制。

2. 试述 DIC 患者发生出血的机制。

3. 试述急性 DIC 导致休克的主要机制。

（四）拓展题

1. 患者，男性，48 岁。因化脓性腹膜炎入院，查体：皮下和黏膜出血，BP 60/40mmHg，实验室检查：出血时间 2min，凝血时间 6min 以上未凝，血小板 80×10^9/L，PT 实验时间延长，血浆纤维蛋白原为 1.0g/L（正常值 1.8g/L），血 FDP 测定 65mg/L（正常值 10mg/L）。试述该患者发生了什么病理生理变化？患者出现此病理生理变化的可能原因是什么？

2. 一名 28 岁孕妇，因发热、流涕、咽痛、咳嗽、呼吸困难等症状 7d 后到市人民医院就诊，经医院全力抢救无效死亡。试分析该孕妇死亡的可能原因。

四、复习思考题参考答案

（一）名词解释（略）

（二）选择题

A 型题

1. D　2. C　3. E　4. A　5. E　6. B　7. C　8. A　9. A　10. D

11. B　12. D　13. C　14. D　15. D　16. E　17. E　18. A

X 型题

19. ABCE　20. ABCE　21. AC　22. ABCD　23. ABCD

24. ADE

（三）问答题

1. 革兰氏阴性菌感染引起败血症是急性 DIC 的常见病因，其中内毒素起着十分重要的作用。内毒素通过直接或间接途径造成 VEC 损伤并导致 DIC 的机制为：①损伤 VEC，促凝增强。当内毒素产生增多或严重感染时产生的白细胞介素-1、肿瘤坏死因子 α 等细胞因子的刺激下，损伤 VEC，表达、释放大量 TF，从而启动凝血反应；VEC 损伤使 NO、PGI_2 和 ADP 酶产生减少，抑制血小板黏附、聚集的功能降低，且因基底膜胶原暴露，使血小板黏附、聚集功能增强，加剧微血栓形成；损伤 VEC，胶原暴露后，可直接激活 FXII，启动内源性凝血系统，并可激活激肽和补体系统，促进内源性凝血系统反应加速，从而进一步促进 DIC 发展。②损伤的 VEC 失去了正常的抗凝功能。血管内皮受损时，血栓调节蛋白-蛋白 C（PC）系统和肝素-抗凝血酶Ⅲ（AT-Ⅲ）系统功能降低及产生组织因子途径抑制物（TFPI）减少，使微血管局部抗凝功能降低。③纤溶功能下降。受损 VEC 产生组织型纤溶酶原激活物减少，纤溶酶原激活物抑制物-1（PAI-1）增多，使纤溶活性降低，这均有利于纤维蛋白在局部沉积和微血栓形成。此外，VEC 损伤使微血管壁通透性增加，导致血液浓缩、血流缓慢、血液黏滞性增加，血液的高凝状态，易致血栓形成。总之，严重感染可使机体凝血功能增强，抗凝及纤溶功能不足，凝血和抗凝血功能平衡紊乱，促进微血栓形成，导致 DIC 的发生和发展。

2. DIC 患者发生出血的机制为：①凝血物质大量消耗而减少，广泛微血栓的形成消耗了大量血小板和凝血因子，使血液呈低凝状态。②继发性纤溶系统激活，凝血过程中 FXIIa 激活的同时，激肽系统也被激活，产生激肽释放酶，致使纤溶酶原转变为纤溶酶，激活纤溶系统；纤溶酶能降解纤维蛋白及多种凝血因子，使血液凝固性进一步降低。③纤维蛋白（原）降解产物的形成，纤溶系统激活后，纤溶酶分解纤维蛋白原，裂解生成大量 FDP，FDP 具有强大的抗凝血和抗血小板聚集作用，使机体止、凝血功能明显降低而促进出血。④微血管损伤，在 DIC 的发生、发展过程中，各种原发病因和继发性的缺氧、酸中毒、细胞因子和自由基产生增多等可引起微血管损伤，导致微血管壁通透性增高，这也是 DIC 出血的机制之一。

　　3. 急性 DIC 导致休克的机制有:①微血栓形成,微血管阻塞,使回心血量减少。②广泛出血引起血容量降低,有效循环血量减少。③心肌因缺血、缺氧和毒素作用而受损,心泵功能降低,使心排血量减少。④FXII激活的同时,可激活激肽系统、补体系统和纤溶系统,产生激肽、组胺等血管活性物质,这些物质具有增强微血管通透性和强烈的扩血管作用,使血管床容量增加。⑤FDP 某些成分可增强激肽、组胺的作用,促进微血管扩张。以上因素均可使组织器官灌流不足,最终导致全身微循环障碍,促进休克发生、发展。

　　(四) 拓展题(略)

(董雅洁)

心功能不全

一、学 习 目 标

掌握:心功能不全、心力衰竭及心肌重塑的概念;心力衰竭的发生机制;左心衰竭引起呼吸困难的发生机制。
熟悉:心功能不全的原因和诱因;心力衰竭的分类;心功能不全时心脏代偿反应;右心衰竭对机体的影响。
了解:心功能不全时心外的代偿反应;心力衰竭防治和护理的病理生理学基础。

二、重点、难点纲要

(一) 基本概念

1. 心功能不全 指心脏泵功能减弱,心排血量减少,机体从完全代偿阶段发展至失代偿阶段的整个过程,包括心功能不全代偿期和心力衰竭期。

2. 心力衰竭 是心功能不全的失代偿阶段,是指在各种致病因素作用下,心脏的收缩和 / 或舒张功能障碍,使心排血量绝对或相对减少,不能满足机体代谢需要的病理过程或综合征。

3. 心肌重塑 由于心肌损伤及长期心脏负荷过重,心肌细胞、非心肌细胞及细胞外基质在基因表达水平上发生改变,使心脏的结构、代谢和功能发生改变的过程。

(二) 心功能不全的病因和诱因

心功能不全的病因见表 23-1。心力衰竭的诱因及诱发心力衰竭的主要机制见表 23-2。

表 23-1 心功能不全的病因

心肌结构受损	心肌代谢障碍	容量(前)负荷过重	压力(后)负荷过重	心室舒张充盈受限
心肌炎	缺血	瓣膜关闭不全	高血压	急性心包炎
心肌病	缺氧	动静脉瘘	主动脉缩窄	慢性缩窄性心包炎
心肌梗死	维生素 B_1 缺乏	室间隔缺损	主动脉瓣狭窄	
心肌中毒	严重贫血	肺动脉高压		
心肌纤维化	甲状腺功能亢进	肺动脉瓣狭窄		
		二尖瓣狭窄		

表 23-2　心力衰竭的诱因及诱发心力衰竭的主要机制

诱因	诱发心力衰竭的主要机制
感染	①致病微生物直接损伤心肌;②伴有发热时交感神经兴奋、心率加快、心肌供血减少
水电解质、酸碱平衡紊乱	①过量、过快输液可加重心脏前负荷,对于老年患者及原有心功能损伤者应特别注意;②高钾血症和低钾血症易引起心肌兴奋性、传导性、自律性的改变,导致心律失常;③酸中毒可干扰心肌兴奋-收缩耦联而抑制心肌的收缩性
心律失常	①快速性心律失常(如室上性心动过速、心房颤动等)可使心肌耗氧量增加,舒张期缩短而减少心肌供血和心室充盈,房室收缩不协调可导致心排血量降低;②慢速性心律失常(严重房室传导阻滞)可影响心脏射血功能
妊娠和分娩	①妊娠期血容量增加,加重心脏前负荷;②分娩时疼痛、精神紧张,使交感-肾上腺髓质系统兴奋,心率增快,增加心肌耗氧量
过劳和情绪激动	心率加快、心肌耗氧量增加、心肌供血减少
治疗不当	①过量补液;②钙通道拮抗剂;③洋地黄中毒引起的心律失常,通过干扰心肌的电生理特性、减少心肌供血和增加耗氧等降低心肌舒缩能力

(三) 心力衰竭的分类(表 23-3)

表 23-3　心力衰竭的分类

分类依据	类型	常见疾病或表现
病情程度	Ⅰ级	体力活动不受限制
	Ⅱ级	体力活动轻度受限制
	Ⅲ级	体力活动明显受限制
	Ⅳ级	体力活动重度受限制
发生部位	左心衰竭	原发性高血压、冠心病、主动脉(瓣)狭窄
	右心衰竭	肺心病、二尖瓣狭窄、肺动脉瓣狭窄
	全心衰竭	严重心肌炎、心肌病,左心衰竭并发右心衰竭
心排血量高低	低输出量性心力衰竭	冠心病、原发性高血压、心肌病、心脏瓣膜病
	高输出量性心力衰竭	甲亢、贫血、$VitB_1$ 缺乏、动静脉瘘
左室射血分数	射血分数降低心力衰竭	左心室射血分数(LVEF)<40%
	射血分数中间范围心力衰竭	LVEF 正常,在 40%~49%
	射血分数保留心力衰竭	LVEF≥50%

(四) 心功能不全时的代偿反应(图 23-1)

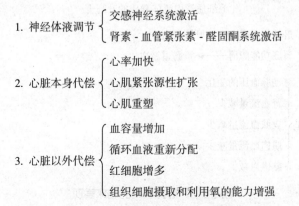

1. 神经体液调节 ── 交感神经系统激活 ／ 肾素-血管紧张素-醛固酮系统激活

2. 心脏本身代偿 ── 心率加快 ／ 心肌紧张源性扩张 ／ 心肌重塑

3. 心脏以外代偿 ── 血容量增加 ／ 循环血液重新分配 ／ 红细胞增多 ／ 组织细胞摄取和利用氧的能力增强

图 23-1　心功能不全时的代偿反应

（五）心力衰竭的发病机制(图23-2)

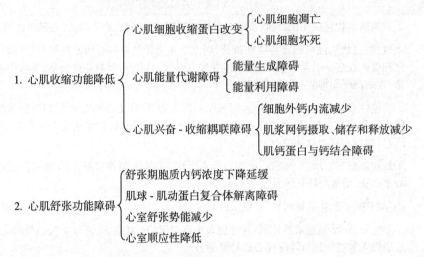

图23-2　心力衰竭的发病机制

（六）心力衰竭临床表现的病理生理学基础

左心衰竭主要为肺循环淤血,同时有不同程度的心排血量不足;急性右心衰竭主要表现为心排血量减少,慢性右心衰竭则主要表现为体循环淤血;全心衰竭时三大主征均可出现。心力衰竭的临床表现见图23-3。

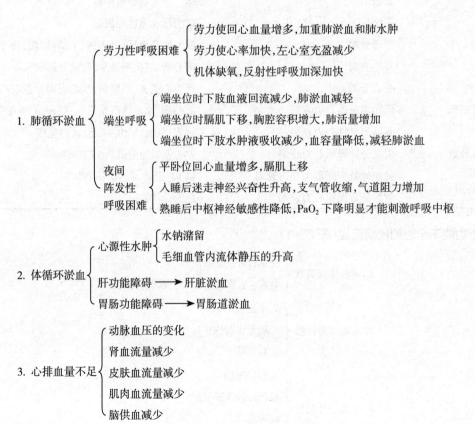

图23-3　心力衰竭的临床表现

三、复习思考题

(一) 名词解释

1. 心功能不全　　　　　　2. 心力衰竭　　　　　　3. 心肌重塑
4. 劳力性呼吸困难　　　　5. 端坐呼吸　　　　　　6. 夜间阵发性呼吸困难

(二) 选择题(A 型题及 X 型题)

A 型题(单选题,每题仅有一个正确答案)

1. 心力衰竭指
   - A. 心脏每搏输出量降低
   - B. 静脉回心血量超过心排血量
   - C. 心排血量不能满足机体代谢需要
   - D. 心功能障碍引起大小循环充血
   - E. 伴有肺水肿和肝脾大、下肢水肿的综合征

2. 心功能不全过程中心脏的代偿**不包括**
   - A. 心率增快　　　　　B. 心脏紧张源性扩张　　　　C. 血容量增加
   - D. 向心性心肌肥大　　E. 离心性心肌肥大

3. 在心功能不全发展过程中**无代偿意义**的有
   - A. 心率加快　　　　　B. 心脏紧张源性扩张　　　　C. 心肌向心性肥大
   - D. 心肌离心性肥大　　E. 心脏肌源性扩张

4. 心肌能量利用障碍的原因包括
   - A. 肌动蛋白 ATP 酶活性降低　　B. 肌动蛋白 ATP 酶活性增高　　C. 肌球蛋白 ATP 酶活性降低
   - D. 肌球蛋白 ATP 酶活性增高　　E. 肌钙蛋白 ATP 酶活性降低

5. 心室顺应性降低的主要原因是
   - A. 心室舒缩活动不协调　　　　　　B. 容量负荷过度
   - C. 压力负荷过度　　　　　　　　　D. 心肌缺血缺氧
   - E. 室壁厚度和室壁组成成分改变

6. 左心功能不全时发生呼吸困难的主要机制包括
   - A. 心脏缺血缺氧　　　　B. 低血压　　　　　　　C. 肺淤血、肺水肿
   - D. 体循环淤血,回心血量减少　　E. 肺动脉高压

7. 左心衰竭时出现的变化是
   - A. 肝淤血　　　　　　　B. 胃肠淤血　　　　　　C. 颈静脉怒张
   - D. 肺淤血、肺水肿　　　E. 心源性水肿

8. 夜间阵发性呼吸困难的发生机制**不包括**
   - A. 平卧时回心血量增多　　B. 平卧时水肿液入血增多　　C. 平卧时肺容量减小
   - D. 熟睡时迷走神经紧张性增高　　E. 熟睡时神经反射敏感性增高

9. 引起低输出量性心力衰竭的原因包括
   - A. 甲状腺功能亢进　　　B. 严重贫血　　　　　　C. 心肌梗死
   - D. 脚气病($VitB_1$ 缺乏)　　E. 动静脉瘘

10. 引起左心室后负荷增大的病因是
    - A. 甲状腺功能亢进　　　B. 严重贫血　　　　　　C. 心肌炎
    - D. 心肌梗死　　　　　　E. 原发性高血压

11. 引起右心室前负荷增大的病因是
    A. 肺动脉高压   B. 肺动脉栓塞   C. 室间隔缺损
    D. 心肌炎   E. 肺动脉瓣狭窄

12. 引起心肌向心性肥大的病因是
    A. 心肌梗死   B. 主动脉瓣闭锁不全   C. 脚气病
    D. 原发性高血压   E. 严重贫血

13. 心功能不全时,通过增加血容量起代偿作用的主要器官是
    A. 心   B. 肝   C. 脾
    D. 肺   E. 肾

14. **不属于**低输出量性心力衰竭的有
    A. 冠心病   B. 心肌炎   C. 二尖瓣狭窄
    D. 甲状腺功能亢进   E. 主动脉瓣狭窄

15. 心功能不全时,提示已失去代偿意义的变化是
    A. 心率加快   B. 心肌肥大   C. 肌源性扩张
    D. 红细胞增多   E. 血流重分布

16. 心力衰竭时心肌收缩性减弱,与下列因素**无关**的是
    A. ATP 供给不足   B. 心肌细胞死亡
    C. Ca^{2+} 复位延缓   D. 肌浆网 Ca^{2+} 释放能力下降
    E. 肌钙蛋白活性下降

17. 与心肌兴奋-收缩耦联障碍**无关**的因素是
    A. 钙离子内流障碍   B. 肌浆网释放钙离子减少
    C. 肌球蛋白 ATP 酶活性下降   D. 肌浆网钙离子储存量下降
    E. 肌钙蛋白与钙离子亲和力降低

18. 右心衰竭**不可能**出现的是
    A. 下肢水肿   B. 肝大   C. 少尿
    D. 食欲缺乏,恶心呕吐   E. 咳粉红色泡沫痰

19. 肥大心肌发生舒张功能障碍的机制是
    A. 肌球蛋白减少   B. 肌动蛋白减少   C. 心室顺应性降低
    D. 线粒体数量减少   E. 兴奋-收缩耦联障碍

20. 男性患者,20 年原发性高血压史,最近感冒后出现呼吸困难,平卧时加重,故需被迫采取端坐位或半卧体位以减轻呼吸困难的程度。患者发生呼吸困难的机制**不包括**
    A. 肺顺应性升高   B. 肺血管壁感受器受刺激   C. 支气管黏膜肿胀
    D. 动脉氧分压下降   E. 肺换气功能障碍

X 型题(多选题,每题可有一至五个答案)

21. 急性心功能不全常发生于
    A. 急性心肌梗死   B. 严重心肌炎   C. 肺梗死
    D. 严重心律失常   E. 心脏瓣膜病

22. 慢性心功能不全常发生于
    A. 心脏瓣膜病   B. 原发性高血压   C. 阻塞性肺病
    D. 病毒性心肌炎   E. 严重贫血

23. 低输出量性心力衰竭常发生于
    A. 维生素 B_1 缺乏   B. 冠心病   C. 动静脉瘘
    D. 原发性高血压   E. 严重贫血

24. 高输出量性心力衰竭常发生于
    A. 甲状腺功能亢进　　　　B. 贫血　　　　　　　　C. 高血压
    D. 心脏瓣膜病　　　　　　E. 维生素 B_1 缺乏

25. 诱发心力衰竭的因素包括
    A. 情绪激动　　　　　　　B. 创伤手术　　　　　　C. 过度劳累
    D. 输液过少　　　　　　　E. 呼吸道感染

26. 心肌细胞能量生成障碍见于
    A. 心肌炎　　　　　　　　B. 严重贫血　　　　　　C. 甲状腺功能亢进
    D. 冠状动脉硬化　　　　　E. 二尖瓣狭窄

27. 单纯左心衰竭的患者会出现
    A. 肺静脉压升高　　　　　B. 肺毛细血管压升高　　C. 肺动脉压升高
    D. 右心房压升高　　　　　E. 左心房内残余血量增多

28. 端坐呼吸的发生机制包括
    A. 平卧时静脉回心血流增加　　　　　B. 平卧时水肿液吸收入血
    C. 平卧时心排血量增加　　　　　　　D. 平卧时胸腔容积变小
    E. 平卧时肺通气量增加

(三) 问答题

1. 简述心力衰竭的基本概念和诱因。
2. 简述心肌肥大的原因及类型。
3. 简述心力衰竭的发病机制。
4. 简述劳力性呼吸困难发生机制。
5. 简述端坐呼吸发生机制。
6. 简述夜间阵发性呼吸困难的发生机制。

(四) 拓展题

1. 患者,男性,32 岁。无明确诱因自觉胸骨后压榨样闷痛,无放射痛,持续 2h 无缓解入院就诊。入院查体:T 37℃,P 96 次 /min,R 20 次 /min,BP 136/96mmHg。神志清楚,双肺呼吸音粗,左肺可闻及少量湿啰音,心界不大,各瓣膜听诊区未闻及病理性杂音。心电图示窦性心律,急性广泛前壁、侧壁心肌梗死。心肌肌酸激酶 3 732U/L。入院第 2 天,患者血压下降至 80/50mmHg,出现烦躁、出汗、心率加快、咳嗽加重,咳大量粉红色泡沫样痰。

    (1) 心肌梗死是如何引起心力衰竭的?
    (2) 该患者发生哪种类型心力衰竭? 请列出判断依据。

2. 患者,男性,54 岁。咳嗽咳痰 10 余年并逐年加重,近两年出现心悸、气促、下肢水肿。本次入院前因感冒而病情再次加重。入院查体:T 36℃,P 84 次 /min,R 30 次 /min,BP 110/70mmHg。慢性病容,口唇轻度发绀。可见颈静脉怒张,肝颈静脉回流征阳性。两肺散在哮鸣音,中下肺野可闻及干湿啰音,肺动脉瓣第二音亢进。肝肋下 3.5cm,腹部移动性浊音阳性。下肢轻度水肿。为什么患者出现下肢水肿?

3. 患者,女性,36 岁。因发热、呼吸急促及心悸 3 周入院。4 年前患者开始于劳动时自觉心慌气短,近半年来症状加重,同时下肢出现水肿。1 个月前,经常被迫采取端坐位并时常于晚间睡眠时惊醒,气喘不止,经急诊抢救好转。患者于儿童时期曾因咽喉肿痛而做扁桃体摘除术,以后时有膝关节肿痛史。入院查体:T 39.6℃,P 161 次 /min,R 33 次 /min,BP 110/80mmHg。重症病容,口唇发紫,半卧位,心界向两侧扩大,心尖区可闻及明显收缩期杂音,肺动脉瓣第二音亢进。两肺可闻广泛湿啰音。肝肋下 6cm,压痛,脾肋下 3cm。下肢明显凹陷性水肿。该患者为何常于晚间睡眠时惊醒、气喘不止?

四、复习思考题参考答案

(一) 名词解释（略）

(二) 选择题

A 型题

1. C	2. C	3. E	4. C	5. E	6. C	7. D	8. E	9. C	10. E
11. C	12. D	13. E	14. D	15. C	16. C	17. C	18. E	19. C	20. A

X 型题

21. ABCD	22. ABCE	23. BD	24. ABE	25. ABCE
26. BD	27. ABCE	28. ABD		

(三) 问答题

1. 心力衰竭系心功能不全的失代偿阶段，是指在各种致病因素作用下，心脏的收缩和/或舒张功能障碍，使心排血量绝对或相对减少，不能满足机体代谢需要的病理过程或综合征。心力衰竭的诱因包括感染、心律失常、妊娠和分娩、体力活动增加、情绪激动、出血和贫血、输血和输液过快或过多、水电解质代谢紊乱、酸中毒、洋地黄类药物应用过量、外伤、手术等。

2. 心肌肥大是心脏长期负荷过度时形成的一种慢性代偿方式，表现为心肌细胞体积增大以及间质增生。当心肌肥大到一定程度（成人心脏重量超过 500g）后，心肌细胞的数目也可增多。如果心脏后负荷长期增加，心肌纤维呈并联性增生，心肌纤维变粗，心室壁增厚，但心腔无明显扩大，称为向心性肥大。如果前负荷长期增大，心肌纤维呈串联性增生，心肌纤维长度增加，心腔明显扩大，称为离心性肥大。

3. 心力衰竭的发病机制见图 23-2。

4. 劳力性呼吸困难发生机制为：①活动时机体耗氧量增加，而衰竭的心脏不能相应地增加心排血量，机体缺氧加剧，反射性地兴奋呼吸中枢，出现呼吸困难。②活动时心率增加，舒张期缩短，左心室充盈减少，加重肺淤血和肺水肿。③体力活动时回心血量增加，肺淤血和肺水肿加重，患者更感呼吸困难。

5. 端坐呼吸的发生机制为：①端坐位时下肢血液回流减少，肺淤血减轻。②端坐位时膈肌下移，胸腔容积增大，肺活量增加。③端坐位时可减少下肢水肿液的吸收，使血容量降低，减轻肺淤血。

6. 夜间阵发性呼吸困难的发生机制为：①端坐呼吸的患者在熟睡时往往滑向平卧位，因而下半身回心血量增多，使左心室负荷增加，加重肺循环淤血和肺水肿，膈肌上移限制呼吸。②入睡后迷走神经兴奋性相对升高，支气管收缩，气道阻力增加。③熟睡后中枢神经敏感性降低，待肺淤血较严重、PaO_2 下降到一定程度时，才能刺激呼吸中枢，使患者因突感窒息而被惊醒，被迫采取坐位。

(四) 拓展题

1. (1) 答题要点略。

(2) 患者发生急性左心衰竭。依据：①双肺呼吸音粗，左肺可闻及少量湿啰音；②咳嗽加重，咳大量粉红色泡沫样痰；③胸骨后压榨样闷痛。

2. 患者出现心源性水肿，由于重力的关系，水肿首先出现于身体下垂部位。机制如下：由于右心衰竭或全心衰竭，出现体循环静脉淤血，毛细血管血压增加；右心衰竭或全心衰竭，导致心排血量降低，肾脏水钠潴留；肝淤血、功能受损，白蛋白合成障碍，血浆胶体渗透压下降。

3. 患者由于左心衰竭，发生夜间阵发性呼吸困难。机制如下：①端坐呼吸的患者在熟睡时往往滑向平卧位，因而下半身回心血量增多，使左心室负荷增加，加重肺循环淤血和肺水肿，膈肌上移限制呼吸。②入睡后迷走神经兴奋性相对升高，支气管收缩，气道阻力增加。③熟睡后中枢神经敏感性降低，待肺淤血较严重、PaO_2 下降到一定程度时，才能刺激呼吸中枢，使患者因突感窒息而被惊醒，被迫采取坐位。

（杨力明）

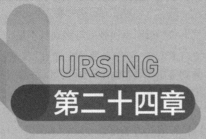

URSING

第二十四章

呼吸功能不全

一、学习目标

掌握:呼吸衰竭的概念与分类;呼吸衰竭的发生机制;两类呼吸衰竭氧疗的异同点。
熟悉:急性呼吸窘迫综合征的概念与发生机制;呼吸衰竭时机体主要的代谢功能变化。
了解:呼吸衰竭防治和护理的病理生理学基础。

二、重点、难点纲要

(一) 呼吸功能不全及呼吸衰竭的概念

呼吸功能不全(respiratory insufficiency):当各种致病因素造成外呼吸功能严重障碍,以致 PaO_2 低于正常范围,伴有或不伴有 $PaCO_2$ 升高的病理过程或临床综合征称为呼吸功能不全。

呼吸衰竭(respiratory failure):指呼吸功能不全的严重阶段,其主要血气诊断标准是 PaO_2 低于 60mmHg,伴有或不伴有 $PaCO_2$ 高于 50mmHg。

(二) 呼吸衰竭的分类(表 24-1)

表 24-1 呼吸衰竭的分类

按血气分类	PaO_2	$PaCO_2$	亦称
Ⅰ 型呼吸衰竭	<60mmHg	不高于 50mmHg	低氧血症型呼吸衰竭
Ⅱ 型呼吸衰竭	<60mmHg	>50mmHg	高碳酸血症型呼吸衰竭

(三) 病因和发病机制

1. 肺通气功能障碍

(1) 概念、原因、血气变化以及呼吸衰竭类型见表 24-2。

表24-2　两种通气障碍的区别

分类	限制性通气不足	阻塞性通气不足
概念	吸气时肺泡的扩张受限引起的肺泡通气不足	气道狭窄或阻塞所致的肺泡通气不足
原因	呼吸肌活动障碍、胸廓的顺应性降低、肺的顺应性降低、胸腔积液和气胸	支气管痉挛、管壁肿胀或纤维化，气道被黏液、渗出物、异物等阻塞，肺组织弹性降低以致对细支气管壁的牵引力减弱
血气变化	$PaO_2<60mmHg$，$PaCO_2>50mmHg$ 机制：总肺泡通气量不足→肺泡气氧分压（P_AO_2）↓↓、肺泡气二氧化碳分压（P_ACO_2）↑↑→流经肺泡毛细血管的血液不能被充分动脉化→PaO_2↓↓、$PaCO_2$↑↑	
呼吸衰竭类型	Ⅱ型呼吸衰竭/高碳酸血症型呼吸衰竭	

（2）气道阻塞部位与呼吸困难的表现形式见表24-3。

表24-3　气道阻塞部位与呼吸困难表现形式

气道阻塞部位		呼吸困难表现形式
中央性气道阻塞	胸外	吸气性
	胸内	呼气性
外周性气道阻塞		呼气性

2. 肺换气功能障碍（表24-4）。

表24-4　肺换气功能障碍

	弥散障碍	肺泡通气与血流比例失调		解剖分流增加
		功能性分流	无效腔样通气	
概念	由于呼吸膜面积减少或异常增厚和弥散时间缩短所引起的气体交换障碍	部分肺泡通气明显减少，而血流未相应减少，使肺通气血流比率（V_A/Q）显著降低，以致流经这部分肺泡的静脉血未经充分动脉化便掺入动脉血内。这种情况类似动静脉短路，故称功能性分流	部分肺泡血流减少，V_A/Q可显著大于正常，患部肺泡血流少而通气多，肺泡通气不能充分被利用，称为无效腔样通气	解剖分流即一部分静脉血经支气管静脉和极少的肺内动-静脉交通支直接流入肺静脉。解剖分流的血液完全未经气体交换过程，故称为真性分流
原因	肺泡膜面积减少；肺泡膜厚度增加	支气管哮喘、慢性支气管炎、阻塞性肺气肿以及肺纤维化、肺水肿等引起通气障碍分布不均匀，导致肺泡通气的严重失衡	肺动脉栓塞、弥散性血管内凝血、肺动脉炎、肺血管收缩等，都可使部分肺泡血流减少	支气管血管扩张；肺内动静脉短路开放；肺实变；肺不张
血气变化	$PaO_2<60mmHg$，$PaCO_2$不升高； $PaO_2<60mmHg$，$PaCO_2>50mmHg$（失代偿）			
呼吸衰竭类型	Ⅰ型呼吸衰竭/低氧血症型呼吸衰竭； Ⅱ型呼吸衰竭/高碳酸血症型呼吸衰竭（总肺泡通气量减少时）			

（1）肺换气功能障碍血气变化特点及原理：由于CO_2在水中的溶解度比O_2大，弥散速度比O_2快，能较快地弥散入肺泡使$PaCO_2$与P_ACO_2取得平衡，因此$PaCO_2$可不升高；$PaCO_2$与肺泡每分通气量V_A成反比，因此$PaCO_2$是反映总肺泡通气量变化的最佳指标。

（2）真性分流与功能性分流的鉴别：临床上可用吸入纯氧鉴别。吸入纯氧可有效提高功能性分流者的PaO_2，而对真性分流则无明显作用。

3. 急性呼吸窘迫综合征（acute respiratory distress syndrome，ARDS）　是由急性肺损伤引起的一种急性呼吸衰竭。急性肺损伤的发生机制很复杂,尚未完全阐明。目前认为其主要机制是肺泡-毛细血管膜损伤所致。

（四）呼吸衰竭时主要的代谢功能变化

1. 酸碱平衡及电解质紊乱　常出现代谢性酸中毒、呼吸性酸中毒、呼吸性碱中毒及代谢性碱中毒（多为医源性）,伴随血钾及血氯浓度的改变。

2. 呼吸系统变化　$PaO_2<60mmHg$ 时,表现为呼吸兴奋;$PaO_2<30mmHg$ 时,表现为呼吸抑制。$PaCO_2>50mmHg$ 时,呼吸中枢兴奋;$PaCO_2>80mmHg$ 时,抑制呼吸中枢。

3. 循环系统变化　一定程度的 PaO_2 降低和 $PaCO_2$ 升高可兴奋心血管运动中枢,使心率加快、心肌收缩力增强、外周血管收缩。但缺氧和二氧化碳潴留对心血管的直接作用是抑制心脏活动,并使血管扩张（肺血管例外）。严重的缺氧和 CO_2 潴留可直接抑制心血管中枢和心脏活动,扩张血管,导致血压下降、心收缩力下降、心律失常等严重后果。呼吸衰竭可累及心脏,主要引起右心肥大与衰竭,即肺源性心脏病。

4. 中枢神经系统变化

（1）二氧化碳麻醉:CO_2 潴留使 $PaCO_2$ 超过 80mmHg 时,可引起头痛、头晕、烦躁不安、言语不清、扑翼样震颤、精神错乱、嗜睡、抽搐、呼吸抑制等,称二氧化碳麻醉。

（2）肺性脑病:由呼吸衰竭引起的脑功能障碍称为肺性脑病。

（五）呼吸衰竭的防治原则

在保持呼吸道通畅的条件下,纠正缺氧、CO_2 潴留和酸碱失衡所致的代谢功能紊乱,为基础疾病和诱发因素的治疗争取时间和创造条件。Ⅰ型和Ⅱ型呼吸衰竭的治疗原则不尽相同。Ⅰ型呼吸衰竭患者可吸入较高浓度的氧。对于Ⅱ型呼吸衰竭患者,吸氧浓度不宜超过 30%,并应控制流速,使 PaO_2 上升到 50~60mmHg 即可。

三、复习思考题

（一）名词解释

1. 呼吸功能不全　　　　　2. 呼吸衰竭　　　　　　3. 限制性通气不足

4. 阻塞性通气不足　　　　5. 弥散障碍　　　　　　6. 功能性分流

7. 无效腔样通气　　　　　8. 真性分流　　　　　　9. 急性呼吸窘迫综合征

（二）选择题（A 型题及 X 型题）

A 型题（单选题,每题仅有一个正确答案）

1. 呼吸衰竭的直接病因是

　　A. 内呼吸功能障碍　　　　B. 外呼吸功能障碍　　　　C. 氧吸入障碍

　　D. CO_2 排出障碍　　　　　E. 血液携带、运输氧障碍

2. 以 $PaO_2<60mmHg$ 为在海平面条件下诊断呼吸衰竭的标准的原因是

　　A. 临床经验制订的

　　B. 此时外周化学感受器方可被缺氧刺激兴奋

　　C. 此时会引起酸中毒

　　D. 此时中枢神经系统开始出现不可逆性变化

　　E. 氧解离曲线特性,在此时 SaO_2 显著下降,组织将严重缺氧

3. 有关呼吸衰竭的概念**不正确**的是

　　A. 呼吸衰竭是由于外呼吸功能严重障碍导致 PaO_2 低于正常或伴有 $PaCO_2$ 增加的病理过程

　　B. 判断呼吸衰竭的血气标准一般为 $PaO_2<60mmHg$,伴有或不伴有 $PaCO_2>50mmHg$

　　C. 呼吸衰竭可分为低氧血症型（Ⅰ型）和高碳酸血症型（Ⅱ型）

　　D. 呼吸衰竭患者（未经治疗时）可以只有 $PaCO_2$ 升高而没有 PaO_2 降低

　　E. 根据病程经过不同可分为急性和慢性呼吸衰竭

4. 下列选项是影响气道阻力最主要的因素是

    A. 气道长度　　　　　　　　B. 气道形态　　　　　　　　C. 气道内径

    D. 气流形式　　　　　　　　E. 气流速度

5. 下列是神经肌肉麻痹所致呼吸衰竭血气变化特点的是

    A. 单纯 PaO_2 降低　　　　　　　　　　　　B. 单纯 $PaCO_2$ 增高

    C. PaO_2 降低和 $PaCO_2$ 增高成比例　　　　D. PaO_2 降低比 $PaCO_2$ 增高明显

    E. $PaCO_2$ 增高比 PaO_2 降低明显

6. 肺内功能性分流是指

    A. 部分肺泡血流不足　　　　　　　　　B. 部分肺泡通气不足

    C. 肺泡血流不足而通气正常　　　　　　D. 肺泡通气不足而血流正常

    E. 肺泡完全不通气而血流正常

7. 呼吸衰竭原因,下列**错误**的是

    A. 呼吸中枢抑制　　　　　　B. 气道阻塞　　　　　　　　C. 煤气中毒

    D. 肺部疾患　　　　　　　　E. 胸膜病变

8. 下列**不是**弥散障碍的特点是

    A. 可因肺泡膜面积↓引起　　　　　　　　B. 可因肺泡膜厚度↑引起

    C. 常在静息时就可引起明显的 PaO_2↓　　D. $PaCO_2$ 常正常甚至低于正常

    E. 严重时尤其在肺血流加快时可引起 PaO_2↓

9. 弥散功能障碍一般**不引起** CO_2 潴留,是因为

    A. CO_2 溶解度 >O_2 溶解度　　B. CO_2 弥散力 <O_2 弥散力　　C. 气道阻力降低

    D. 碳酸酐酶活性增加　　　　E. 通气增加

10. 有关肺泡通气血流比例失调下列**不正确**的是

    A. 可以是部分肺泡通气不足

    B. 可以是部分肺泡血流不足

    C. 是肺部病变引起呼吸衰竭的最重要机制,此时肺总通气量可不减少

    D. 常引起 PaO_2↓而 $PaCO_2$ 不↑

    E. 可见于气管阻塞,总肺泡通气量↓而肺血流量未减少时

11. 支气管肺炎引起 I 型呼吸衰竭的主要发病环节是

    A. 肺内短路↑　　　　　　　B. 功能性分流　　　　　　　C. 无效腔样通气

    D. 限制性通气障碍　　　　　E. 弥散障碍

12. I 型呼吸衰竭患者肺过度通气,可导致

    A. 代谢性酸中毒　　　　　　B. 呼吸性酸中毒　　　　　　C. 代谢性碱中毒

    D. 呼吸性碱中毒　　　　　　E. 高钾血症

13. 下列**不属于**限制性通气不足的是

    A. 呼吸中枢抑制　　　　　　B. 呼吸肌收缩无力　　　　　C. 气道口径变小

    D. 弹性阻力增大　　　　　　E. 胸腔积液

14. 关于总肺泡通气量不足下列选项**错误**的是

    A. 可引起 I 型呼吸衰竭　　　　　　　　B. 可因限制性通气不足引起

    C. 可因阻塞性通气不足引起　　　　　　D. 临床上常见于慢性阻塞性肺疾病

    E. 可合并通气血流比例失调

15. 呼吸衰竭患者吸入高浓度或纯氧后 PaO_2 不能快速升高,肺内可能发生了

    A. 肺内真性分流↑　　　　　B. 气体弥散障碍　　　　　　C. 肺内功能分流↑

    D. 肺泡无效腔样通气↑　　　E. 气道阻塞

16. Ⅱ型呼吸衰竭患者,开始给氧时应采用的方式是
    A. 持续给予高浓度氧　　　　　B. 给予纯氧　　　　　C. 给予高压氧
    D. 间断给予高浓度氧　　　　　E. 持续给低浓度、低流量氧

17. 下列情况**不会**引起肺泡通气过度的是
    A. 发热　　　　　　　　　　　　B. 水杨酸使用过量
    C. 代谢性酸中毒的正常代偿性反应　　D. 呼吸性酸中毒的正常代偿性反应
    E. 人工呼吸机通气过度

18. 呼气性呼吸困难**不常见**于
    A. 慢性支气管炎合并肺水肿　　B. 慢性阻塞性肺疾患　　C. 声带炎症
    D. 肺气肿　　　　　　　　　　E. 支气管哮喘

19. 阻塞性通气不足可见于
    A. 低钾血症　　　　　　　　　B. 多发性神经炎　　　　C. 胸腔积液
    D. 脑血管意外　　　　　　　　E. 慢性支气管炎

20. 吸气性呼吸困难常见于
    A. 外周性气道阻塞　　　　　　B. 中央性气道胸内部分阻塞　　C. 中央性气道胸外部分阻塞
    D. 慢性阻塞性肺疾患　　　　　E. 急性呼吸窘迫综合征

21. 下列是 ARDS 时形成肺水肿的主要发病环节是
    A. 肺血管收缩、肺动脉高压形成　　B. 血液中胶体渗透压降低
    C. 肺微血管内静脉压升高　　　　　D. 肺泡-毛细血管膜损伤,通透性增高
    E. 肺内淋巴回流受阻

X 型题(多选题,每题可有一至五个答案)

22. 下列呼吸衰竭发病的基本机制包括
    A. 肺通气功能严重障碍　　B. 肺泡通气血流比例失调　　C. 弥散障碍
    D. 组织利用氧障碍　　　　E. 肺内真性分流增加

23. 肺弥散障碍时可能出现的血气变化特征包括
    A. $PaO_2 \downarrow$　　B. $PaO_2 \uparrow$　　C. $PaCO_2 \downarrow$　　D. $PaCO_2 \uparrow$　　E. $PaCO_2$ 正常

24. 肺泡通气不足时的血气变化特征包括
    A. $PaO_2 \downarrow$　　B. $PaCO_2 \downarrow$　　C. $PaCO_2 \uparrow$　　D. $PaCO_2$ 正常　　E. PaO_2 正常

25. Ⅱ型呼吸衰竭可见于
    A. 呼吸中枢抑制　　B. 中央气道阻塞　　C. 慢性阻塞性肺部疾病
    D. 多发性肋骨骨折　　E. 呼吸肌麻痹

26. 肺纤维化引起呼吸衰竭的机制包括
    A. 限制性肺通气障碍　　B. 阻塞性肺通气障碍　　C. 弥散障碍
    D. 局部肺泡通气 / 血流比值↓　　E. 局部肺泡通气 / 血流比值↑

27. 肺内气体弥散速度取决于
    A. 气体分子量　　　　B. 气体溶解度　　　　C. 肺泡膜面积
    D. 肺泡膜厚度　　　　E. 肺泡膜两侧气体分压差

28. 关于解剖分流,下列说法正确的是
    A. 又称真性分流
    B. 又称无效腔样通气
    C. 解剖分流的血液完全未经气体交换过程
    D. 吸入纯氧可有效提高解剖分流患者的 PaO_2
    E. 吸入纯氧对提高解剖分流患者的 PaO_2 无明显作用

29. 呼吸衰竭本身可引起的酸碱平衡紊乱有

    A. 呼吸性酸中毒   B. 呼吸性碱中毒   C. AG 正常型代谢性酸中毒

    D. 代谢性碱中毒   E. AG↑型代谢性酸中毒

（三）问答题

1. 肺泡总通气不足和部分肺泡通气不足引起血气变化有何不同？为什么？

2. 呼吸衰竭患者可出现哪些酸碱紊乱？为什么？

3. 试述 ARDS 时引起呼吸衰竭的机制。

4. 无效腔样通气与功能性分流谁更容易被代偿？如何代偿？为什么？

5. Ⅰ型呼吸衰竭与Ⅱ型呼吸衰竭的氧疗有何不同？为什么？

（四）拓展题

急性呼吸窘迫综合征（ARDS）患者早期为何表现为Ⅰ型呼吸衰竭？而当病情严重后可发生Ⅱ型呼吸衰竭吗？

四、复习思考题参考答案

（一）名词解释（略）

（二）选择题

A 型题

1. B   2. E   3. D   4. C   5. C   6. B   7. C   8. C   9. A   10. E

11. B   12. D   13. C   14. A   15. A   16. E   17. D   18. C   19. E   20. C

21. D

X 型题

22. ABCE   23. ACE   24. AC   25. ABCDE   26. ACDE

27. ABCDE   28. ACE   29. ABE

（三）问答题

1. 肺泡总通气不足时，$PaO_2<60mmHg$，$PaCO_2>50mmHg$。机制：总肺泡通气量不足会使肺泡气氧分压（alveolar PO_2，P_AO_2）下降和肺泡气二氧化碳分压（alveolar PCO_2，P_ACO_2）升高，因而流经肺泡毛细血管的血液不能被充分动脉化，导致 PaO_2 降低和 $PaCO_2$ 升高，最终出现Ⅱ型呼吸衰竭。

部分肺泡通气不足引起功能性分流，$PaO_2<60mmHg$，而 $PaCO_2$ 可以正常或代偿性降低。机制：这是由于氧解离曲线和二氧化碳解离曲线的不同特点决定的。部分肺泡通气不足时，流经病变肺区的静脉血不能充分氧合，其 PaO_2 降低而 $PaCO_2$ 增高，引起代偿性呼吸运动增强，使无通气障碍或通气障碍较轻部位的肺泡通气量增加，以致流经该部分肺泡的血液中 PaO_2 增高和 $PaCO_2$ 异常降低。由于氧解离曲线具有饱和点，氧含量不能随 PaO_2 的增高相应增加。但 $PaCO_2$ 和 CO_2 含量之间接近线性关系，CO_2 含量可以随 $PaCO_2$ 降低相应出现降低。病肺和健肺的混合血液中 PaO_2 与氧含量均降低，而 $PaCO_2$ 和 CO_2 含量则可正常。

2. Ⅰ型和Ⅱ型呼吸衰竭时均有低氧血症，因此均可引起代谢性酸中毒；Ⅱ型呼吸衰竭时低氧血症和高碳酸血症并存，因此可有代谢性酸中毒和呼吸性酸中毒；ARDS 患者由于代偿性呼吸加深加快，可出现代谢性酸中毒和呼吸性碱中毒；若给呼吸衰竭者应用人工呼吸机、过量利尿剂或 $NaHCO_3$ 等则可引起医源性代谢性碱中毒。一般而言，呼吸衰竭时常发生混合性酸碱平衡紊乱。

3. 各种物理、生物、化学和机械等致病因子可通过氧化应激、炎症和局部 DIC 直接作用于呼吸膜引起急性肺泡-毛细血管膜损伤，导致肺泡上皮和毛细血管内皮通透性增高，肺泡Ⅱ型上皮细胞损伤使表面活性物质的生成减少，加上水肿液的稀释和肺泡过度通气消耗表面活性物质，使肺泡表面张力增高，肺的顺应性降低，形成肺不张。肺不张、肺水肿液引起部分肺泡限制性低通气，以及炎性介质引起的支气管痉挛使部分肺泡阻塞性低通气均可导致功能性分流；肺内 DIC 和缺氧引起的肺血管收缩，可导致无效腔样通气。肺弥散功能障碍、肺内分流和无效腔样通气均使 PaO_2 降低，导致低氧血症。患者由于 PaO_2 降低（低于 60mmHg）对外周化学感受器的刺激，反射性使呼吸运动加深加快，同时肺充血、水肿对肺毛细血管旁感受器的刺激，使呼吸运动变浅变快，导致呼吸窘迫和总通气量增加，可致 $PaCO_2$ 降低。故 ARDS 患者通常发生 I 型呼吸衰竭；极端严重者，由于肺部病变广泛，肺总通气量减少，可发生 II 型呼吸衰竭。

4. 首先应考虑是对通气不足进行代偿，亦即对 V_A/Q 降低进行代偿，因此可通过增加通气量 V_A 或减少血流量来代偿。流经肺泡毛细血管的血液流量很难有较大程度的变化，而肺的通气量可以有较大程度的变化（见缺氧章节），所以 V_A/Q 降低主要通过增加通气量 V_A 代偿。同时，无效腔样通气的 V_A/Q 降低在健侧，而功能性分流的 V_A/Q 降低在患侧，因此无效腔样通气比功能性分流更容易通过增加通气量 V_A 被代偿，而功能性分流的肺因有通气障碍难以通过增加其肺通气进行代偿。

5. 呼吸衰竭患者必有低张性缺氧，应尽快将 PaO_2 提高到 50mmHg 以上。I 型呼吸衰竭只有缺氧而无 CO_2 潴留，可吸入较高浓度的氧（一般不超过 50%）。II 型呼吸衰竭患者的吸氧浓度不宜超过 30%，并控制流速，使 PaO_2 上升到 50~60mmHg 即可。因为当 $PaCO_2>80mmHg$ 可抑制呼吸中枢，此时呼吸运动主要靠动脉血低氧分压对血管化学感受器的刺激得以维持。在这种情况下，氧疗只能吸入 30% 的氧，以免缺氧完全纠正后反而呼吸抑制，加重高碳酸血症而使病情更加恶化。

（四）拓展题（略）

（王小川）

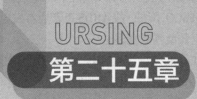

第二十五章

肝功能不全

一、学 习 目 标

掌握：肝功能不全的概念；肝性脑病的概念、发病机制和诱发因素。

熟悉：肝功能不全的病因、分类及发病及机制；黄疸的概念及发病机制。

了解：肝肾综合征的概念、发病机制；肝功能不全防治和护理的病理生理学基础。

二、重点、难点纲要

(一) 肝衰竭的概念

多种因素引起的严重肝损害，导致其合成、解毒、排泄和生物转化等功能发生严重障碍或失代偿，出现以凝血功能障碍和黄疸、肝性脑病、腹水等为主要表现的一组临床综合征。一般指肝功能不全晚期。肝衰竭（hepatic failure）的最终阶段发生肝性脑病，并常伴有肾衰竭而导致病情加重。

(二) 肝性脑病的概念

肝性脑病（hepatic encephalopathy，HE）是由急、慢性肝衰竭或各种门-体分流引起的以代谢紊乱为基础的并排除了其他已知脑病的中枢神经系统功能失调综合征。

(三) 假性神经递质的概念

假性神经递质（false neurotransmitter）是指化学结构上与正常神经递质十分相似，但其生物学效能仅为正常神经递质的 1/100~1/10 的物质，如羟苯乙醇胺、苯乙醇胺等。

(四) 肝肾综合征的概念

肝肾综合征（hepatorenal syndrome，HRS）是肝脏疾病患者在无肾脏原发病变的情况下发生的一种进行性功能性肾衰竭，主要见于有显著血液循环功能障碍的肝硬化腹水患者，也见于急性肝衰竭患者。临床上除了表现为进行性黄疸加深、出血倾向、低蛋白血症、肝性脑病外，还出现少尿或无尿、氮质血症、代谢性酸中毒、水钠潴留和高钾血症等肾功能异常表现。

(五) 黄疸的概念

正常血清胆红素浓度低于 17.2μmol/L，若胆红素代谢过程中的一个或几个环节发生异常，则血清胆红素（非酯型、酯型）浓度增高，发生高胆红素血症（hyperbilirubinemia）。黄疸（jaundice 或 icterus）分为隐性黄疸和显性黄疸。隐性黄疸为血清胆红素浓度超过正常但尚无肉眼可见的组织黄染;显性黄疸是指血清胆红素浓度超过34.4μmol/L时,肉眼即可见组织黄染。通常我们所说的黄疸是指后一种,即由血清中胆红素浓度升高所致巩膜、皮肤、黏膜、体液和其他组织黄染的现象。黄疸一般是病理性的,但它也可以是一种生理现象。

（六）肝性脑病的发病机制

1. 氨中毒学说　是最早提出也是最重要的学说之一。临床研究发现约80%肝性脑病患者血液及脑脊液中氨浓度高出正常人的2~3倍,血氨升高的原因主要是清除不足(肝细胞合成尿素受阻、侧支循环导致来自肠道的氨直接入血)同时来源增加(主要来自肠道、少量来自肾脏及骨骼肌)。氨对神经细胞的毒性作用表现为:干扰脑细胞的能量代谢、干扰神经递质间的平衡、干扰神经细胞膜的离子转运、促发氧化应激与硝化应激并进一步导致线粒体通透性改变及诱发星形胶质细胞水肿。

2. 假性神经递质学说及氨基酸失衡学说　脑干网状上行激动系统是维持大脑皮质兴奋,使机体处于觉醒状态下的重要中枢神经系统结构。当在化学结构上与正常神经递质(去甲肾上腺素和多巴胺)极为相似的假性神经递质(苯乙醇胺和羟苯乙醇胺)在脑内增多时,其可取代去甲肾上腺素和多巴胺而被肾上腺素能神经元所摄取,并贮存在突触小体的囊泡中。但其被释放后的生理效应则远较去甲肾上腺素和多巴胺弱。因而脑干网状结构上行激动系统的唤醒功能不能维持,从而发生意识障碍乃至昏迷。假性神经递质形成的经典途径:以芳香族氨基酸为原料,在肠道细菌作用下形成氨,入脑后羟化而成。当血液中出现氨基酸失平衡时,过多的芳香族氨基酸也可以直接入脑,在神经细胞内脱羧、羟化形成假递质。

3. γ-氨基丁酸学说　γ-氨基丁酸(γ-aminobutyric acid,GABA)是体内最主要的抑制性神经递质,与肝性脑病的发生有密切关系。

当肝脏功能严重障碍时,由于GABA分解减少或通过侧支循环绕过肝脏,使其在血液中含量增多;又由于此时血脑屏障通透性增高,所以GABA可进入脑内,而突触后膜的GABA受体亦上调,两者结合,从而发挥突触后的抑制作用。此外,进入脑内的GABA也可作用于突触前的轴突末梢,产生突触前抑制作用。从而导致中枢神经系统功能抑制,产生肝性脑病。

4. 其他毒物在肝性脑病发病中的作用　多种蛋白质、脂肪的代谢产物如硫醇、脂肪酸、酚等在肝性脑病发病中可能也起一定作用。

肝脏功能严重障碍时,由于对食物中吸收的脂肪酸分解代谢下降,或因门-体血液分流,或因血浆白蛋白降低而减少了对短链脂肪酸的结合,使血中短链脂肪酸增多。短链脂肪酸可抑制脑神经细胞Na^+,K^+-ATP酶活性,干扰膜离子转运,影响神经冲动的传导。

肝硬化患者的锰经胆道排泄减慢,导致血锰水平升高,锰中毒导致HE的可能机制是:损伤溶酶体、线粒体,促进多巴胺能神经细胞凋亡及抑制神经突触传导等。

（七）肝功能不全的表现及机制(表25-1)

表25-1　肝功能不全的表现及机制

表现			机制
代谢功能障碍	糖代谢障碍	多见低血糖,也可高血糖	肝糖原是血糖的主要来源,其合成与分解受胰高血糖素和胰岛素的调节,肝细胞在维持血糖稳定中有重要作用。肝功能障碍导致调节血糖平衡的缓冲能力下降
	蛋白质代谢障碍	低白蛋白血症	有31种血浆蛋白是在肝细胞合成,特别是白蛋白,约占肝合成蛋白的25%,由于肝细胞的大量死亡和代谢障碍,使白蛋白合成减少
		血氨升高	脱氨作用减退,鸟氨酸循环障碍,血氨升高
		转氨酶升高	肝细胞受损,肝细胞膜受损,转氨酶释放入血,血中转氨酶(如谷丙转氨酶、谷草转氨酶)升高
	脂肪代谢障碍	脂肪肝	糖代谢障碍,进入肝内的脂肪酸相应增多。另一方面,肝功能障碍,导致脂蛋白合成和运输障碍。因此,过多的脂肪酸大量聚集于肝脏转化为三酰甘油而导致脂肪肝形成

续表

表现		机制
代谢功能障碍	电解质代谢紊乱 — 低钾血症	肝细胞损伤使醛固酮灭活减少;有效循环血容量减少,刺激醛固酮分泌增加。两者导致血浆醛固酮升高,使肾排钾增多
	电解质代谢紊乱 — 低钠血症	属于稀释性低钠血症。因为肝病时有效循环血量减少,引起抗利尿激素分泌增多,同时肝对抗利尿激素灭活障碍,导致水潴留,后者是形成低钠血症的重要原因
	电解质代谢紊乱 — 腹水及水肿	①当血浆白蛋白低于 2.5g/100ml[正常为(3.8~4.8g)/100ml]时,毛细血管胶体渗透压明显下降,组织液形成增加,出现腹水及双下肢水肿;②血浆醛固酮及抗利尿激素水平过高,导致水钠潴留;③慢性肝功能不全常伴有门静脉高压,静脉回流受阻,有效循环血量减少,肾血流灌注不足,引起肾小球滤过率下降,水钠潴留;④门静脉高压时,肠系膜毛细血管压亦随之增高,组织液生成增多,导致肠壁水肿,腹水形成;⑤慢性肝病,常伴肝纤维化,导致肝静脉回流受阻,肝血窦内压升高,肝淋巴液生成增多,超过淋巴管回流,而进入腹腔促进腹水的形成
	胆汁分泌和排泄障碍 — 黄疸、中毒	胆红素的摄取、运载、酯化、排泄及胆汁酸的摄入、运载及排泄均由肝细胞完成。肝功能障碍,由胆道排泄的药物或毒物在肝内及血清中聚集,易引起中毒。胆红素的结合、转运、排泄发生障碍
	凝血功能障碍 — 出血倾向	大部分凝血因子都由肝细胞合成;重要的抗凝物质如蛋白 C、抗凝血酶-Ⅲ等也由肝细胞合成。肝功能受损,凝血与抗凝血平衡失调,易产生出血倾向
生物转化功能障碍	药物代谢及解毒功能障碍 — 中毒、肝性脑病	肝脏是人体重要的解毒器官。药物或肠源性毒物(如氨、胺类、硫醇、γ-氨基丁酸等)经生物转化(氧化、还原、水解、结合等反应)为无毒的水溶性物质,由肾或胆道排出体外。 肝功能障碍时,体内代谢产物或者药物不能被肝脏转化为无毒产物排出体外。因此大量的代谢产物在体内蓄积,产生毒性作用,可以导致肝性脑病的发生。另外,药物的灭活和生物转化能力下降,因此药物的半衰期延长,需要浓度增加
	激素灭活功能障碍 — 肝掌、蜘蛛痣、女性月经失调、男性乳房发育	肝功能损害时,除胰岛素、胰高血糖素、抗利尿激素、醛固酮灭活功能减弱外,雌激素、皮质激素亦灭活减少,除引起有关症状,患者还易发生感染、色素沉着
免疫功能障碍	细菌性感染与菌血症 — 自发性细菌性腹膜炎、细菌性心内膜炎、尿道感染、菌血症	①严重肝病导致补体合成严重不足,对细菌调理作用有缺陷;②肝功能障碍,血浆纤维连接蛋白严重减少,肝库普弗细胞功能严重受损,因此并发感染的机会增加;③肝功能不全时,糖皮质激素灭活减少,调节机体免疫和炎症反应能力降低,易诱发感染
	肠源性内毒素血症	①肝库普弗细胞功能受到抑制,其吞噬清除内毒素的能力下降;②门体侧支循环的建立,使内毒素绕过肝脏,直接进入血循环;③严重肝病可引起肠黏膜屏障受损,再加上胆汁排泄障碍,胆盐抑制肠腔内毒素吸收作用减弱,共同导致内毒素吸收增强

(八)肝性脑病的诱因

1. 氮负荷增加　氮负荷过度是诱发肝性脑病最常见的诱因。

2. 感染。

3. 电解质和酸碱平衡紊乱。

4. 氮质血症。

5. 其他　止痛、镇静、麻醉剂;过量、过快放腹水;过量蛋白质饮食等。

（九）肝性脑病的防治和护理原则

预防诱因,降低血氨,恢复神经传导功能,恢复血浆氨基酸的平衡,改善肝细胞功能,加强护理。

三、复习思考题

（一）名词解释

1. 肝功能不全　　　　　　　2. 肝衰竭　　　　　　　　3. 肝性脑病

4. 假性神经递质　　　　　　5. 肝肾综合征　　　　　　6. 黄疸

（二）选择题（A 型题及 X 型题）

A 型题（单选题,每题仅有一个正确答案）

1. 导致肝性脑病的假性神经递质的是
   A. 苯乙胺和乙酸等
   B. 苯乙醇胺和羟苯乙醇胺
   C. 苯乙醇胺、羟乙醇胺和 5-羟色胺
   D. 苯乙胺、酪胺和 GABA
   E. 苯乙胺、酪胺和 5-羟色胺

2. 假性神经递质引起肝性脑病的机制是
   A. 干扰脑的能量代谢
   B. 使脑细胞产生抑制性突触后电位
   C. 干扰脑细胞膜的功能
   D. 与正常神经递质竞争受体,但其效应远较正常递质弱
   E. 引起血浆氨基酸失衡

3. 肝性脑病患者血氨升高的最主要原因是
   A. 肠道产氨增多
   B. 氨的清除不足
   C. 肌肉产氨增多
   D. 血中 NH_4^+ 向 NH_3 转化增多
   E. 肾小管向血液弥散的氨增多

4. 氨对脑的毒性作用**不包括**
   A. 干扰脑的能量代谢
   B. 使脑内兴奋性递质产生减少
   C. 使脑内抑制性递质产生增多
   D. 使脑内神经元的敏感性增高
   E. 抑制脑细胞膜的功能

5. 肝性脑病患者血浆支链氨基酸减少的原因是
   A. 血浆胰高血糖素浓度升高所致
   B. 高胰岛素血症所致
   C. 肝对支链氨基酸灭活增加
   D. 肝脏分解芳香族氨基酸减少
   E. 血浆芳香族氨基酸增多引起

6. 肝性脑病时,氨干扰能量代谢的毒性作用**不包括**
   A. 抑制丙酮酸脱羧酶的活性
   B. 消耗了大量的还原型辅酶 I
   C. 消耗了大量的 α-酮戊二酸
   D. 消耗大量 ATP
   E. 引起超氧化物增加,并使抗氧化酶减少

7. 肝性脑病时脑组织内乙酰胆碱（Ach）的变化是由于
   A. 肝脏合成胆碱酯酶减少而使乙酰胆碱分解减少
   B. 血氨升高而抑制乙酰胆碱合成
   C. 血氨使乙酰胆碱分解加速
   D. 由于肝脏合成乙酰辅酶 A 增多而使乙酰胆碱生成增多
   E. 乙酰胆碱的合成减少和分解减少并存而含量正常

8. 严重肝病时氨清除不足的主要原因是
   A. 谷氨酰胺合成障碍   B. 尿素合成障碍   C. 乙酰胆碱合成障碍
   D. 谷氨酸合成障碍   E. γ-氨基丁酸合成障碍

9. 肝功能障碍时,代谢障碍**不会**表现出
   A. 低血糖   B. 低蛋白血症   C. 低钾血症
   D. 低钠血症   E. 低球蛋白血症

10. 梗阻性黄疸患者会出现
    A. 粪便颜色加深   B. 粪便颜色变浅或白陶土色   C. 粪便中胆素原含量增高
    D. 血中酯型胆红素减少   E. 血中非酯型胆红素减少

11. 氨对脑组织的毒性作用中下列描述**错误**的是
    A. 干扰脑组织的能量代谢   B. 影响葡萄糖的有氧代谢   C. 妨碍呼吸链中的递氢过程
    D. γ-氨基丁酸减少   E. 谷氨酸、乙酰胆碱减少

12. 氨中毒时,患者脑内能量产生减少的主要机制是
    A. 糖原产生减少   B. 糖酵解过程障碍   C. 脂肪氧化障碍
    D. 三羧酸循环障碍   E. 酮体利用障碍

13. 氨中毒时,患者脑内神经递质发生改变,表现为
    A. 谷氨酸、乙酰胆碱增高   B. γ-氨基丁酸、谷氨酰胺减少
    C. 乙酰胆碱减少、γ-氨基丁酸增高   D. 乙酰胆碱增高、γ-氨基丁酸增高
    E. 谷氨酰胺减少、γ-氨基丁酸增高

14. 肝性脑病时,血浆氨基酸比例失衡表现为
    A. 芳香族氨基酸增多,支链氨基酸增多   B. 芳香族氨基酸减少,支链氨基酸增多
    C. 芳香族氨基酸增多,支链氨基酸减少   D. 芳香族氨基酸正常,支链氨基酸增多
    E. 芳香族氨基酸减少,支链氨基酸减少

15. 下述诱发肝性脑病的因素中最常见的是
    A. 酸中毒   B. 消化道出血   C. 感染
    D. 便秘   E. 低钾血症

X 型题(多选题,每题可有一至五个答案)

16. 假性神经递质包括
    A. 苯乙醇胺   B. 苯乙胺   C. 羟苯乙醇胺   D. 酪胺   E. 5-羟色胺

17. 肝性脑病的诱发因素包括
    A. 消化道出血   B. 酸中毒   C. 便秘
    D. 感染   E. 摄入维生素增多

18. 氨影响脑生理功能而引起脑病的可能机制包括
    A. 干扰脑的能量代谢   B. 影响神经递质的产生及其相互间的平衡
    C. 干扰神经细胞膜的电活动   D. 促进肌肉组织对支链氨基酸的摄取利用
    E. 促进假性神经递质的产生

19. 上消化道出血诱发肝性脑病的机制在于
    A. 引起失血性休克   B. 肠道细菌作用下产氨增多
    C. 血液中苯乙胺和酪胺增加   D. 急性严重出血使脑组织缺血、缺氧
    E. 破坏血脑屏障使假性神经递质入脑

20. 血浆氨基酸失衡学说中的支链氨基酸是指
    A. 酪氨酸   B. 异亮氨酸   C. 缬氨酸
    D. 色氨酸   E. 亮氨酸

21. 肝性脑病患者可出现
    A. 注意力不集中　　　　B. 衣着不整　　　　C. 哭笑无常
    D. 嗜睡、昏迷　　　　　E. 扑翼样震颤
22. 氨对神经细胞膜的抑制作用主要包括
    A. 抑制细胞膜钠泵活性　　B. NH_3-K^+ 的竞争作用　　C. 抑制细胞膜的钙泵活性
    D. 抑制细胞膜对葡萄糖转运　　E. 抑制细胞膜对 NADH 转运
23. 肝性脑病患者氨清除不足的原因有
    A. 鸟氨酸循环障碍　　　　B. 三羟酸循环障碍　　　　C. 门-体分流
    D. 谷氨酸合成障碍　　　　E. 谷氨酰胺合成障碍
24. 使用左旋多巴治疗肝性脑病的目的在于
    A. 增强正常神经递质的生成　　B. 改善肾功能　　　　C. 降低血氨
    D. 恢复血浆氨基酸的生理平衡　　E. 对抗 GABA 的作用
25. 引起假性神经递质生成增多的因素有
    A. 肝单胺氧化酶活性不足　　B. 进入脑内的 AAA 增多　　C. 胃十二指肠溃疡出血
    D. 肠道细菌丛生　　　　E. 肝鸟氨酸循环障碍
26. 下述是肝脏特征的是
    A. 最大腺体　　　　B. 毛细血管两端均为动脉　　C. 参与胆汁生成
    D. 富有单核巨噬细胞　　E. 代谢库
27. 肝功能不全患者对雌激素灭活作用减退可出现
    A. 蜘蛛痣　　　　B. 肝掌　　　　C. 男子乳房发育
    D. 男性睾丸增大　　E. 女子月经失调
28. 中毒后可引起肝细胞变性坏死的药物和化学试剂是
    A. 氯丙嗪　　　　B. 对乙酰氨基酚　　　　C. 利福平
    D. 三氯甲烷　　　E. 砷剂
29. 肝功能损害时常出现的电解质紊乱是
    A. 低钾血症　　　　B. 高磷血症　　　　C. 低钠血症
    D. 低钙血症　　　　E. 高镁血症
30. 肝性脑病患者体内,能够催化氨基酸生成假性神经递质的酶是
    A. 氨基酸氧化酶　　　　B. 氨基酸脱羧酶　　　　C. 羟化酶
    D. 转氨基酶　　　　E. 单胺氧化酶
31. 下列因素促进肝性功能性肾衰竭发生的是
    A. 血容量减少　　　　B. 内毒素血症　　　　C. 假性神经递质增多
    D. 前列腺素合成过多　　E. 肾小球滤过率降低
32. 在肝性脑病治疗中,口服乳果糖的目的是
    A. 降低肠道 pH　　　　B. 抑制 NH_4^+ 转变为 NH_3　　C. 吸引血中 NH_3 向肠道内扩散
    D. 增强胃肠黏膜屏障　　E. 增加肾小管排出 NH_3
33. 关于非酯型胆红素的正确说法是
    A. 又称肝胆红素　　　　B. 呈脂溶性　　　　C. 不能由尿排出
    D. 细胞毒性小　　　　E. 凡登白试验间接反应阳性

(三) 问答题
1. 试述肝性脑病患者血氨升高及其引起肝性脑病的机制。
2. 简述上消化道出血诱发肝性脑病的机制。
3. 简述肝性脑病时血中支链氨基酸减少及芳香族氨基酸增加的机制。

4. 简述乳果糖可防治肝性脑病的机制。

5. 为什么严重感染常诱发肝硬化的患者发生肝性脑病?

(四) 拓展题

患者患肝硬化已5年,平时状态尚可。一次进食不洁肉食后,出现高热(39℃)、频繁呕吐和腹泻,继之出现说胡话,扑翼样震颤,最后进入昏迷。试分析该患者发生肝性脑病的诱发因素。

四、复习思考题参考答案

(一) 名词解释(略)

(二) 选择题

A 型题

1. B   2. D   3. B   4. D   5. C   6. E   7. B   8. B   9. E   10. B

11. C   12. D   13. C   14. C   15. B

X 型题

16. ACE	17. ACD	18. ABC	19. ABDE	20. BCE
21. ABCDE	22. AB	23. AC	24. AB	25. AB
26. ACDE	27. ABCE	28. ABCDE	29. AC	30. BC
31. ABCE	32. ABC	33. BCE		

(三) 问答题

1. 肝性脑病患者血氨升高的机制如下:

(1) 血氨生成过多:①肝硬化致门静脉高压,使肠黏膜淤血,引起消化吸收不良及肠蠕动减慢,细菌大量繁殖,氨生成过多;②肝硬化患者常有上消化道出血,血中蛋白质在肠道细菌的作用下产氨;③肝硬化患者常合并肝肾综合征,肾脏排泄尿素减少,大量尿素弥散至胃肠道而使肠道产氨增加;④肝性脑病的患者,早期躁动不安,肌肉活动增强,产氨增加。

(2) 血氨清除不足:①肝功能严重受损时,由于代谢障碍使ATP供给不足,加上肝内酶系统遭到破坏,导致鸟氨酸循环障碍,使尿素合成减少而使氨清除不足;②慢性肝硬化时,形成肝内和门-体侧支循环,使来自肠道的血液绕过肝脏,直接进入体循环,也使氨清除不足。

血氨升高引起肝性脑病的机制如下:

(1) 干扰脑的能量代谢:①氨可抑制脑组织中的丙酮酸脱羧酶的活性,使乙酰辅酶A生成减少,导致柠檬酸生成减少,三羧酸循环运转受阻,ATP合成减少;②氨与α-酮戊二酸合成谷氨酸的过程中,使三羧酸循环中的α-酮戊二酸减少而ATP合成减少;③同时消耗了大量还原型辅酶I(NADH),导致呼吸链的递氢受阻,影响高能磷酸键的产生;④氨与谷氨酸合成谷氨酰胺的过程中,消耗了大量的ATP,更加重了能量供应不足。

(2) 影响神经递质的产生和互相平衡:①由于乙酰辅酶A生成减少,导致兴奋性神经递质(乙酰胆碱)减少;②氨可抑制谷氨酸脱羧酶和γ-氨基丁酸转氨酶的活性,导致抑制性神经递质(γ-氨基丁酸)增加;③脑氨增多可使脑内兴奋性递质(谷氨酸和天冬氨酸)减少,而使抑制性递质(谷氨酰胺)增多。

(3) 干扰神经细胞膜的功能及其电活动:①氨可干扰神经细胞膜Na^+,K^+-ATP酶的活性,使动作电位的变化和兴奋过程不能继续进行;②NH_3-K^+有竞争作用,因而影响Na^+和K^+在神经细胞膜内外的正常分布,使神经的兴奋和传导过程受到干扰。

2. ①消化道出血时,血液中的蛋白质在肠道经细菌作用可产生氨及其他毒物,这是诱发肝性脑病的主要机制;②出血可引起低血压、低血容量、缺氧等,使脑、肝、肾等器官灌流不足,在一定程度上也参与诱发肝性脑病的发生。

3. 肝脏是体内灭活激素的主要场所,又是分解芳香族氨基酸之处。肝功能受损时,血液中胰岛素含量迅速增加,后者促进肌肉和脂肪组织对支链氨基酸的利用和分解,结果使血中支链氨基酸减少。肝衰竭或肝硬化时,芳香族氨基酸或者不能被肝脏分解,或通过侧支循环绕过肝脏,故使血中芳香族氨基酸增加。

4. ①乳果糖可降低结肠 pH,从而抑制氨的吸收和抑制肠细菌产氨;②促进氨掺入细菌蛋白;③减低尿素分解;④其轻泻作用缩短肠通过时间,从而减少氨及其他毒素的吸收。

5. 感染可造成缺氧和体温升高,使全身各组织分解代谢增强,使体内产氨增多及血浆氨基酸失衡;发热引起肺通气过度,发生呼吸性碱中毒,促进血氨进入脑内;细菌及其毒素加重了肝细胞变性坏死及肝功能减退;脑组织的能耗增加及毒素作用,使脑对氨敏感性增加。

(四) 拓展题(略)

(曾翔俊)

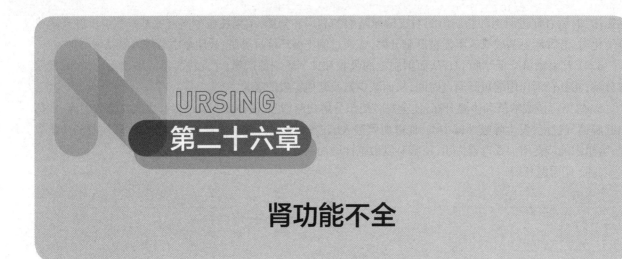

第二十六章

肾功能不全

一、学 习 目 标

掌握:急、慢性肾衰竭的概念和功能代谢改变;急性肾衰竭的发病机制。

熟悉:急、慢性肾衰竭的病因;慢性肾衰竭的发病机制。

了解:尿毒症的概念、发病机制及对机体的影响;肾功能不全防治与护理的病理生理学基础。

二、重点、难点纲要

(一) 肾功能不全的概念

1. 肾功能不全(renal insufficiency) 各种病因引起肾功能严重障碍时,会出现代谢产物、药物和毒物在体内蓄积,水、电解质和酸碱平衡紊乱,以及肾脏内分泌功能障碍,这一综合征就是肾功能不全。

2. 急性肾衰竭(acute renal failure,ARF) 指各种原因引起的双肾泌尿功能在短期内急剧障碍,导致代谢产物在体内迅速积聚,水电解质和酸碱平衡紊乱,出现氮质血症、高钾血症和代谢性酸中毒,并由此发生机体内环境严重紊乱的临床综合征。

3. 慢性肾衰竭(chronic renal failure,CRF) 慢性肾脏病引起的 GFR 下降,代谢废物潴留,水、电解质和酸碱平衡紊乱以及肾内分泌功能障碍,并伴有一系列临床症状的病理过程,被称为慢性肾衰竭。

4. 尿毒症(uremia) 急、慢性肾脏病发展的最严重阶段,由于代谢物蓄积,水、电解质和酸碱平衡严重紊乱以及某些内分泌功能失调而引起机体出现一系列中毒症状的临床综合征。

(二) 急性肾衰竭的病因、分类及临床特点

根据发病环节通常将急性肾衰竭分为肾前性、肾性和肾后性三类。

1. 肾前性急性肾衰竭(acute prerenal failure) 指肾脏血液灌流量急剧减少所致的急性肾衰竭。此时尚无肾实质的器质性损害,如能及时恢复肾血流量,肾功能即可迅速恢复,故又称为功能性肾衰。

2. 肾性急性肾衰竭(acute intrarenal failure) 是由于各种原因引起肾实质病变而产生的急性肾衰竭。因病变累及肾实质,又称器质性肾衰。其中以急性肾小管坏死最为多见,其发生的主要原因是:①肾缺血和再灌注损伤,造成肾前性肾衰竭的病因持续存在,长时间肾缺血,或休克复苏后的再灌注损伤,均可引起急性肾小管坏死;②肾中毒,化学性、生物性、药物性毒素等外源性毒物及大量血红蛋白、肌红蛋白等内源性毒

物从肾排泄时可引起肾小管上皮细胞变性坏死。

3. 肾后性急性肾衰竭（acute postrenal failure）　是由于肾以下尿路梗阻引起的急性肾衰竭,早期多无肾实质的器质性损害。

功能性肾衰竭和器质性肾衰竭的区别见表 26-1。

表 26-1　功能性肾衰竭和器质性肾衰竭的区别

指标	功能性肾衰竭	器质性肾衰竭（急性肾小管坏死少尿期）
尿比重	>1.020	<1.015
尿渗透压 /mmol·L^{-1}	>500	<350
尿钠 /mmol·L^{-1}	<20	>40
尿肌酐 / 血肌酐	>40：1	<20：1
尿常规	无明显异常	蛋白尿、坏死脱落的上皮细胞、红细胞、白细胞、各种管型

（三）急性肾衰竭的发病机制

1. 肾血管及血流动力学异常　肾灌注压下降、肾血管收缩、肾毛细血管内皮细胞肿胀以及肾血管内凝血可导致肾缺血,使 GFR 降低。

2. 肾小管损伤　肾小管阻塞一方面使原尿不易通过,另一方面可提高肾小管管腔内压,从而使囊内压增高,GFR 减少;原尿回漏入间质可使少尿加重,同时引起间质水肿,压迫肾小管,造成囊内压升高,GFR 减少;管-球反馈机制失调使 GFR 明显降低。

3. 肾小球滤过系数降低　肾小球毛细血管内皮细胞肿胀、足细胞足突结构变化、滤过膜上的窗孔大小及密度减少及缩血管活性因子释放引起系膜细胞收缩,导致肾小球滤过面积减少,滤过系数降低,均可导致 GFR 降低。

（四）急性肾衰竭的临床表现与机制

急性肾衰竭可分为少尿型和非少尿型。主要临床表现与发生机制总结见表 26-2。

表 26-2　急性肾衰竭的临床表现与发生机制

分型	分期	临床表现	发生机制
少尿型	少尿期	尿的改变（少尿或无尿、低比重尿、尿钠高、蛋白尿、脓尿、血尿及管型尿）	GFR 减少,肾小管上皮细胞重吸收水和钠的功能障碍,滤过膜通透性升高和肾小管上皮细胞坏死脱落
		水中毒	GFR 减少,内生水增多,摄入水分过多
		高钾血症	尿排钾减少,钾从细胞内向细胞外转移,摄入钾过多,低血钠致远曲小管后 Na$^+$ 和 K$^+$ 交换减少,肾排钾减少
		代谢性酸中毒	酸性代谢产物排泄障碍,肾小管排酸保碱功能丧失
		氮质血症	蛋白质代谢产物排出障碍,组织分解增加
	多尿期	多尿	肾小球滤过功能恢复正常,肾小管阻塞被解除,肾小管上皮细胞重吸收功能不完善,渗透性利尿
	恢复期	与多尿期无明显界限	尿液成分大体恢复正常,但肾功能尚未完全恢复正常
非少尿型		尿量不减少,尿比重和尿钠含量较低,有氮质血症,多无高钾血症	肾内病变较轻,GFR 下降但不严重,肾小管以浓缩功能障碍为主

（五）慢性肾衰竭的发病机制

1. 健存肾单位学说　在慢性肾衰竭发病过程中,肾单位不断遭受严重破坏,完整的肾单位逐渐减少,只能由未受损的健存肾单位加强代偿,以维持机体内环境稳定。当疾病发展使健存肾单位减少到不能维持正常泌尿功能时,机体内环境发生紊乱,即出现慢性肾衰竭。

2. **矫枉失衡学说** 慢性肾衰竭时,肾小球滤过率降低,造成机体内代谢失衡,机体在矫正适应这一过程中,又发生了新的失衡,对机体反而造成进一步损害。

3. **肾小球过度滤过学说** 是对健存肾单位学说的修正。在慢性肾脏病进展时,健存肾单位进行代偿,单个健存肾单位的血流量和血管内流体静压增高,使肾小球滤过增加,造成过度灌注和过度滤过,导致肾小球纤维化和硬化,进一步破坏健存肾单位。

4. **肾小管间质损伤学说** 慢性肾衰竭患者因慢性炎症及缺氧可致残存肾单位的肾小管和间质细胞受损,表现为间质纤维化和肾小管萎缩,致球后毛细血管阻塞,血流减少,GFR 降低。

（六）慢性肾衰竭时机体的功能代谢变化及发生机制（表 26-3）

表 26-3　慢性肾衰竭时机体的功能代谢变化及其发生机制

功能代谢变化	发生机制
夜尿	机制不明
多尿	健存肾小球代偿性滤过增加,原尿流速加快,渗透性利尿,尿液浓缩功能障碍
少尿	健存肾单位数目过少,滤过不足
低渗尿	肾浓缩能力减退而稀释功能正常
等渗尿	肾小管浓缩和稀释功能均丧失
血尿、脓尿和蛋白尿	肾小球滤过膜通透性增强或肾小管上皮细胞受损
氮质血症	蛋白质代谢产物排出障碍,组织分解增加
水、钠、钾代谢紊乱	肾脏对水、钠、钾负荷变化的调节适应能力减退
钙磷代谢紊乱	GFR 下降,甲状旁腺功能亢进,$1,25-(OH)_2D_3$ 减少
代谢性酸中毒	早期为肾小管排酸保碱功能丧失,晚期为酸性代谢产物排泄障碍
肾性骨营养不良	继发性甲状旁腺功能亢进,维生素 D_3 活化障碍,酸中毒,铝积聚
肾性高血压	水钠潴留,肾素-血管紧张素系统活性增强,肾脏降压物质生成减少
出血倾向	血小板功能异常
肾性贫血	促红细胞生成素减少,尿毒素破坏红细胞、抑制骨髓造血,铁再利用障碍,出血倾向造成红细胞丢失

（七）尿毒症时的功能代谢变化及其发病机制（表 26-4）

表 26-4　尿毒症时的功能代谢变化及其发病机制

	功能代谢变化	发病机制
神经系统	中枢神经系统功能紊乱,又称为尿毒症性脑病	与毒素蓄积,脑循环与代谢障碍,水、电解质平衡失调和代谢性酸中毒等因素有关
	足部发麻,腱反射减弱或消失,甚至远侧肌肉麻痹等	血中胍基琥珀酸或甲状旁腺素(PTH)增多,抑制神经中的转酮醇酶,致脱髓鞘病变和轴索变化
消化系统	症状出现最早,表现为食欲缺乏、厌食、恶心、呕吐或腹泻	可能与毒素刺激和胃泌素增加引起的胃肠道黏膜炎症和溃疡有关
心血管系统	充血性心力衰竭和心律失常,晚期可出现尿毒症心包炎	肾性高血压、酸中毒、高钾血症、水钠潴留、贫血以及毒性物质等作用的结果
呼吸系统	呼出气有氨味;可发生尿毒症肺炎、肺水肿、纤维素性胸膜炎或肺钙化等病变	酸中毒使呼吸加深加快;由于尿素经唾液酶分解生成氨,故呼出气有氨味;肺水肿与心力衰竭、低蛋白血症、水钠潴留等有关;纤维素性胸膜炎是尿素刺激引起的炎症;肺钙化是磷酸钙在肺组织内沉积所致
免疫系统	免疫功能障碍,以细胞免疫异常为主,易并发感染	毒性物质对淋巴细胞的分化和成熟有抑制作用或者有毒性作用

续表

功能代谢变化		发病机制
皮肤	皮肤瘙痒、干燥、脱屑和颜色改变	瘙痒可能与毒性物质刺激皮肤感觉神经末梢及继发性甲状旁腺功能亢进所致皮肤钙沉积有关
糖代谢紊乱	约半数病例伴有葡萄糖耐量降低	与尿毒症毒物致胰岛素减少、生长激素增多、肝糖原合成酶活性降低有关
蛋白质代谢紊乱	常出现消瘦、恶病质、低蛋白血症等负氮平衡的体征	因厌食、呕吐使蛋白质摄入、吸收少,毒物或感染致蛋白分解增强,或随尿、出血使蛋白丢失
脂质代谢紊乱	患者血中甘油三酯含量增高,出现高脂血症	胰岛素拮抗物使肝脏合成甘油三酯增加,周围组织脂蛋白酶活性降低而清除甘油三酯减少

（八）肾功能不全防治和护理的病理生理学基础

1. 防治的病理生理学基础　尽早明确病因,防治原发病,防止加速肾功能不全发展的因素,并对症治疗,纠正水、电解质紊乱,处理高钾血症,纠正代谢性酸中毒,控制氮质血症,治疗肾性高血压、肾性贫血、肾性骨营养不良、皮肤瘙痒等。急、慢性肾功能不全患者经药物治疗无效时即应采用透析疗法或肾移植。

2. 护理的病理生理学基础　观察和处理水、电解质紊乱,坚持"量出为入"原则,监测血清电解质的变化及患者临床症状、血尿素氮（BUN）等,预防感染。同时注重心理关怀及健康宣教。饮食护理应注意限制蛋白摄入量,给予优质蛋白质和必需氨基酸,给予高碳水化合物、高脂肪、高热量饮食以保持正氮平衡等。

三、复习思考题

（一）名词解释

1. 肾功能不全　　　　　2. 急性肾衰竭　　　　　3. 肾前性急性肾衰竭

4. 肾性急性肾衰竭　　　5. 肾后性急性肾衰竭　　6. 非少尿型急性肾衰竭

7. 慢性肾衰竭　　　　　8. 氮质血症　　　　　　9. 肾性骨营养不良

10. 肾性高血压　　　　　11. 肾性贫血　　　　　　12. 尿毒症

（二）选择题（A型题及X型题）

A型题（单选题,每题仅有一个正确答案）

1. 可引起肾前性急性肾衰竭的病因是

　A. 急性肾小球肾炎　　　B. 休克早期　　　　　C. 休克晚期

　D. 汞中毒　　　　　　　E. 尿路梗阻

2. 引起肾前性急性肾衰竭的主要发病机制是

　A. 肾小管原尿回漏入间质　B. 肾小管阻塞　　　　C. 肾缺血

　D. 毛细血管内凝血　　　　E. 肾小管上皮细胞坏死

3. 持续的肾缺血引起的急性肾衰竭时肾脏损害的突出表现是

　A. 肾血管损害　　　　　B. 肾小球病变　　　　C. 肾间质纤维化

　D. 肾小管坏死　　　　　E. 肾间质水肿

4. 急性肾衰竭的中心环节是

　A. 肾小管原尿反流　　　B. 肾小管阻塞　　　　C. 肾小管上皮细胞坏死

　D. 氮质血症的出现　　　E. GFR降低

5. 某失血性休克患者发生急性肾衰竭的最主要发病机制是
    A. 肾血流量减少和肾内血流分布异常　　　　B. 儿茶酚胺增多
    C. 白细胞流变特性改变　　　　　　　　　　D. 肾小管阻塞
    E. 原尿回漏

6. 引起肾后性急性肾衰竭的病因是
    A. 急性肾小球肾炎　　　　B. 汞中毒　　　　C. 急性间质性肾炎
    D. 双侧输尿管结石　　　　E. 肾结核

7. 挤压综合征引起急性肾衰竭时首先出现的变化是
    A. 肾内血流分布异常　　　　B. 白细胞变形能力降低　　　　C. 肾小管阻塞
    D. 原尿回漏　　　　　　　　E. 肾合成前列腺素减少

8. 原尿回漏是由于
    A. 肾小管阻塞　　　　　　　　　　　　B. 肾小管上皮细胞坏死、基膜断裂
    C. 尿量减少　　　　　　　　　　　　　D. 原尿流速减慢
    E. 肾间质水肿

9. 下述**不是**急性肾衰竭患者主要临床表现的选项是
    A. 高钠血症　　　　B. 水潴留　　　　C. 高钾血症
    D. 氮质血症　　　　E. 代谢性酸中毒

10. 少尿的判定标准是 24h 尿量少于
    A. 1 500ml　　　　B. 1 000ml　　　　C. 800ml
    D. 400ml　　　　　E. 100ml

11. 急性肾衰竭少尿期,患者最危险的电解质紊乱类型是
    A. 高钠血症　　　　B. 高钾血症　　　　C. 低钾血症
    D. 高钙血症　　　　E. 低镁血症

12. 急性肾衰竭少尿期,患者最常见的酸碱平衡紊乱类型是
    A. 代谢性酸中毒　　　　　　　　　　B. 代谢性碱中毒
    C. 呼吸性酸中毒　　　　　　　　　　D. 呼吸性碱中毒
    E. 呼吸性碱中毒合并代谢性碱中毒

13. 急性肾衰竭少尿期最危险最严重的并发症是
    A. 代谢性酸中毒　　　　B. 水中毒　　　　C. 氮质血症
    D. 高镁血症　　　　　　E. 高钾血症

14. 下述可以用作判定急性功能性或器质性肾衰竭的指标是
    A. 肾小球滤过率　　　　B. 肾小管稀释功能　　　　C. 尿比重
    D. 尿钾含量　　　　　　E. 氮质血症

15. 防治肾前性 ARF 的病理生理基础是
    A. 尽早进行透析治疗　　　　B. 治疗原发病　　　　C. 维持足够的有效循环血量
    D. 纠正酸中毒　　　　　　　E. 控制氮质血症

16. 下述**不是**急性肾衰竭多尿期出现多尿的机制是
    A. 肾小球滤过功能逐渐恢复　　　　　　B. 肾小管阻塞解除
    C. 抗利尿激素分泌减少　　　　　　　　D. 新生的肾小管上皮细胞浓缩功能低下
    E. 渗透性利尿

17. 急性肾衰竭恢复期,肾功能恢复最慢的是
    A. 近曲小管对钠的重吸收　　　　B. 肾小管的浓缩功能　　　　C. 肾小球的滤过率
    D. 远曲小管对钾的分泌　　　　　E. 肾小管泌 H^+ 的功能

18. 给高钾血症患者静脉注射 10% 葡萄糖酸钙,主要目的是
    A. 促进糖原合成　　　　　B. 促进钾的排出　　　　　C. 对抗钾对心肌的抑制
    D. 促进蛋白质合成　　　　E. 对抗钾对神经的毒害作用

19. 慢性肾衰竭最常见的致病因素是
    A. 慢性肾盂肾炎　　　　　B. 慢性肾小球肾炎　　　　C. 肾结核
    D. 高血压性肾小动脉硬化　E. 尿路结石

20. 慢性肾衰竭患者较早出现的症状是
    A. 少尿　　　　　　　　　B. 夜尿　　　　　　　　　C. 高钾血症
    D. 尿毒症　　　　　　　　E. 肾性骨营养不良

21. 慢性肾功能不全进行性发展的最主要原因是
    A. 原始病因持续存在　　　B. 肾小管损伤进行性损伤　C. 健存肾单位进行性减少
    D. GFR 进行性降低　　　　E. 肾血流量进行性减少

22. 慢性肾衰竭患者常出现
    A. 血磷升高,血钙升高　　B. 血磷升高,血钙降低　　C. 血磷降低,血钙升高
    D. 血磷降低,血钙降低　　E. 血磷正常,血钙升高

23. 慢性肾衰竭时,继发性 PTH 分泌过多的始动原因是
    A. 低钙血症　　　　　　　B. 骨营养不良　　　　　　C. 1,25-$(OH)_2D_3$ 生成减少
    D. 肠吸收钙减少　　　　　E. 高磷血症

24. 下述**不是**造成肾性贫血的原因是
    A. 促红细胞生成素生成减少　　　　　　B. 内源性毒性物质抑制骨髓造血
    C. 消化道铁吸收增多　　　　　　　　　D. 出血
    E. 毒性物质使红细胞破坏增加

25. 慢性肾衰竭患者易发生出血的主要原因是
    A. 血小板功能异常　　　　　　　　　　B. 毛细血管壁通透性增加
    C. 血小板数量减少　　　　　　　　　　D. 凝血物质消耗增多
    E. 纤溶系统功能亢进

26. 预防慢性肾衰竭患者发生感染的各项护理措施中,**不当**的是
    A. 注意保暖和室内空气消毒　　　　　　B. 避免与呼吸道感染者接触
    C. 床单、被褥应平整、柔软,防止擦破皮肤　D. 勤用温水和肥皂擦身,保持个人卫生
    E. 进行适当的体育锻炼

27. 慢性肾衰竭患者须严格记录出入液量是因为患者有
    A. 脱水　　　　　　　　　B. 水肿　　　　　　　　　C. 脱水或水肿
    D. 低钾血症　　　　　　　E. 低钠血症

28. 患者,男,46 岁,3 年前诊断慢性肾衰竭。1 个月前出现进餐后上腹饱胀,恶心、呕吐,加重 2d 入院。查体:尿量减少,内生肌酐清除率 20ml/min。目前正确的饮食方案是
    A. 高钠饮食　　　　　　　B. 高钾饮食　　　　　　　C. 高脂饮食
    D. 高蛋白饮食　　　　　　E. 高热量饮食

29. 慢性肾衰竭患者皮肤瘙痒的原因是
    A. 久不洗浴　　　　　　　B. 尿素霜沉积　　　　　　C. 皮肤发炎
    D. 汗液盐多刺激　　　　　E. 末梢神经炎

30. 下述表现与尿毒症时大量尿素潴留**无关**的是
    A. 胃肠道黏膜炎症　　　　B. 充血性心力衰竭　　　　C. 纤维素性心包炎
    D. 纤维素性胸膜炎　　　　E. 尿素霜

31. 下述是尿毒症患者最早出现和最突出的症状是
    A. 尿毒症心包炎   B. 外周神经感觉异常   C. 消化道症状
    D. 心力衰竭   E. 尿毒症肺炎

32. 护士夜间巡视病房,发现尿毒症患者烦躁不安,主诉胸闷、心悸、咳嗽、咳白色泡沫样痰。体检双肺底有湿啰音,可考虑的疾病是
    A. 尿毒症性肺炎   B. 尿毒症性胸膜炎   C. 尿毒症性心包炎
    D. 尿毒症引起的心力衰竭   E. 尿毒症所致心律失常

X 型题(多选题,每题可有一至五个答案)

33. 肾脏的基本生理功能包括
    A. 生成尿液   B. 维持内环境稳定   C. 调节血压
    D. 解毒   E. 分泌激素

34. 肾小球滤过率下降会引起
    A. 氮质血症   B. 代谢性酸中毒   C. 血尿
    D. 蛋白尿   E. 高钾血症

35. 下列是肾脏的内分泌功能障碍的表现是
    A. 分泌肾素减少   B. 分泌醛固酮减少   C. 分泌促红细胞生成素减少
    D. 分泌 PGE_2 减少   E. 生成 $1,25\text{-}(OH)_2D_3$ 减少

36. 引起急性肾衰竭的肾前因素有
    A. 血容量下降   B. 急性溶血   C. 心力衰竭
    D. 休克   E. 肝肾综合征

37. 引起肾性急性肾衰竭的原因有
    A. 严重挤压伤   B. 急性肾小球肾炎   C. 双侧输尿管结石
    D. 系统性红斑狼疮   E. 急性心力衰竭

38. 与肾血管收缩有关的体液因素是
    A. 儿茶酚胺增多   B. 肾素-血管紧张素系统激活
    C. PGE_2 合成增多   D. 肾激肽释放酶-激肽系统活性增强
    E. 内皮素合成增加

39. 急性肾衰竭多尿期产生多尿的机制是
    A. 肾小球滤过功能逐渐恢复正常   B. 肾小管上皮细胞再生修复损伤
    C. 肾小管功能恢复正常   D. 体内蓄积的尿素发挥作用
    E. 抗利尿激素分泌减少

40. 区分功能性或器质性肾衰竭的指标有
    A. 尿比重   B. 尿钠   C. 尿成分   D. 尿肌酐   E. 血肌酐

41. 慢性肾衰竭发生肾性骨营养不良的机制是
    A. 血磷增高   B. 血钙降低   C. $1,25\text{-}(OH)_2D_3$ 增多
    D. 酸中毒   E. 氮质血症

42. 慢性肾衰竭发生肾性贫血的机制是
    A. 促红细胞生成素生成减少   B. 毒素对骨髓造血功能的抑制   C. 毒素对红细胞的破坏
    D. 铁利用障碍   E. 出血倾向

43. 慢性肾衰竭发生肾性高血压的机制是
    A. 水钠潴留   B. 肾素-血管紧张素系统的活动增强
    C. 肾脏分泌的 PGE_2 减少   D. 酸中毒
    E. 氮质血症

44. 下列是尿毒症毒素的是
    A. 甲状旁腺激素　　　　　B. 中分子毒性物质　　　　C. 胍类化合物
    D. 尿素　　　　　　　　　E. 酚类
45. 引起尿毒症患者神经系统症状的原因有
    A. 毒性物质的作用　　　　B. 高血压　　　　　　　　C. 酸碱平衡紊乱
    D. 脑水肿　　　　　　　　E. 肾性贫血
46. 尿毒症患者发生皮肤瘙痒的原因是
    A. 甲状旁腺激素增多　　　B. 组胺释放增多　　　　　C. 尿素增多
    D. 血氨增多　　　　　　　E. 酸中毒刺激

(三) 问答题
1. 试述急性肾衰竭的病因与类型。
2. 急性肾衰竭少尿期最危险的并发症是什么？简述其发生机制。
3. 功能性急性肾衰竭与器质性急性肾衰竭有何不同？
4. 试述少尿型急性肾衰竭时代谢性酸中毒的发生机制。
5. 试述氮质血症的发病机制及对机体的影响。
6. 试比较非少尿型急性肾衰竭与少尿型急性肾衰竭的区别。
7. 少尿型急性肾衰竭多尿期和慢性肾衰竭时多尿的发生机制有何不同？
8. 试比较急性与慢性肾衰竭时钾代谢的特点。
9. 试述肾性骨营养不良的发病机制。
10. 试述肾性贫血的发病机制。

(四) 拓展题
一位慢性肾衰竭患者,每天尿量 1 500~2 000ml,经检查发现其有高钾血症、代谢性酸中毒及氮质血症等内环境紊乱情况出现,请根据泌尿的病理生理过程解释这一现象,即患者尿量没有减少,为何会出现内环境紊乱？

四、复习思考题参考答案

(一) 名词解释(略)
(二) 选择题
A 型题
1. B　　2. C　　3. D　　4. E　　5. A　　6. D　　7. C　　8. B　　9. A　　10. D
11. B　　12. A　　13. E　　14. C　　15. C　　16. C　　17. B　　18. C　　19. B　　20. B
21. C　　22. B　　23. E　　24. C　　25. A　　26. D　　27. C　　28. E　　29. B　　30. B
31. C　　32. D
X 型题
33. ABCE　　34. ABE　　35. CDE　　36. ACDE　　37. ABD
38. ABE　　39. ABD　　40. ABC　　41. ABD　　42. ABCDE
43. ABC　　44. ABCDE　　45. ABCD　　46. AC

(三) 问答题
1. 一般根据发病环节,将引起急性肾衰竭的原因分为三类:肾前性急性肾衰竭(循环衰竭);肾性急性肾衰竭(急性肾实质损伤)和肾后性急性肾衰竭(尿路阻塞)。
(1) 肾前性急性肾衰竭:指肾脏血液灌流量急剧减少所致的急性肾衰竭。常见于各型休克早期,有效循环血量减少和肾血管收缩,致肾血液灌流量和肾小球滤过率(GFR)明显降低。

(2) 肾性急性肾衰竭:由于肾实质病变而引起的急性肾衰竭,包括急性肾小管坏死和肾小球、肾间质与肾血管疾病。急性肾小管坏死:①肾前性因素持续作用,长时间肾缺血,或休克复苏后的再灌注损伤,均可引起急性肾小管坏死。②引起肾中毒的毒物包括内、外源性两类,外源性毒物包括重金属、有机溶剂、生物毒物、抗生素、碘造影剂等,内源性毒物包括血红蛋白(输血时血型不符引起溶血)、肌红蛋白(挤压综合征、过度运动等引起横纹肌溶解)等。肾小球、肾间质与肾血管疾病:急性肾小球肾炎、狼疮性肾炎、急性间质性肾炎、肾小球毛细血管血栓形成等均可引起肾实质损伤。

(3) 肾后性急性肾衰竭:指由肾以下尿路(从肾盏到尿路口)梗阻所致肾功能急剧下降。常见于双侧输尿管结石、盆腔肿瘤和前列腺肥大等。

2. 急性肾衰竭少尿期对患者生命威胁最大的并发症是高钾血症,可因心室颤动或心搏骤停引起死亡。其发生机制是:①尿排钾减少。②组织损伤和分解代谢增强,钾大量释放至细胞外液。③酸中毒使细胞内钾外溢。④低血钠致远曲小管后 Na^+ 和 K^+ 交换减少,肾排钾减少。⑤输入库存血或食入过多含钾的食物或药物。

3. ①钠水重吸收能力不同:功能性急性肾衰竭时,因肾小管对水重吸收增加,尿比重高,尿渗透压高,尿 / 血肌酐比值高,肾小管对钠重吸收增加,尿钠低;器质性急性肾衰竭时水钠重吸收减少,故尿比重低,尿渗透压低,尿 / 血肌酐比值低,尿钠高。②肾小管状态不同:功能性急性肾衰竭时,肾小管未受损伤,尿蛋白及尿沉渣镜检基本正常;而器质性急性肾衰竭时,可见蛋白尿,脱落细胞及管型。③对利尿剂反应不同:功能性少尿对利尿剂反应较好;而器质性少尿反应差。

4. 少尿型急性肾衰竭时引起代谢性酸中毒是由于:①肾小球滤过率降低,酸性产物排出减少。②肾小管泌 H^+ 和泌 NH_3 能力降低,重吸收 HCO_3^- 减少。③分解代谢增强,固定酸产生增多,更促进了代谢性酸中毒的发生。

5. 氮质血症的发病机制:①肾脏排泄功能障碍,使血中尿素、肌酐、尿酸等非蛋白氮含量显著升高,这是造成氮质血症的主要机制。②体内蛋白质分解代谢增强(如感染、创伤等)也促进了氮质血症的发生和发展。对机体的影响:血中高浓度尿素刺激可引起消化道黏膜炎症;尿素刺激可引起心包炎和纤维素性胸膜炎;尿素经唾液排出,分解成氨,产生口臭;经汗腺排泄,产生尿素霜。

6. 非少尿型急性肾衰竭与少尿型急性肾衰竭较明显的区别是无明显少尿的症状,每日尿量约在 400ml,甚至超过 2 000ml。非少尿型急性肾衰竭发病率和死亡率均较少尿型低,病程短。因病理损害轻,GFR 下降不严重,肾小管损害以浓缩功能障碍为主,因此虽有非蛋白氮升高,但尿量并不减少,很少出现高钾血症。

7. 少尿型急性肾衰竭多尿期产生多尿的机制:①肾血流量和肾小球滤过功能逐渐恢复。②新生肾小管上皮细胞重吸收功能尚不完善。③肾间质水肿消退,肾小管阻塞解除。④少尿期滞留在体内的尿素等代谢产物经肾小球大量滤出,产生渗透性利尿。慢性肾衰竭时多尿的发生机制:①健存肾单位血流量增多,使其 GFR 增高,原尿生成增多,流经肾小管时流速增快,肾小管来不及充分重吸收。②健存肾单位滤出的原尿中溶质(如尿素等)含量代偿性增高,产生渗透性利尿。③髓袢升支粗段主动重吸收 Cl^- 减少,髓质高渗环境形成障碍,使尿液浓缩功能降低。

8. 急性肾衰竭少尿期因尿排钾减少、细胞内钾外移和摄入钾过多常有高钾血症。急性肾衰竭多尿期早期,因肾小球滤过率未恢复正常,高钾血症可短期存在;多尿期晚期,尿钾排出增多,可引起低钾血症。慢性肾衰竭早、中期,由于尿量不减少,血钾可维持正常。但厌食、呕吐、腹泻、长期应用排钾利尿剂可致低钾血症。晚期因少尿、摄入含钾丰富食物、长期应用保钾类利尿剂、酸中毒、感染等则引起高钾血症。

9. 肾性骨营养不良是指慢性肾衰竭时,由于钙磷代谢障碍、继发性甲状旁腺功能亢进、酸中毒和铝积聚等所引起的骨病,包括儿童肾性佝偻病、成人骨质软化症、纤维性骨炎、骨质疏松等。其发病机制如下:①继发性甲状旁腺功能亢进,慢性肾衰竭患者由于高血磷和低血钙引起 PTH 增多,致骨质疏松。②维生素 D_3 活化障碍,慢性肾衰竭时,维生素 D_3 活化障碍,使肠内钙吸收减少,骨质钙化障碍。③酸中毒,由于 $[H^+]$ 升高,于是动员骨盐来缓冲,促进骨盐溶解。④铝积聚,慢性肾衰竭时,肾脏排铝功能减弱,或长期血液透析及口服用于结合肠道内磷的药物(如氢氧化铝),铝被吸收,发生铝积聚,铝可直接抑制骨盐沉着,干扰骨质形成,导致骨软化。

　　10. 97% 的慢性肾衰竭患者常伴有贫血。其发生机制如下:①促红细胞生成素生成减少,致骨髓红细胞生成减少。②体内蓄积的毒性物质(如甲基胍)对骨髓造血功能的抑制。③毒性物质抑制血小板功能。④毒性物质使红细胞破坏增加,引起溶血。⑤肾毒物可引起肠道对铁和叶酸等造血原料的吸收减少或利用障碍。

　　(四) 拓展题(略)

（董雅洁）

NURSING

参考文献

[1] 步宏,王雯.病理学与病理生理学[M].5版.北京:人民卫生出版社,2022.

[2] 步宏.病理学与病理生理学[M].4版.北京:人民卫生出版社,2017.

[3] 李连宏,王雯.病理学与病理生理学学习指南[M].北京:人民卫生出版社,2017.